中医整脊拾萃

田新宇 著

学苑出版社

图书在版编目（CIP）数据

中医整脊拾萃/田新宇著． －－北京：学苑出版社，2025.2． －－ISBN 978－7－5077－7112－1

Ⅰ．R244．13

中国国家版本馆 CIP 数据核字第 2025FV2320 号

出 版 人：洪文雄
责任编辑：黄小龙
书籍设计：郭建新
出版发行：学苑出版社
社　　址：北京市丰台区南方庄 2 号院 1 号楼
邮政编码：100079
网　　址：www.book001.com
电子邮箱：xueyuanpress@163.com
联系电话：010－67601101（营销部）、010－67603091（总编室）
印　刷　厂：北京兰星球彩色印刷有限公司
开本尺寸：880 mm×1230 mm　1/32
印　　张：12.625
字　　数：295 千字
版　　次：2025 年 2 月第 1 版
印　　次：2025 年 2 月第 1 次印刷
定　　价：88.00 元

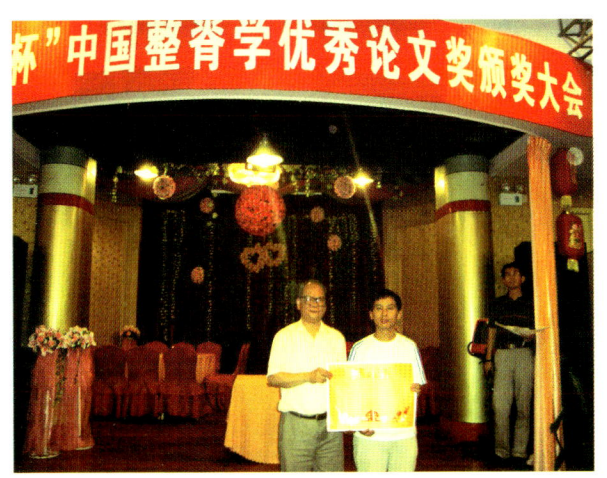

2009年田新宇所写论文在湖南湘潭举行的第5次中华中医药学会整脊分会学术研讨会上获论文一等奖（右一为田新宇）

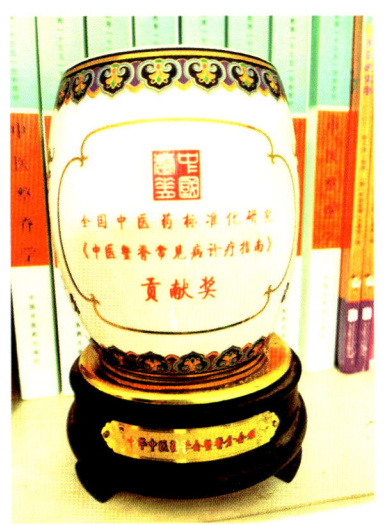

2012年田新宇在甘肃省兰州市《中医整脊常见病诊疗指南》发布会上，荣获全国中医药标准化研究《中医整脊常见病诊疗指南》贡献奖

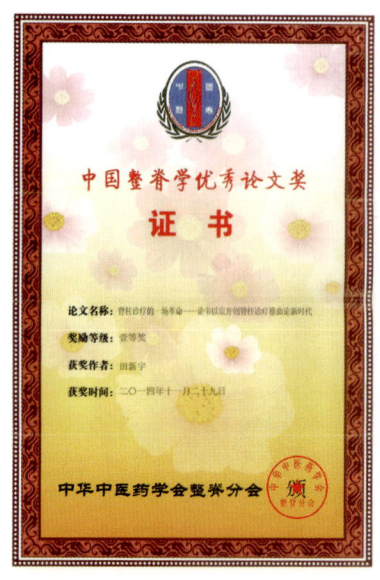

2014年田新宇在江苏省常州市召开第10次中华中医药学会整脊分会学术研讨会上发言并荣获论文一等奖

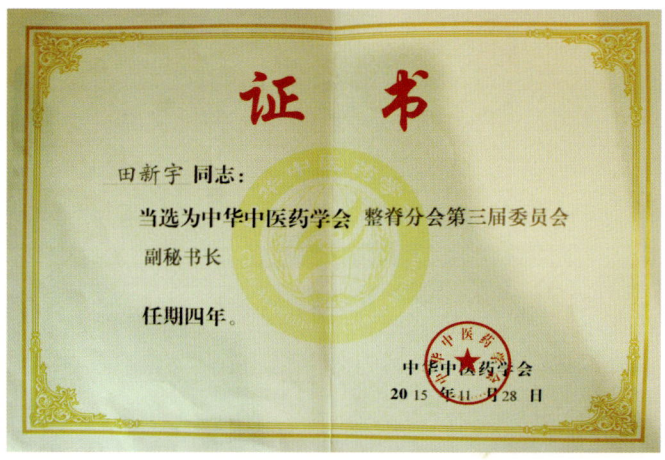

2015年田新宇在台州市举办第11次中华中医药学会整脊分会学术研讨会暨换届改选会议上当选为中华中医药学会整脊分会副秘书长

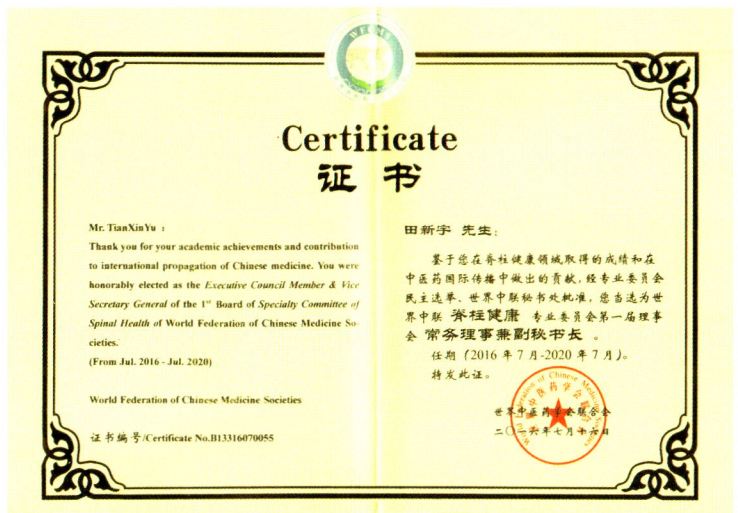

2016年田新宇在世界中医药学会联合会脊柱健康专业委员会成立大会上当选为常务理事兼副秘书长

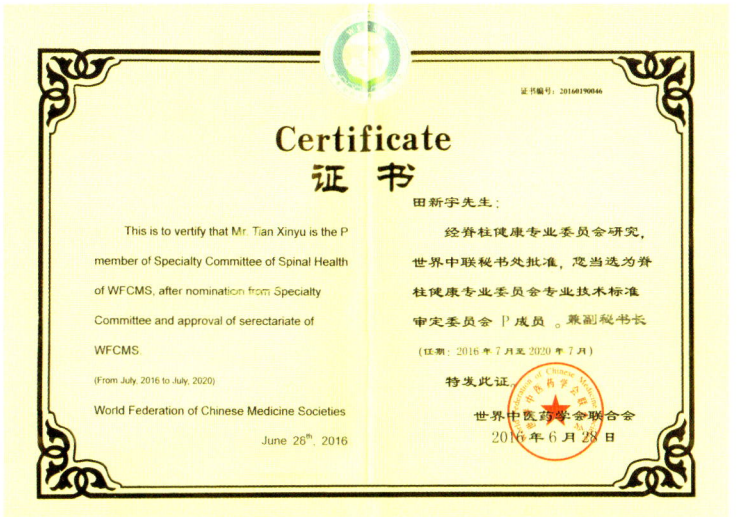

2016年田新宇当选为世界中医学会联合会脊柱健康专业委员标准审定委员会副秘书长

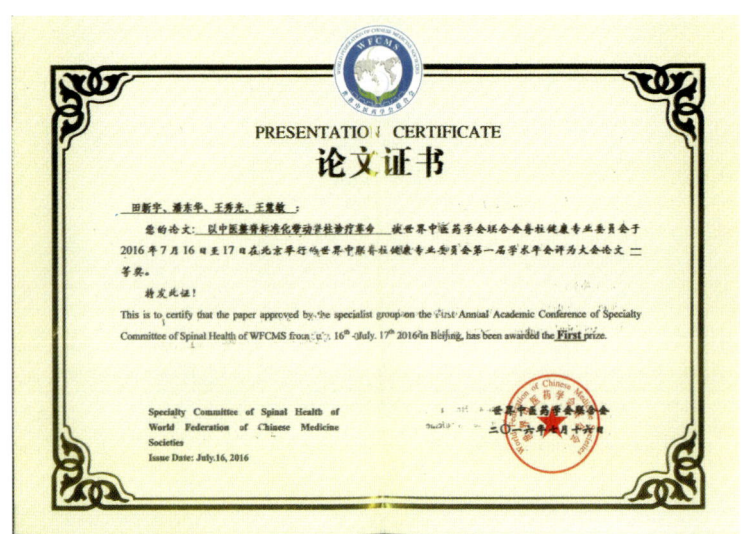

2016年田新宇所写论文在世界中联脊柱健康专业委员会成立大会上荣获大会论文一等奖

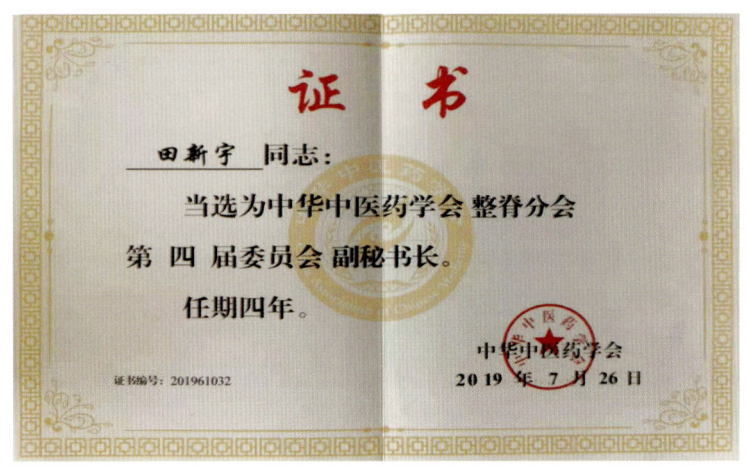

2019年田新宇在深圳市召开第15次中华中医药学会整脊分会学术研讨会暨换届改选会议上再次当选中华中医药学会整脊分会副秘书长

内容简介

中医整脊学是21世纪继承创新的学科，是在以韦以宗教授为首的我国专家学者的共同努力下创建的。作者担任韦以宗教授学术助手十几年，见证并参与了中医整脊学科创立、发展、成长的全过程，在深刻理解学科原创思维基础上，阐释了中医整脊学科以及韦以宗教授的学术思想。

本书对作者以前发表的中医整脊学文章及相关知识进行梳理、归类、总结，分为整脊学科发展、整脊学习心得、整脊临床技术、膏方与整脊、诊余漫谈五章。在中医整脊学科理论实践的过程中，作者身体力行，先后在多家医院创办中医整脊科室，把学科理论运用于临床，服务于患者，所以有了个人在整脊基础上的管理、膏方研究等章节。诊疗之余对许多整脊学科观点和科普知识有自己的看法，都收集在诊余漫谈里。

每一章开篇有一个概论，说明本章各篇文章内容的内在联系与侧重点，是从哪个角度汇聚成章的。如果是以前公开发表过的文章，每一篇文章前，尽量会写一段写作背景或文章摘要，每个整脊验案后写一下自己的一些诊疗体会。此外，全书除文字外，插入了一些图表，以便读者更好地理解。中医整脊科医师是社会急需。本书可作为中医整脊学习者、从业者的案头参考书。

目　录

第一章　整脊学科发展 ··· 1
第一节　中华中医药学会整脊分会发展历程 ············ 1
第二节　统一思想　凝聚力量　迎接脊柱病诊疗革命新时代 ··· 9
第三节　中医整脊医师定义浅释 ························· 15
第四节　中医整脊学学科名词"四维"浅析 ··········· 26
第五节　DRG 付费制度改革下中医整脊科发展思路与实践 ··· 35
第六节　中医脊柱健康相关产业当前形势与展望 ······· 45

第二章　整脊学习心得 ·· 52
第一节　学习中国整脊学心得和体会 ···················· 52
第二节　再谈学习中国整脊学心得与体会 ············· 60
第三节　脊柱诊疗的一场革命 ····························· 67
第四节　三位一体正骨法治疗椎动脉型颈椎病经验 ······ 88
第五节　韦以宗治疗颈腰椎间盘病的临床经验介绍 ··· 116
第六节　韦以宗治疗椎管狭窄症临床经验介绍 ········· 120
第七节　韦以宗治疗青少年特发性脊柱侧弯临床

经验介绍……………………………………………… *126*
　第八节　韦以宗对尚天裕学术思想继承发扬的探析…… *130*
　第九节　宋晓光治疗颈椎病思路与经验………………… *136*

第三章　整脊临床技术…………………………………… *142*
　第一节　整脊影像检查技术……………………………… *142*
　第二节　整脊体格检查…………………………………… *161*
　第三节　整脊常规治疗技术……………………………… *169*
　第四节　临床治疗技术组合与适应证…………………… *243*
　第五节　整脊科临床治疗三连环方案…………………… *246*
　第六节　治疗过程中常见问题总结……………………… *247*

第四章　膏方与整脊……………………………………… *251*
　第一节　膏方整脊临床概述……………………………… *251*
　第二节　膏方临床历程…………………………………… *266*
　第三节　膏方临床常见问题总结………………………… *270*
　第四节　整脊临床常用中药……………………………… *274*
　第五节　膏方整脊临床验案……………………………… *326*

第五章　诊余漫谈………………………………………… *346*
　第一节　读《从美式整脊谈中医整脊未来的发展》与
　　　　　魏小明等商榷…………………………………… *346*
　第二节　读"对腰椎间盘突出症传统机械压迫刺激观的
　　　　　质疑与反思"
　　　　　………………………………………………… *350*
　第三节　呵护颈椎，点滴做起…………………………… *354*

第四节　驾驭好两匹"快马"远离膝关节骨性关节炎
.... 356
第五节　夏季，颈腰椎最易受凉................ 358
第六节　深圳平乐骨伤科医院学习往事........ 359
第七节　少林养生功防治颈腰椎病............. 363

附录一　正常腰曲、颈曲测量及其分级标准............ 369
附录二　韦以宗健脊强身十八式............ 372
参考文献............ 388

第一章　整脊学科发展

本章是我担任中华中医药学会整脊分会创会主任委员韦以宗教授学术助手，兼任中华中医药学会整脊分会秘书、副秘书长期间，从整个学科发展的角度写的6篇文章，涵盖了中华中医药学会整脊分会发展历程，统一思想促进整脊学科良性迅速发展，中医整脊医师的定义阐述，学科名词规范，国家医保支付制度改革下中医整脊科发展思路与实践，中医脊柱相关产业形势与展望等内容。既有整个学科发展的宏观思考，也有具体临床运用的微观分析。

中华中医药学会整脊分会发展历程

按：本篇文章，是为迎接新中国成立70周年，中华中医药学会与《中国中医药报》社合作开设"壮丽70年·中医药学科巡礼"栏目，总结新中国成立以来，中医药理论与临床发展成就，展示中医药各学科（专科、专病）70年来的发展成果。中华中医药学会要求中华中医药学会整脊分会总结并撰写学术成就报告。中华中医药学会创会主任委员韦以宗教授指示我代表分会执笔起草文章，经韦以宗教授和王秀光秘书长、报社编辑修改后，于2019年7月24日刊登在《中国中医药报》学术专版上。

中医对脊柱劳损病的认识已有两千多年历史。在我国首都国医名师、全国中医骨伤名师、中华中医药学会整脊分会首任主任委员韦以宗编写的《中国骨科技术史》（1983年出版）基础上，21世纪初，中医整脊学科开展了中医整脊技术史研究，整理、发掘、总结自春秋战国以来，中医学对脊柱伤病的认识及诊疗经验，历代正骨、针灸、推拿、内外用药及练功经验，特别是发现了自公元7世纪以后，中医学对颈椎采取旋转正骨、颈椎布兜牵引、悬吊牵引及各种颈腰正骨手法，厘清了历代诊疗脊柱伤病的历史源流，整理出"中国传统医学整脊技术史"，并在多家媒体发表。这不仅有利于进一步继承发扬中医整脊学，更重要的是国际上只有美国有脊柱手法的误传不攻自破，确立了我国脊柱手法的历史地位，产生了国际影响。此研究荣获2004年中华中医药学会科技成果三等奖。

一、理论创新

中医整脊学科创立于21世纪初，韦以宗在研究继承中医对脊柱伤病诊疗经验基础上，根据中医的原创思维理论，运用整体思考代替片段思考，用系统思考代替机械思考，动态思考代替静态思考，从研究脊柱功能解剖切入，运用现代医学科学研究方法进行脊柱运动生物力学研究。他于2003年在《中国中医骨伤科杂志》发表"脊柱机能解剖学研究"一文，首先提出"中医整脊学"的学科名称，并首创"理筋、调曲、练功"三大治疗原则。同时，通过一系列科学实验创立了中医脊柱运动力学理论，运用整体方法论整合中医传统的脊柱疗法，创立"正骨调曲、针灸推拿、内外用药、功能锻炼"四大疗法和"医患合作，动静结合，筋骨并重，上病下治，下病上治，腰病治腹，腹病治脊，内外兼治"八项措施的中医整脊治疗学理论体系。韦以宗所研究的脊柱运动力学理论分别是：①用有机论思维研究脊柱运动力学，提出"脊柱四维弯曲体的圆运动规律"。②用系统思维研究脊柱机能解剖学，创立"椎曲论"。③用整体思维研究，提出"圆筒枢纽学说"和"脊柱轮廓平行四边形平衡理论"，为整脊法提供科学依据。由此，中医整脊学科作为医学专科所必备的基本理论和诊疗技术基本形成。

二、学科形成

韦以宗带领他的技术团队，历时5年，完成了一系列实验和临床研究，并在国家级核心学术期刊发表论文18篇，不同媒体报道中医整脊文章38篇，并编写进修班教材《中国整脊学》，于2006年正式出版。该教材荣获中华中医药学会学术著作一等奖。根据创新的中医脊柱运动力学理论，通过总结既往脊柱正骨推拿导致严重并发症的经验教训，中医整脊学科对历代正脊骨手法进行实验研究，提高其科学性，筛选出正脊骨十法和六种牵引调曲法，明确严格的适应证、禁忌证及注意事项。近十年来，调查全国24家医院，应用上述正脊调曲法治疗10万余病例，无一发生意外。由于其安全性、科学性和实用性，三大治则、四大疗法、八项措施和十大正脊骨手法、六种牵引调曲法，成为后来的《中医整脊常见病诊疗指南》主要内容。2015

年7月发布的《中华人民共和国职业大典》，中医整脊医师成为中医新增职业，从而奠定了整脊学科发展的法律地位。

三、组织建设

2006年9月24日，经有关部门批准，中华中医药学会在北京人民大会堂召开"中华中医药学会整脊分会成立大会暨《中国整脊学》首发式"，韦以宗主任委员及近300名专家学者出席大会，多家媒体对大会进行了专题报道。大会同时举办韦以宗编著的《中国整脊学》首发式，奠定了整脊分会的学术基础。学会成立后，建立了"标准化研究专家团队"，承担国家中医药管理局的常见病诊疗指南研究任务。中华中医药学会整脊分会成立后，每年均组织一次全国性年会，共召开14次大会，出席代表4000多人次，交流学术论文500余篇，各省、自治区、直辖市召开整脊学术交流大会8次，出席学者2000多人，培养支持多省份成立专家学会，先后有中国香港、深圳、广东、广西、甘肃、贵州、新疆、山东等成立整脊专业委员会。

四、标准化建设引领脊柱诊疗革命

技术标准是科学研究的升华，是科技成果转化的桥梁和纽带，是创新的重要体现。韦以宗带领中华中医药学会整脊分会，脚踏实地、真抓实干，敢于担当历史赋予的责任，勇于直面矛盾，克服种种困难，用中医整脊标准化带动脊柱诊疗革命。

发布《中医整脊常见病诊疗指南》

2009年9月国家中医药管理局正式下达《中医整脊常见病诊疗指南》编制任务，韦以宗带领全国整脊专家多次论证，于

2010年12月召开定稿论证会。2011年6月在潮州市召开"第七届中医整脊学术年会"上,《指南》开始在学会内部试行,2012年10月13日正式向社会发布。《指南》的发布使整脊技术成为全国治疗脊柱疾病的推广实施标准。《指南》以获得中华中医药学会科研成果奖的"中医整脊基本理论与临床研究"和著作一等奖的《中国整脊学》为蓝本。其中25个病,都贯彻调曲为主治疗原则,确认了该科研成果总结的正骨十法和六种牵引调曲法,具有较强的科学性、创新性和实用性。

制订脊柱15个病疗效评定标准

《中医整脊常见病诊疗指南》将椎曲量化指标作为脊柱15个病的疗效评定标准。其意义在于:数据化的诊断标准,将大大减少漏诊及误诊。随着CT、核磁共振应用于颈腰病的诊断,椎间盘突出几乎遍布所有CT、MRI的诊断报告之中,国外已有文献报告近4成的正常人都有椎间盘突出或膨出。如果临床医生忽略了椎曲及体征的数据指标,很容易造成漏诊或误诊。数据的椎曲分级,还可以早期预见一些疾病的发生。例如,颈曲一旦消失,轻者导致椎动脉痉挛而致基底动脉、脑血管供血不足而血压波动,头晕失眠,重者压迫脊髓,出现胸部束带感,步态不稳。而这种状态,患者往往容易忽视,实际上是颈椎管狭窄的早期表现。可见,数据化的椎曲分级分析,可避免漏诊。数据化的诊断结果使治疗目标进一步明确。当前,中西医治疗脊柱伤病方法很多,在治疗目标明确后,对各种治疗方法通过诊断数据的分析,达到治法选择优化。例如,治疗目标是调曲,为达到调曲的目的,要采取各种技术理筋,筋柔骨才能正,局部骨正,则必须恢复力线——椎曲线和中轴线。为此，必须依靠四维牵引，才可改善或恢复椎曲。椎曲恢复配合功能锻炼维护，不仅症状体征消失，复发率也低。而另一方面，达不到改善或恢复椎曲目的的治疗方法，就意味着疾病的复发。简言之，治疗方法的实施在数据化诊断标准下，将得到极大提高，彻底改变既往对症治疗遗留后患的局部疗法。为脊柱伤病的疗效评定标准提供依据。目前国内外的标准均缺乏量化指标，中医整脊以椎曲论为核心的数据化诊断标准，为疗效评定提供量化的依据，填补了国内外的空白。在循证医学方面，数据化的疗效评定标准，还可通过数据对比分析（包括同比、环比、定基比）监测各种疗法的优劣，也是医疗管理的重要参考。数据化的诊疗指南，将提高脊柱伤病的康复率、降低复发率，减少手术率、杜绝致残率。

五、加强整脊技术规范化研究

中华中医药学会整脊分会，在以韦以宗为代表的专家带领下，在中医整脊标准化的同时，以调曲为目标的整脊技术规范化研究申请列入国家技术标准研究项目，使继承中医原创思维的中医整脊学科更加具有先进性、科学性、严谨性、实用性、安全性。2015年又承担新增5个病的制定和10个病的修订，于2017年完成。中华中医药学会整脊分会完成了"国际中医整脊科医师技术职称分级标准"和"中医整脊技术操作规范"的任务，并于2017年10月30日向全世界发布。2018年，完成了国家中医药管理局下达的三个优势病种即腰椎管狭窄症、腰椎滑脱症和青少年骨椎侧弯症的临床路径和诊疗方案制定任务向社会发布。

六、临床推广

《中医整脊常见病诊疗指南》包括了规范的正骨十手法和六种牵引调曲法。《指南》发布后得到学术界的欢迎，不到两年印刷4次，发行量达2万余册。自推广以来，全国有200多家医院实施椎曲论的整脊疗法。仅统计北京光明骨伤医院、广东省中医院和甘肃省中医院等15家医院多年来应用《中医整脊常见病诊疗指南》的整脊疗法治疗既往需手术治疗的椎间盘突出症就有46577例、颈椎管狭窄症587例、腰椎管狭窄症21232例、腰椎滑脱症648例、青少年脊柱侧弯症783例，共计69827例。整脊疗法为患者减少了至少2/3的医疗费用，其中青少年脊柱侧弯症的费用仅仅是手术治疗费的1/10。据此估算，仅上述15个单位多年来治疗5个脊柱疑难病就节省大量的医疗费用，且使病人免除手术治疗之苦，体现了中医药特色优势。整脊分会成立后，派出专家先后为广东省中医院和湖南湘潭、山东即墨、山东招远、山东龙口、山东济南、广东潮州、广东中山、江苏常州、广西南宁、新疆呼图壁和轮台、宁夏固原等市中医院扶持建立中医整脊科，使这些技术得到推广应用。这些医院的中医整脊科深受群众欢迎。尤其是，在深圳市政府医疗卫生三名工程引进北京光明骨伤医院中医整脊技术团队，落户深圳市中医院推拿科后，该科业务量和收入成倍提升。既往治疗不了的脊柱疑难病如椎间盘突出症、椎管狭窄症、腰椎滑脱症、青少年脊柱侧弯症，均取得良好疗效，获得市民一致好评。

七、人才培养

（一）国内人才培养

自 2003 年起，中医药整脊列为国家级继续教育项目，整脊分会成立后加速了人才培训的工作。至今办班 88 期，各省、市、自治区整脊分会办班 18 期，共培训了 9100 多名整脊医师，学科队伍不断扩大。2008 年，由中华中医药学会整脊分会和河南省中医院牵头，根据《中国整脊学》改编《高等中医药院校教材·整脊学系列》共 3 册，于 2009 年出版。教材出版后，先后有长春中医药大学、河南中医药大学、广西中医药大学和上海中医药大学在针灸、推拿、骨伤专业内开设整脊的高等教育，培养 6 届大学生 4000 余人，同时，开设了硕士研究生培训。这些人才都成为中医整脊科医师的后备力量。中华中医药学会整脊分会的委员从成立时 100 多人，历 3 届发展至今 300 多人。

（二）国际人才培养

从 2004 年开始，就有美国和澳大利亚的脊骨矫正师来华参加整脊学习班，同年，德国、马来西亚和韩国举办了 6 期中国整脊学习班，培养国外医师 300 多人。在中华中医药学会整脊分会成立后，在分会专家引领下的中医整脊学科创立受到国际欢迎。2012 年 7 月，美国芝加哥针灸学会邀请韦以宗开办"中国整脊学高级研修班"，102 名非华裔医师参加学习。2013 年 12 月，美国纽约卫生职业大学邀请韦以宗举办"中国整脊培训班"，该学习班的课程以《中国整脊学》的基础理论、正骨手法及韦以宗创立的"骨空针刺减压技术"为主要内容。后经美国针灸东方医学认证中心（NCCMOA）批准，美国纽约卫生职业大学将中国整脊主要理论和技术列为该校的继续教育项目和研究生课程。2014年4月，该校又再次邀请韦以宗前往举办了2期学习班。此外，中国香港自2007年开始举办中国整脊培训班148期，培训整脊医师2000多人。同时，香港大学专业进修学院自2015年起开设70学时的整脊进修班，已毕业218人。

八、精准扶贫

在中华中医药学会整脊分会组织下，2016年创会主任委员韦以宗带领36名中医整脊专家赴新疆4个贫困地区开展为期3天的大型义诊，诊治病人2680人。2017年，中国科协将"中医整脊"列为"科技助力精准扶贫"项目，韦以宗组织48名专家分赴贵州6个贫困地区开展为期3天的大型义诊，诊疗伤病员4300多人，还先后在当地中医院开设中医整脊科，定期派出专家义诊指导。两年多来，新疆和宁夏5家医院整脊科运用中医整脊技术治疗既往需手术治疗的颈腰椎管狭窄症、腰椎滑脱症1320多例，医疗费用是手术疗法的1/5～1/10，使这批伤病员免因手术费用而返贫之困苦。中华中医药学会整脊分会荣获2018年度精准扶贫分支机构奖状。韦以宗荣获"全国科技助力精准扶贫先进工作者"荣誉称号。

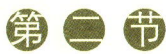

统一思想　凝聚力量
迎接脊柱病诊疗革命新时代

——写在中医整脊科医师获准中医医师之际

按： 在中华中医药学会整脊分会主任委员韦以宗教授领导

下，历时五年，七易其稿，终于成功申请将中医整脊科医师列入2015年版《中华人民共和国职业分类大典》，2022年版职业分类大典继续保留了中医整脊科医师。

2015年7月29日，国家职业分类大典修订委员会依据《中华人民共和国劳动法》，召开全体会议审议、表决通过并颁布2015年版《中华人民共和国职业分类大典》，此大典是由原劳动和社会保障部、原国家质量监督检验检疫总局、国家统计局联合组织编制新修订的。中医整脊科医师以新增职业形式获准中医医师。职业资格要求依据《中华人民共和国执业医师法》，由卫生行政管理部门颁发医师资格证书。

在中华中医药学会整脊分会主任委员韦以宗教授领导下，历时五年，七易申请稿，终于以法律的形式，让中医整脊科医师职业身份在"国家确定职业分类"上首次得以确认。在整脊同人奔走相贺的同时，我们提出了新要求、新课题。在此与整脊同道、各位和专家教授研讨、汇报，以便统一思想、坚定信心，凝聚各方面的力量推动整脊事业良性、迅速的发展。

一、秉承中医整脊学科基础理论"一圆一说两论"，防止搞伪创新

21世纪初，在脊柱劳损病（颈腰痛）是常见病、多发病，已经严重危害人民健康的时代背景下，以韦以宗教授为主的中医学仁们顺应了时代要求，勇敢地担当起历史赋予的时代责任，以独立的大无畏精神，做出大胆改革和创新。韦教授用有机论思维研究脊柱运动力学，提出脊柱四维弯曲体圆运动规律；用系统思维研究脊柱功能解剖学，提出椎曲论；用整体思维研究整脊法机制，提出圆筒枢纽学说和脊柱轮廓平行四边形

平衡理论。以此奠定了中医整脊的基本理论，写出鸿篇巨制《中国整脊学》，并以《中国整脊学》为蓝本，演化出《整脊学系列高校教材》《中医整脊常见病诊疗标准指南》，确立了整脊学科整体框架与蓝图，才有了国家确立中医整脊科医师以新增职业形式获准中医医师良好局面。

有人在我们学科整脊调曲专利床——四维整脊牵引床上搞创新，起名字叫"六维整脊牵引床"。仔细了解其牵引床的功用，其实就是从六个方向实施牵引，与整脊学科关联不大。

笔者感悟，整脊学科创新，理论上秉承依据中医整脊学的基础理论，要有奇思妙想；临床上，则要脚踏实地。也就是说，任何时候，任何创新，都要坚持求真务实的态度、崇尚科学的精神，严格按照科学规律来做研究。

二、适应人民对健康的诉求，推进中医整脊学科大众化

韦教授对祖国医学整脊理论技术进行了较系统的发掘整理研究，以具有中国传统文化特色的脊柱运动力学的新理论为指导，结合现代科学、现代医学科学进行了脊柱机能解剖学和运动力学、生物力学的研究，创立当代中国整脊学，在中医整脊理论和实践上取得突破。葛宝丰院士曾着重指出："在中国传统思维，人体生命观和传统整脊学原理，以及两千多年医疗实践的指导下，经过系统的整理、发展和创新，正成为富有中国传统文化内涵的'中国整脊学'，是我国脊柱外科里程碑中一个很大的进步。"

中医整脊有高校教材、整脊学科标准、学科人才建设体系、临床运用等，形成了完备的学科体系。时值当前，亟须普

及、大众化,让中医整脊适用性凸显,让抽象的整脊基础理论具体化,惠及普通民众。

坚持运用中国整脊理论体系实践在临床,这是中医整脊大众化的重要体现。丰富和发展当代中国的中医整脊,推进中医整脊大众化,就得从实际出发探索中医整脊中国化的发展路径。如果说广大人民群众是中医整脊大众化的主体,那么乡镇、基层则是中医整脊大众化的主战场。大众化的要义是在各个区域推广普及,要求中医整脊根植地方土壤,走出书斋、走出象牙塔,呈现风格各异、千姿百态的表现形式,为人民的健康做出应有贡献。这也遵从了韦教授提出的中国整脊发展路径的整体布局"农村包围城市"。

通俗易懂是中医整脊大众化的生命,中国整脊理论只有为广大人民群众所接受,才能产生巨大的精神力量和物质力量。一要运用"大众话语"。注意深入浅出,用大实话诠释大道理;要追求喜闻乐见,贴近群众需求,激发思想共鸣,增强感染力、吸引力;要体现形式多样,增强直观性、体验性、互动性。二要形式丰富多彩。创新载体,通过述评、专访、解答等形式,诠释理念、解读现象、提炼精神、总结经验、破解难题,从而减少学究味,增强感染力。

中医整脊理论要紧密适应广大人民群众的需要,这是中医整脊大众化的基本要求。中医整脊大众化应该是内容与形式的统一,要避免以零打碎敲代替系统学习、用花架子冲淡思想内容。推进中医整脊最新成果大众化,用中国整脊基础理论体系武装头脑,揭示中医整脊的内在联系,从而使人们坚定信念,增强信心。开展中医整脊的普及工作,要注重引导,用本地、本单位整脊学科发展的成就和经验阐释道理,"适应"但不

"迎合",尤其不能为了增强所谓的"吸引力""感染力",把个案疗效无限夸大;要形成系统,适应不同层次群体的需要,编写普及读本,简要而系统地解读中国理论理论体系;要把握规律,坚持言教与身教相结合,理论学习与脊柱病诊疗革命发展实际相结合,正面引导与解决实际问题相结合。

大家都有这样的体会:中医整脊学的概念、规律乍一看似乎很简单,但真正让病人理解起来又是一件难事。将抽象的内容通俗化,具体做法是以《中国整脊学》《中医整脊常见病诊疗指南》为基础,将整脊概念、规律等与生活实践紧密联系起来,或是通过演示、图形说明、解剖模型等形式将整脊抽象现象呈现出来,让病人从具体的现象中去领会抽象的整脊知识,尽可能地将抽象的整脊知识通俗化。

整脊大众化,通俗化不能无底线。令笔者担忧的是,许多医院和个人挂羊头卖狗肉,打着中医整脊的幌子,却没有做与整脊相关的临床工作,没有调曲,没有整脊核心调曲的设备(四维整脊牵引床),就是为了改善病人症状而治,不注重病人健康延续。这就是为追求片面经济利润和眼前的名利,置病人于不顾,与整脊治病目的背道而驰。

三、坚持学术独立精神,丰富发展中医整脊学科内涵

韦教授以巨大的勇气、非凡的智慧,创造了中医整脊学科,被学术界誉为"中国整脊之父"。他时常要求我们在学术上,不论古今中外,凡是有名的学派和有价值的学术著作,都应该收集和研究。这样,"自可旁稽博采,无虞缺乏"。要求我们要解放思想、坚持创新,有独立的人格,要有自信和坐冷

板凳的精神,要继承不泥古、发扬不离宗。否则,我们会随波逐流,再陷入传统治疗脊柱劳损病理论的泥潭中。

我们应该清醒地认识到,中医整脊在新技术、新方法、新理论的发展道路上,困难重重。丁肇中教授说:"科学是多数服从少数,只有少数人把多数人的观念推翻以后,科学才能向前发展。因此,专家评审并不是绝对有用的,因为专家评审是依靠现有的知识,而科学的进展是推翻现有的知识。"

独立精神是学术研究的灵魂,对医学学者来说尤为重要。这是因为医学学者更容易受到来自外界的干扰和诱惑。学术上的独立精神,就是要避世世俗的权利和金钱,要有抵御勇气,同时要尊重事实,不畏权威,只有这样,才能产生经得起时间考验的学术成就。我们应坚持学术独立精神,丰富发展中医整脊学科内涵。

而现实不尽如人意,譬如:参加整脊学习班的学员在参加集中学习时,信誓旦旦,大有干一番事业,非整脊学不选之势,但随着时间的推移,这些人都杳无音信。我调查了三年前学习中国整脊学的一批学员,大都是说开展整脊压力太大,不但理论与医院权威有抵触,还经常受打压,慢慢自己就回到原来的坐标原点,进行低水平的重复来治疗病人了,再也没有豪情来谈整脊了。再譬如:许多同人,在从事中医诊疗的过程中,总是看国外,看以往有没有先例,从而比葫芦画瓢,来进行所谓的丰富弘扬整脊,实则是让整脊医学蒙羞。

以上是我在中医整脊科医师获准中医医师之际对整脊事业当前面临形势的一点认识、感悟,仅为整脊事业发展献言计,以便统一思想、凝聚力量,迎接脊柱病诊疗革命新时代。请各位专家同人批评指正。

力；四维悬吊牵引治疗胸腰段，主要使上段腰椎反弓复位，减少上段腰椎前倾分力，恢复或改善椎体生理曲度，这样腰部椎体受力达到生理平衡，从根本上解决椎曲紊乱问题，使移位的椎体复位。从而达到恢复腰椎最佳的生物力学动态平衡。

以韦教授为主的中医同人创造出的中医整脊学科，为脊柱诊疗带来深刻的革命，也将为人类脊柱的健康做出更大的贡献。以上是我对中国整脊学科定义的个人体会，因自身工作经验和能力所限，寥寥数言、言不尽意，难免会挂一漏万，恳请各位专家、老师、同人批评指正。

第四节

中医整脊学学科名词"四维"浅析

按：本文总结不同学科对"四维"的名词认知，从而对中医整脊学基础理论、治疗策略和治疗方法中的"四维"名词进行分析和总结。分析当前学习中医整脊学名词术语中存在一些现状，审定规范学科名词术语是学科发展需要，任重道远，需整脊同人共同努力。

中医整脊学是21世纪在韦以宗教授为首的我国专家学者共同努力下，继承中医学传统经验基础上，创建的新学科。一门学科的理论是建立在有关的概念体系之上的，名词术语则是科学概念的语言符号。所以，中医整脊学新学科里专有名词术语成为我们学习整脊的重点，同时也是难点。在此，笔者就整脊学中"四维"这个名词，在全国中医药行业高等教育"十三五"创新教材《中医整脊学》进行摘取、分析和总结，以便更好地理解中医整脊学科内涵。

##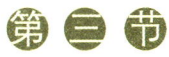
中医整脊医师定义浅释

按：本文浅述了中医整脊学一圆一说两论的理论基础，调曲复位主要技术，从人体脊柱伤病及脊源性疾病的预防、诊断和治疗三个方面对中医整脊学科的定义进行阐述，以便整脊同人参考学习。

2015年版《中华人民共和国职业大典》已经将中医整脊科医师列为中医行业一个新的职业。其职业定义为：运用中医药和脊柱运动力学理论，以调曲复位为主要技术。对人体脊柱伤病及脊源性疾病进行预防、诊断和治疗的专业人员。字义主要包括三个方面：理论基础，治疗方法，治疗范围进行中医整脊学科概念上的界定概括。现将以韦以宗教授为主创造的中医整脊学科学术思想浅述如下，以飨同人。

一、中医药和脊柱运动力学是中医整脊学理论基础

中医整脊学来源于中医药理论，中国整脊学的思维是中医基础理论为理论基础的思维，是韦以宗教授为主的中医人，对于脊柱劳损病和脊柱相关疾病进行的一场脊柱诊疗的革命。

（一）中医整脊学理论来源

作为中医整脊学科主创人员的韦教授，深谙中医的原创思维和周易为主的东方哲学。在整理文献古籍时，他发现宇宙运动的基本规律是圆的规律，《周易》圆理论精辟地概括了这一运动规律。四维，八卦，太极图都是圆运动的高度浓缩。《黄帝内经》是受《周易》的理论指导的，它对人体的认识，无

论是四时,四气,营卫气血,升降浮沉,经络流注,都是周而复始的圆运动。他认为整体观与系统思维都是有机论思维方法,中医传统的整脊技术,利用脊柱整体的"体相",而不局限于以局部的组织形态解剖为基础。

2003年,韦教授开始提出脊柱运动力学一说两论,连续在《中国中医骨伤科杂志》上发表《脊柱运动枢纽的研究》和《脊柱轮廓应力平行四边形平衡原理探讨》,以及在2004年《世界中医骨科杂志》上发表题为"中国整脊学的椎曲论"的文章。此时还未敢挑战三维空间、六个自由度的观点。但是他坚信:升降者,生命之机也。

以韦教授为主的中医同人创立的中医整脊学来源于祖国传统医学,来自骨科,是现代中医骨科的新流派。根据中医整脊学在中医学术思想整体观念和辨证论治为指导的基础上,总结几千年的整脊理论,与现代科学和脊柱运动力学相结合,韦教授创造性提出中医整脊学的基础理论:用有机论思维研究脊柱运动力学,提出脊柱四维弯曲体圆运动规律;用系统思维研究脊柱解剖学,提出椎曲论;用整体思维研究整脊法机制,提出圆筒枢纽学说、脊柱轮廓应力平行四边形平衡理论,简称"一圆一说两论"。在以此理论基础下,结合治疗骨折四大原则"医患合作""动静结合""筋骨并重""内外兼治"的基础上,根据脊柱劳损病及脊柱相关疾病的临床特点,提出"上病下治""下病上治""腹病治脊""腰病治腹"四个原则,合称中医整脊学治疗的八大原则。

(二) 一圆一说两论临床基本运用

颅、胸廓、盆腔三个圆筒,颅椎关节、颈胸关节、胸腰关节、腰骶关节四个枢纽关节,是脊柱运动力学的起点和支点,作为整脊的动力依据。这四个运动枢纽是四大弯曲延伸点，也即弯曲力线的起点。脊柱的曲度改变和侧弯，基本上是按枢纽力线改变的。通过三个圆筒将力作用于四个枢纽关节，从而调整椎体的旋转、倾斜、侧弯或相互位移的。对脊柱的生理弯曲，动态屈伸、侧弯、旋转的带动、制约的调控作用，运用圆筒枢纽学说是中医整脊治疗的科学依据。

根据平行四边形法则，可解释脊柱颈曲、胸曲、腰曲、骶曲相互影响的临床现象，也可进一步演算出影响其稳定性的力学数据，也是中医"厥头痛，项先痛，腰脊为应"的上病下应及其整脊疗法的力学理论依据。上病下治的理论依据临床上腰曲加大，颈曲也随之加大；腰曲变直，颈曲也反弓；腰骶角紊乱，寰枢关节也错缝；以及腹肌、腹内压对腰椎的稳定性作用等等，脊柱运动力学的客观规律，也是按平行四边形的数学规则调整的。脊柱轮廓四维结构对脊柱的稳定的重要性，也是脊柱伤病的病理依据。

脊柱结构一旦紊乱，必影响脊柱运动功能，影响脊柱所内涵之脊髓、脊神经及颈椎椎动脉和与脊柱、脊神经相关联的组织的功能。可以说，颈腰曲是脊柱的生理基础，病理的基础，伤病诊断的依据及治疗的目标。这是中国整脊学的椎曲论，椎曲论指导了整脊学脊柱伤病的诊断和治疗。

所以在临床具体运用过程中，深刻理解整脊"一圆一说两论"，并统领整脊临床，有利于临床实践得心应手。

二、中医整脊学科是以调曲复位为主要技术

调曲复位技术是中医整脊学科区别其他学科的标志之一。调曲复位主要运用正脊骨十法和四维牵引调曲法。正脊骨十法

是以恢复曲度为主要治疗目标，复位脊柱的骨关节错位。四维牵引调曲法主要运用韦教授研究发明并且获国家专利的"四维整脊牵引床"，采取过伸悬吊牵引法是以牵引双下肢为主的过伸牵引法，充分调动了腰大肌对脊柱的伸展应力，通过四维悬吊牵引使位移的椎体得到复位，达到"筋柔骨正"，从而使紊乱的椎曲得到恢复或改善。

（一）椎曲论创立历程

2002年9月16日，中国中医药报记者白晓芸以"揭开中医整术的神秘面纱"，首次报道韦教授提出的椎曲论。2004年6月，在德国美因兹召开的"第四届世界中医骨科学术交流大会"上，韦以宗教授的"中国整脊学的椎曲论"学术演讲，引起巨大轰动。应德国学者的要求，在会后举办了"中国整脊学"学习班，韦以宗教授向欧洲同行科学地阐述了中国整脊学的椎曲论。

韦教授2006年专著《中国整脊学》的出版标志着现代中医整脊学的形成。与此同时，国家中医药管理局、中国科协和民政部批准中华中医药学会成立整脊分会，中国整脊有了自己的学术团体。短短6年里，中华中医药学会整脊分会创会主任委员韦以宗教授的带领团队先后出版《整脊学系列高校教材》《韦以宗教授整脊图谱》《中国整脊学·第二版》，推动整脊脊柱保健师纳入国家职业大典。

2003年至2018年6月，一共举办过83期全国整脊学高级研修班，已接受培训的中国整脊师超过7000多人遍布全国各地及海外。随着2010年《中国整脊学》英文版全国发行，韦以宗的椎曲论已被越来越多的学者认知。

2009年9月，国家中医药管理局政策法规司正式立项下达建立《中医整脊常见病诊疗指南》标准化任务，分别于2009年9月和2010年4月召开2次专家论证会，形成初稿，并征资深专家论证、修订、定稿，于2010年12月全国中医药标准化专家委员会召开论证会，原则上通过。于2011年6月在潮州市召开的"第七届中医整脊学术年会"，在学会内部开始推广，2012年9月再次终审，于2012年10月13日正式向社会发布。

2012年7月，第九届世界中医骨科学术交流大会在美国芝加哥召开，韦以宗的中国整脊学椎曲论引起100多名美国医师的极大兴趣，2013年12月，美国政府"针灸及东方医学认证机构（NCCAOM），将中国整脊学椎曲论为主的基本理论和手法批准列入美国纽约卫生职业大学继续教育课程，开办学习班。

以高校教材、整脊学科标准、学科人才建设体系、临床运用等为架构，形成了完备的中医整脊学科体系，也代表韦以宗开创脊柱诊疗"椎曲论时代"的形成。

以韦以宗椎曲论数据化为基础，笔者承担2015年《中医整脊临床诊疗指南》国家中医药管理局标准化制修订工作，对中医整脊15个病种进行制修订。2017年10月21日，在泰国曼谷第十四届世界中医药大会上，审议通过了国际组织标准《中医整脊科医师专业技术职称分级标准》。2018年进行《中医整脊临床诊疗指南》国家中医药管理局标准化制修订工作，对中医整脊新增加5个病种进行制修订。并完成了3个优势病种临床路径编制。

韦以宗椎曲论的数据化，推动的中医整脊学科标准化，即将造福人民的脊柱健康，面向国际，惠及全世界。

(二) 椎曲论在脊柱病病因的认识

韦以宗教授带领专家团队运用尸体解剖、动物实验、X线照片动态观察和临床分析，对系列手法做运动力学、生物力学研究，如在骨盆牵引和侧板下各个腰椎间盘负压的动态测试；过伸牵引对腰大肌的作用与腰椎结构力学、运动力学的影响；颈椎、腰椎旋转法、侧扳法 X 线动态研究等系列实验；同时，吸取既往经验教训，掌握严格的适应证、禁忌证和操作注意事项。提出著名的椎曲论这个治病又治人的科学道理，使脊柱诊疗治疗发生了根本性的变化。

韦以宗教授以人类脊柱的功能解剖作切入点，研究人类颈腰曲形成的机制，发现了腰大肌对腰曲形成的重要作用，得出了"腰椎不仅是整个脊柱结构力学的基础，也是运动力学的基础"的结论。

脊椎损伤的病理核心是椎体位移，椎曲改变，并发椎间孔和椎管变形。如此，椎间盘突出，神经根、椎动脉受损，严重的椎管狭窄压迫脊髓。椎曲的力学紊乱是产生脊柱病症的主要原因，所以调椎曲使椎曲恢复是治疗脊柱病的关键。将接骨的治疗观，即要对位、对线、对轴，引申到脊柱劳损病治疗上，使调曲成为中医整脊的主要治疗方法，"椎曲论"就成为解决脊柱力学的核心理论。为此而研究阐明的一圆、一说和四边形平衡理论，都是为"椎曲论"服务的。据此，他提出"颈椎病所致颈椎骨关节紊乱病因不在颈椎""腰椎间盘突出症所致疼痛不仅仅是椎间盘压迫神经""腰椎滑脱症主要诱因是椎曲紊乱""退变性椎管狭窄症是动态狭窄"等新的病因病理学理论。

（三）椎曲论在脊柱病诊断与治疗上的运用

在诊断方面，数据化的诊断标准，将大大减少漏诊及误诊。随着CT、核磁共振应用于颈腰病的诊断，椎间盘突出几乎遍布所有CT、MRI的诊断报告之中，国外已有文献报告近4成的正常人都有椎间盘突出或膨出，如果临床医生忽略了椎曲及体征的数据指标，很容易造成漏诊或误诊。数据的椎曲分级，还可以早期预见一些疾病的发生。例如，颈曲一旦消失，轻者导致椎动脉痉挛而致基底动脉、脑血管供血不足而血压波动，头晕失眠，重者压迫脊髓，出现胸部束带感，步态不稳。而这种状态，患者往往容易忽视，实际上是颈椎管狭窄的早期表现。可见，数据化的椎曲分级分析，可避免漏诊。

针对脊柱病的病因病理学，在治疗上，惟椎曲论，明确了整脊学的治疗原则是以调曲为主。椎曲论的发现和应用，使整脊临床产生质的变化，审因论治，整体提高了整脊临床的诊断水平和治疗效果，为非手术疗法提供影像学的诊断和疗效评定的客观指标。韦教授研究发明并且获国家专利的"四维整脊牵引床"，采取过伸悬吊牵引法是以牵引双下肢为主的过伸牵引法，充分调动了腰大肌对脊柱的伸展应力。通过四维悬吊牵引使位移的椎体得到复位，达到"筋柔骨正"，从而使紊乱的椎曲得到恢复或改善。达到临床满意疗效。改变了整个世界骨科届在非手术治疗脊柱劳损病及脊柱相关疾病没有疗效评定的客观指标的混乱局面。

在治疗方面，数据化的诊断结果使治疗目标进一步明确。当前，中西医治疗脊柱伤病方法很多，治疗目标明确后，对各种治疗方法通过诊断数据的分析，达到治法选择优化。例如，治疗目标是调曲，为达到调曲的目的，将采取各种技术理筋，筋柔骨才能正，局部骨正，则必须恢复力线——椎曲线和中轴线。因此，必须依靠四维牵引，才可改善或恢复椎曲。椎曲恢复配合功能锻炼维护，不仅症状体征消失，复发率也低。而另一方面，达不到改善或恢复椎曲目的的治疗方法，就意味着疾病的复发。简言之，治疗方法的实施在数据化诊断标准下，将得到极大提高，彻底改变既往对症治疗遗留后患的局部疗法。

韦以宗椎曲论数据化在疗效评定方面，对脊柱伤病的疗效评定标准，目前国内外的标准均缺乏量化指标。中医整脊以椎曲论为核心的数据化诊断标准，为疗效评定提供量化的依据，填补了国内外的空白。在循证医学方面，数据化的疗效评定标准，还可通过数据对比分析（包括同比、环比、定基比）监测各种疗法的优劣，也是医疗管理的重要参考，数据化的诊疗指南，将提高脊柱伤病的康复率、降低复发率，减少手术率、杜绝致残率。

三、中医整脊学学科范围是脊柱伤病及脊源性疾病进行预防、诊断和治疗

（一）学科范围的界定

我们知道，任何一种科学理论（概念体系）或科学手段，都有自己的局限性，同样中医整脊学也有自己的诊治范围和适应证，不是什么都能治疗，概而全之的。中医整脊学是治疗脊柱伤病及脊源性疾病的一门学科。我们要认清中国整脊学的诊治范围，既不能夸大我们整脊的诊治范围，也不能缩小我们的阵地。夸大会给整脊发展的道路带来许多麻烦，会出现意想不到的许多问题，特别是在医疗事故频发的今天，所以就要按照整脊诊疗指南，不要自作主张，自作聪明从而造成自作自受的

恶果。同样在整脊治疗范围内，我们要有充分的理由自信，中医整脊学是在中医理论和实践上取得突破后的重大成果。正如葛宝丰院士评价说："在中国传统思维，人体生命观和传统整脊学原理，以及二千多年医疗实践的指导下，经过系统的整理、发展和创新，正成为富有中国传统文化内涵的'中国整脊学'，是我国脊柱外科里程碑中一个很大的进步。"

（二）脊柱伤病及脊源性疾病预防

中医整脊学中的理筋、调曲、功能锻炼三大原则是相互联系、密不可分的整体。理筋是基础，调曲是核心，功能锻炼是关键。

功能锻炼是分别锻炼相关的肌肉韧带和关节，使已受损的通过自我调节，进行恢复和改善，未受损加强协调统一，达到力的平衡。在实质上就是发挥脊柱"肌肉夹板"的作用，如骨折治疗用夹板对骨折处的固定一样，对脊柱骨关节起静态和动态"固定"作用。

在整脊临床上，维系脊柱的肌肉韧带就是脊柱骨关节的"夹板"。而"肌肉夹板"必须在相互平衡基础上，才能对脊柱骨关节起"固定"作用。因此，整脊医师必须十分清楚导致脊柱骨关节不稳定的肌肉是什么？如此才能正确运用"肌肉夹板"来稳定脊柱骨关节。

例如，治疗颈曲紊乱的颈椎病，正骨后，需坚持颈肌的锻炼，时时做扩胸运动。练颈肌，练扩胸运动，如果复位后不运动、肌力不协调，则不稳定，重新移位了。同样，治疗腰椎滑脱症，椎体复位后，应该用"哈腰""床上起"等动作锻炼腰背的竖脊肌来稳定椎体，使竖脊肌起到"肌肉夹板"的作用。可见，功能锻炼是治疗和预防脊柱劳损病和脊柱类相关疾病的关键。

(三) 脊柱伤病及脊源性疾病诊治

1. 规范整脊手法

韦以宗教授深入研究整脊手法的科学原理，遵循传统的整体思维方法，按照"有诸中，然后形诸外"的思维，运用此圆筒枢纽学说阐明了整脊手法的科学原理，为整脊手法的规范化提供了科学依据。

2. 脊柱常见病诊治

根据脊柱圆运动规律，任何一个"圆筒"不同步，则会制约另两个"圆筒"运动。让三个"圆筒"同步，解决了既往中医治疗颈椎椎曲紊乱，椎曲反弓的问题。

依照整脊基础理论演化出腰病治腹。腹内压是稳定腰椎的主要内动力，腹肌松弛，腰椎不稳，多患慢性腰痛，所以临床有"腹针疗法"治疗腰痛。腹部内环境与腰椎的内环境是相互影响的，典型的腰椎间盘突出症患者早期往往有便秘、小便短赤等湿热下注证候，而晚期有二便无力或小便频繁的虚寒证候。所以临床上用中医辨证论治，虽是治腹，实则治腰，湿热下注的椎间盘突出症、用通下逐瘀血后，症状即可减轻。在功能锻炼中，"床上起""俯卧撑"等均为练腹肌的功法，目的也是"腰病治腹"。

中医整脊学解释清楚了骨盆倾斜的真正原因。韦以宗认为，患者长短腿治疗、骨盆倾斜疗效不好，主要是没有解决脊柱的对位、对线、对轴的问题，没有解决中轴线的圆运动的问题。椎体旋转→倾斜→椎间孔位移，椎间盘突出→神经根刺激→腰大肌痉挛→波及髂腰肌痉挛，股内收肌痉挛→腰椎侧弯，骨盆倾斜，下肢内收。这才是病因病理，也是纠正腰椎侧弯才能纠正骨盆倾斜和下肢短缩的依据所在。

3. 脊柱疑难病的诊治

脊柱轮廓应力是呈平行四边形平衡的，平行四边形的数学法则是对边相等、对角相等，因此可以上病下治。运用上病下治打破了中医治疗脊髓型颈椎病的禁区。在临床上颈曲变直、反弓的颈椎管狭窄症病人，先调其胸椎和腰椎；对于颈椎管狭窄症为主与腰椎管狭窄症同见的患者，也要从腰椎开始治疗。这种疗法已取得临床上的成功，避免了过去局部正骨引起的误伤。

通过腰大肌康复法解决了青少年脊柱侧弯问题。韦教授认为：青少年特发性脊柱侧弯源自腰椎，主要是椎旁肌肉结构和病理改变，特别是椎旁四维肌肉（以腰椎体前部左右各一的腰大肌为前二维，以腰椎体后部左右各一的竖脊肌为后二维）结构和病理改变。由此韦教授认为胸椎的侧弯源自腰椎的侧弯，整个脊柱侧弯的根本在腰椎。韦以宗教授首创以调整腰大肌为主的治疗方法。他通过磁共振观察腰大肌的变化，作为诊断和疗效的一个指标。临床通过调动腰大肌的肌力来调整腰曲和纠正腰椎的侧弯。韦教授认为，对表现为胸椎侧弯为主的青少年特发性脊柱侧弯症，应根据维系腰椎运动力学的前后左右的四维肌力，来加以纠正，采取俯卧过伸悬吊牵引。此方法不仅可以调整腰椎的侧弯，也可调整胸椎的侧弯。四维牵引调曲法是抬腿俯卧位，双下肢悬吊，支点在胸腰枢纽。

通过四维悬吊牵引解决了腰椎滑脱的治疗难题。韦教授实施的四维牵引调曲法，较骨盆牵引不同是牵引了下肢，也就是调动了腰大肌对腰曲的内在作用力。运用仰卧悬吊双下肢悬吊牵引治疗腰骶段，使腰骶角恢复到120°以上，消除腰骶前倾

一、不同学科对"四维"的名词认知

（一）几何学空间理论

物理学上四维概念：四维，即指四个维度，是一个空间概念。物理学中以维度来形容时空坐标的数目，四维即四个维度，它是由无数个三维组成的，而三维是由无数个二维组成的。其他高维度的组成方式以此类推，三维以上的维度统称高维度。

（二）中国传统文化四维观

维，系物的大绳，比喻一切事物赖以固定的东西。中国古代文学中管仲"四维"说：《管子》中主张的维系社会稳定的社会道德标准和行为规范，分为礼、义、廉、耻四个纲要；强调建立良好的社会道德标准和行为规范——"四维"，对社会稳定的重要作用。

《易经·系辞上》"是故易有太极是生两仪，两仪生四象，四象生八卦""四象即太阴、少阳、少阴、太阳"，在八卦中又分为四维卦和四正卦。四维卦：艮卦居东北方，巽卦居东南方，坤卦居西南方，乾卦居西北方"。

（三）中国传统医学的四维观

中国传统医学的四维观中，四维主要有以下几个意思：

《黄帝内经·素问·生气通天论》："因于气，为肿，四维相代，阳气乃竭。"这里四维指四肢。

《黄帝内经·素问·气交变大论》："水不及，四维有湍润埃云之化，则不时有和风生发之应。"这里四维为运气术语。指东南、东北、西南、西北四个空间方位。又称四隅。

《黄帝内经·素问·至真要大论》:"谨按四维,斥候皆归。"这里四维是四季中各季最后一月。

《黄帝内经·素问·生气通天论》:"四维相代,阳气乃竭。"其意思是:四种邪气(寒、暑、湿、风)维系不离,相互更代伤人,就会使阳气倾竭。四,指四种邪气。维,维系不离,即连续之意。

(四)现代汉语规范词典"维"的释义

①名词。系东西的大绳。②动词。拴住;联结。③动词。保持;保护。④名词。几何学及空间理论的基本概念,构成空间的每一因素为一维。直线是一维的,平面是二维的,普通空间(长、宽、高)是三维的。也说维度。⑤名词。姓。

二、中医整脊学的四维观

中国整脊学是中医基础理论、几千年的整脊理论与现代科学和现代医学科学结合的产物,是中医药学理论的继承和发展,是以韦教授为主的中医学人集体智慧的新学科。中医整脊学科名词"四维",来自传统文化,基本义是维系物的大绳,引申出学科基本释义是脊柱固定对应相关骨骼与肌肉。

(一)中医整脊基础理论中"四维"

在运动力学中,骨骼是力的杠杆,关节是力的支点,肌肉是力的动力。从整个脊柱运动力学的结构可分为整体的四维弯曲体和局部的四维结构。

1. 脊柱运动整体的四维弯曲体

1.1 矢状面的四维椎曲及其运动

矢状面上的弯曲出现在颈、胸、腰、骶部。这种弯曲是人类站立行走后形成的。成年人颈曲与腰曲凸向前，即脊柱前凸。胸曲凹向前。盆曲凸向前下。矢状面的四个弯曲，围绕中轴平衡，脊柱的矢状运动就是矢状面的屈伸运动，是以脊柱的中轴垂线为轴心的圆运动。

1.2 脊柱轮廓应力四维结构及其运动

关于脊柱的稳定性还有其轮廓应力，依靠肌肉韧带的四维结构作为杠杆来维持平衡。在正常人体的矢状面（侧面）观，脊柱轮廓平行四边形，除了骨骼（脊柱、胸骨）力线外，肌肉韧带的走向也是按此轮廓动力方向组合的。

脊柱轮廓平行四边形动力线，其结构有二：一是脊椎骨和胸骨组合的骨性结构，称内四维，包括颈椎上段，胸骨，颈椎下段—胸椎上段，胸椎下段—腰椎上段，腰下段和骶椎；二是第一类杠杆的肌肉韧带的组合的外四维，是相互维系的动力线平行四边形，实际是平行四维结构。

外四维结构分别是：颈胸维，颈曲轮廓动力线，颈胸维的第一类杠杆——主要肌肉有双侧颈长肌、斜角肌、胸锁乳突肌和腹直肌。颈背维，后方外维线，颈背外维的第一类杠杆——主要肌肉有项韧带、头颈最长肌、头颈夹肌、斜方肌、大小菱形肌、前锯肌和背部肌。腰腹维，腰曲轮廓动力线，腰腹维第一类杠杆——主要肌肉有腹内外斜肌、胸腰筋膜。腰背维，腰曲后方轮廓动力线外维线，由竖脊肌组成，上段与背阔肌及下后锯肌交汇，共同组成轮廓动力线。

对人体而言，脊柱运动的四个方向八个活动度，脊柱骨关节的四维组合，脊柱轮廓的四维结构以及脊柱的四个弯曲，都是围绕一个轴心的"圆运动"。这八个活动度都受到其四维的动力结构调控。

2. 脊柱局部的四维结构及其运动功能

从脊柱的整体而言，其动力结构也是四维的。除了椎间盘纤维环和前后纵韧带及关节囊之伸缩，脊柱骨关节纵轴结构伸缩运动的动力，主要来源于纵轴走向的肌肉。尤以颈椎和腰椎前后左右四维组合的肌肉，承载纵轴运动的负荷和动力。

前中后斜角肌，相对的是肩胛提肌，斜方肌，前后组肌肉左右各一，构成颈椎运动是最大的轴向四维动力结构。这四维肌肉的收缩、舒张、扭转，则同时完成颈椎伸缩、屈伸、侧屈和旋转的功能。

在腰椎，左右各一的腰大肌，和同样是左右各一的竖脊肌以及左右各一组腰方肌，构成腰椎轴向四维肌肉。此四维肌肉的收缩、舒张和扭转，同样可完成腰椎的伸缩、屈伸、侧屈和旋转的功能。更重要的是颈、腰椎轴向的四维结构，使其直立载荷更为稳定，更有效维护其中轴力线的"圆"运动。颈腰椎的纵轴四维肌肉组织，在直立状况下，形成四面合抱力，维持塔形组合脊柱的中轴力线承载负荷。

（二）临床运用依据脊柱轮廓平行四边形理论延伸为治疗策略

根据功能解剖学进化论、整体观，探讨影响脊柱运动力学稳定的"边缘性区域"及"缓冲带"，认为人体矢状面脊柱椎曲力作用线，按牛顿第三定律延伸构成平行四边形。我们将四边形的肌肉维系称为"平行四维"，其轮廓动力是按平行四边形力线数学定律排列，根据 Wolff 定律，人类颈曲、腰曲的产生，是为适应此平行四边形数学定律而形成。脊柱轮廓平行四边形动力之形态结构是第一类杠杆组织组成的四维结构。

在动态下，矢状面之屈曲、拉伸均伴随躯干纵向排列的肌肉韧带和椎间盘的轴向伸缩。脊柱的伸缩常表现在冠状面的左右侧弯；脊柱的屈曲和后伸必须由伸缩运动才能完成。除了屈伸和侧弯发生伸缩运动，人体在站立位和平躺位以及坐位情况下，同样有伸缩运动。

脊柱四维弯曲体的骨关节结构及其四维动力组织，以腰椎为重心的脊柱运动，决定其围绕一个中轴垂线轴心旋转及相互调节的左右侧屈、前后屈伸，从运动生物力学角度阐释了中医有关脊柱整体观、圆运动的理论，而且为临床诊疗提供了科学的依据。

脊柱不稳定产生病变，起因多为附着脊柱之肌肉韧带损伤。这一理论为上病下治、下病上治、左病右治、右病左治、腹病治脊、背痛治腹提供了数学依据，为整脊学诊断和治疗的科学化、标准化提供了理论基础。

（三）调曲法中的四维牵引方法是指使移位的脊柱骨关节复位的四种不同的牵引方法

牵引调曲法，是韦以宗教授结合丰富的临床经验和国内外研究成果所创，根据维系腰椎运动力学的前后左右四维肌力，以国家专利的"四维整脊治疗仪"牵引下肢为主，重点调整腰大肌的作用力，从而治疗脊柱劳损病和脊柱相关疾病。主要包括一维调曲法、二维调曲法、三维调曲法、四维调曲法。

其中，四维调曲法是抬腿俯卧位，双下肢悬吊，支点在胸腰枢纽。又叫俯卧过伸悬吊牵引法。为俯卧过伸悬吊牵引法是患者仰卧在四维整脊治疗仪上，通过双下肢及下腰部过伸悬吊牵引，调整双侧腰大肌和双侧竖脊肌四个力方向，以达到改善或恢复腰曲目的的方法。

四维调曲法中"四维"是专名,却不是概念,它虽有指称,但没有生成意义,与人名、组织机构名称等一样。四维牵引法为专名形成固定理解,特定的含义是俯卧过伸悬吊牵引法。

三、小结

中医整脊学中表述"四维"内涵是从基础理论、治疗策略到临床治疗一脉相承,序而贯之的。中医整脊学科名词"四维",来自传统文化,基本义是维系物的大绳,引申出学科基本释义是脊柱固定对应相关骨骼与肌肉。

中医整脊学科中的"四维"是脊柱动态下肌肉骨骼的平衡维系,是脊柱整体与各个关节完成运动,调整脊柱平衡的骨骼与肌肉的抽象统称。在基础理论上,依据脊柱运动力学的结构可分为整体的四维弯曲体和局部的四维结构。临床运用依据脊柱轮廓平行四边形理论延伸为治疗策略。在治疗上,牵引调曲法中的四维调曲法是专名。

四、探讨与展望

(一) 中医整脊学科名词术语研究现状

研究学科的基本名词,并且规范这些名词的定义,从而为本学科话语体系建设、学科体系建设,乃至学术体系建设服务。基本名词,即"具有本学科学术特点、构成本学科概念体系、基础的、常用的、重要的名词",包括核心概念和扩展概念,以及一些新近出现的相对稳定的新概念。其次,按照国家语言文字法律法规和标准,以及语言文字的特点与构词规律,遵循定名的原则，如单义性、科学性、系统性、简明性、民族性和国际性及约定俗成等原则，给概念确定规范的中文名称，并加注与概念对应的英文名称（或其他原文名称）。

现有学者对整脊学名词术语把握不准，主要有以下几个方面：①断章取义。仅仅凭一个中医整脊学学科名词术语，就断然下结论，认为这是中医整脊学不科学，甚至加以批判，怀疑中医整脊学科。割裂中医整脊学的名词术语与概念，断章取义。想当然认为中医整脊学就是推拿学的另一个表现形式。正如毛主席所说：主观主义有两种表现形式，一种是教条主义，另一种是经验主义。他们都是只看到片面，没有看到全面。②主观臆断凭借学科外思维来理解整脊学的名词术语。比如中医整脊学的英文翻译，很多人翻译成：Traditional Chinese Medicine Chiropractics，而应该翻译成：the Spinal Orthopedics of traditional Chinese medicine。③混淆概念。譬如把整脊当成正脊，把中医整脊学中的四维认为是空间四维等。

（二）学科名词术语审定规范是学科发展需要

著名科学家卢嘉锡指出："科技名词审定工作，对于科技知识的传播，新学科的开拓，新理论的建立，国内外科技交流，学科与行业间的沟通，科技成果的推广使用和生产技术的发展，科技书刊和教材的编辑出版，特别是对现代信息技术的发展和应用，都具有十分重要的科学意义。"这段话对中医整脊名词审定工作也同样是适用的。在学术交流、教学、科研、诊疗活动中如果人们所使用的名词术语不统一、不规范，就会造成概念混淆、认知偏差，严重阻碍中医整脊学的传播、发展。

随着国内外科学技术交流日趋频繁，尽快实现中医整脊学科名词术语的规范化，是中医整脊学科发展的一项紧迫任务。名词术语规范化的目的，不是统一思想，而是规范表达。科学研究中的名词术语规范化、"一刀切"，并不意味着学术思想的千篇一律，恰恰相反，学科术语规范化是学术自由讨论和健康发展的前提条件，是学科建设必不可少的重要环节。百花齐放、百家争鸣的学术氛围，也必定要求有术语规范使用的背景。发布GB（国家标准）、ZY（中医行业标准）等都是在名词术语统一规范的基础上。

（三）中医整脊学科名词术语审定规范任重道远

中医整脊学要快速推广，更快更好地为人民脊柱健康服务，就要现代化。现代化的标志之一是建立本学科的标准体系，而所有标准均建立在名词术语规范的基础之上。

中医整脊学是以中医药学为基础的学科。鉴于中医药学的历史性，名词术语多为古代汉语，有时字即是词，更有古今词义的演变，古文的现代表述等，可见其复杂性。中医整脊学又是以运动生物力学为基础，与理化数学交融，与人文哲学相渗透的学科，尤其是人文哲学对古代中医学的深刻影响，直接反映在名词术语上，诸如阴阳、圆运动、四维弯曲之类，中国传统文化印记很深。中医整脊学名词术语多为定性描述，如脊柱伸缩、屈伸、曲度紊乱等；抽象的概念用具体的名词来概括，如圆运动、枢纽。这些又增加了复杂性。由于有相当部分的中医整脊学名词术语外延宽泛，内涵不清，因此对新兴的中医整脊学科来说，将具有中国文化底蕴的中医整脊学名词术语做出规范，名词术语审定工作异常复杂。

近年来，在中华中医药学会整脊分会创会主任委员、中国整脊之父韦以宗教授以及现任主任委员林远方主任医师的带领下，此项工作的重要性被充分认识到，已经启动中医整脊学名词术语的规范审定。从 2012 年开始，相继发表了《中医整脊常见病诊疗指南》《中医整脊科医师专业技术职称分级标准》《国际中医临床实践指南青少年脊柱侧凸症》《国际中医临床实践指南腰椎滑脱症》等各级各类标准。相信在整脊同人、专家学者的共同努力下，一个统一标准、统一规范，成熟的中医整脊学科将于不久的将来展现在世人面前。

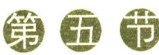

DRG 付费制度改革下中医整脊科发展思路与实践

按：勉县博爱中西医结合医院中医整脊科，以 DRG 付费制度为医院管理抓手，以《中医整脊常见病诊疗指南》及临床路径为主导，在医疗服务效率、病历书写、成本控制、创建医院特色等几个方面加强管理，对 DRG 付费制度改革下中医整脊科科室的建设与发展做了有益尝试。本文对医院中医整脊科 3 年以来的管理思路与实践进行总结。

中医整脊学科是 21 世纪以韦以宗教授为主的中医人创立的新学科。近年来，各地各级医院如雨后春笋般成立了中医整脊科，并受到医患的一致好评。国家医疗保障局成立后，组织开展全国范围内的疾病诊断相关分组（diagnosis - related group，DRG）试点工作，医疗保险（医保）支付方式改革势在必行。2018 年 1 月以来，在国家医保局医保支付制度改革形势下，我院与勉县博爱中西医结合医院进行帮扶合作指导，以 DRG 付费制度为医院管理抓手，以《中医整脊常见病诊疗指南》及临床路径为主导，在医疗服务效率、病历书写、成本控制、创建医院特色等几个方面进行了改革。3年多来对中医整脊科科室建设与发展做了有益的尝试，总结一些经验和体会，现汇报如下：

一、用临床路径规范诊疗行为，增质提效

DRG支付方式改革的要求很明确，即提高医疗服务效率、规范诊疗流程、合理引导科室和医生的诊疗行为。对于中医整脊学科这个新兴科室，根据DRG付费的偏重，规范临床路径、提高疗效、提高病床周转率、提高患者满意度，才会带来社会效益和经济效益。由此全科应统一整脊思维，提高医疗服务效率。

结合勉县博爱中西医结合医院的实际情况，在治疗脊柱劳损病、风湿骨病方面遵循中医整脊学科治疗的理筋、调曲、功能锻炼三原则，正脊调曲、针灸推拿、内外用药和功能锻炼四大疗法，按照《中医整脊常见病诊疗指南》，制订出诊疗方案，并演化出通俗易懂的"整脊三连环"模式，即治疗分为三步走：

第一步：以穴位贴敷、中药热敷、中频、针灸、中药熏蒸、推拿、中药内服、骨空针等方法内外并治，舒筋活络、活血化瘀，调压松筋、松解粘连、改善组织新陈代谢，迅速缓解痉挛和疼痛，消除症状。

第二步：以韦以宗教授的发明专利"四维整脊调曲床"为依托，通过"四维悬吊牵引"使位移的椎体得到复位，辅之以手法正骨等治疗手段，使紊乱的椎曲得到改善、恢复，达到"筋柔骨正"，对因治疗。

第三步：膏方养骨和功能锻炼为基础，整体对身体进行调养和修复，特别是养护骨关节、肌肉系统，强筋养骨，预防脊柱劳损病再发。

以上三步，作为医院员工上岗前的应知应会内容，让大家百人百双手，百人一条心，治疗目标明确，劲往一处使，针对性强，缩短病程时间，提高床位周转率，医疗服务效率明显得到提高。

二、以病历首页书写为抓手，重视病历书写

中医整脊学科治疗的是脊柱劳损病的常见病、多发病，病种相似度高。在为每个病人制订治疗方案时，却要求一人一案，因为只有方案中每一项治疗方法精益求精，才能缩短病程时间，减少住院时间，提高床位周转率。

对于治疗方案的一人一案，医院十分重视医疗文书的书写，特别是病历的书写。DRG付费下，疾病诊断的复合度，决定着疾病治疗的难易程度，是医保支付的基本凭证之一。这就要求医生在治疗脊柱劳损病的同时，又要关注病人的高血压、糖尿病等慢性病的宣教、预防和治疗，这样既使病人最大化地得到治疗，又能得到国家医保资金的更多支持，也避免科室分得太细后，只治疗病人主诉，而忽略病人其他疾病。这种以病人疗效为基点的管理，本质上就是回归了医疗。

众所周知，病历不但真实反映患者病情和患者诉求，也直接反映医院医疗质量、学术水平及管理水平；为医院管理提供不可缺少的医疗信息；也为医疗、教学、科研提供极其宝贵的基础资料；在涉及医疗争议时，病历又是判定法律责任的重要依据；在医疗保险中，病历是相关医疗付费的凭据。病历书写

的好坏直接关系到医院管理，医生水平，患者疗效，医保支付等各个方面，所以紧抓病历质量，才能让医生深入了解病情和患者诉求，从而制定出适合的治疗方案。

医院的医师、护理、辅助科室、医务科、药剂科、病历科、医保科等部门，共同努力，各负其责，共同参与。加强监控措施，实行院科两级管理，科室负责日常监督和控制；医保科组织相关人员定期或不定期查房、调阅出院病历和现架病历，严格考核；药事管理委员会按医院合理用药制度，定期对各科室用药进行考核，以及对用药的合理性进行督查；医疗质量管理委员会和病案质量管理委员会按医院质量考核标准的相关规定，定期对各科室进行考核督查；把不合理检查和治疗、不合理用药、不合理收费的情况纳入科室目标考核。造成严重后果的按相关规定处理。真正保证病历的质量，满足医教研、医疗保险、法律证据等各方的需要。

医生是病案首页数据质量最关键的环节，是确认患者诊疗信息（诊断、治疗方式）的主要责任人，必须认真书写住院患者的病历，并在总结分析病历记录和医疗过程的基础上，按照首页填写规范要求填写病案首页，尤其注意合理选择并填写主要诊断，并完整填报其他诊断及手术操作。规范医疗行为，合理选择辅助检查，有效控制医疗费用中的药耗占比以及住院时间，缩短平均住院日，对于减少高倍率病例有切实效果。

三、贯彻整脊临床路径，控制成本

中医整脊科医师的职业定义为：运用中医药和脊柱运动力学理论，以调曲复位为主要技术，对人体脊柱伤病及脊源性疾病进行预防、诊断和治疗的专业人员。中医整脊的理筋、调曲、练功为三大治则，正脊调曲、针灸推拿、内外用药和功能锻炼为四大疗法，给我们临床提供了治疗指导思想。脊柱劳损病的发生原因让我们临床医生对于脊柱劳损病治疗目标变得清晰。消除症状，祛除病因，让已位移椎体恢复对位对线对轴。这样在临床治疗方案上，根据临床路径，进行一系列的调整。这种天人合一的治疗中医原创思维与当下的 DRG 支付制度不谋而合，这样我们紧紧围绕所制定出的整脊三连环，竭力打造医护团队的业务水平。不仅提高了患者疗效，还降低了医疗成本。

就用输液（静脉滴注）问题举例，整脊科改革之前，病人一般住院至少输两瓶液体，医院十几年来形成了一种惯性思维：医生没有液体输给病人，感觉治疗方案缺失什么；患者认为住院要打吊瓶；护理人员没有液体可输，不知道干什么。医、护、患应共同抵制不输液。其实对于脊柱劳损病，输液并不是一种直接有确切疗效的方法，长期输液，还会加重疾病发展。改革之初我们首先从医生抓起，先学习《中医整脊常见病诊疗指南》，根据指南来定治疗方案，贯彻临床路径。分析评估我们现在所输液体针剂比如活血化瘀类的血塞通注射液、丹参注射液、红花注射液等对于具体病人的临床疗效支持程度，以及相比局部贴敷，中药熏洗、激光、中药热敷及其他理疗对于病人临床疗效支持，优劣可见。医生改变思维认知，减少输液量次。一些简便易行的适宜治疗技术让闲下来的护士做，还可以弥补一些绩效工资。把病人输液的时间和医保资金用在相对直接的理疗项目上，并且解释输液体的危害，促成整个临床路径的规范化实施。这样不但兼顾了医、护、患各方诉求，还顺应医疗大势所趋，响应了国家尽量少输液的号召。当然根据输液的适应证，对于脊柱病合并基础内科病，一些脊柱病的急性期，是可以运用到整体治疗方案中的。

根据临床路径提高疗效，减少住院天数，提高床位周转率，从而提高医疗服务效率，增强医疗安全，减少不必要的用药，实现成本控制。

四、打造医院治疗技术特色，增强疗效保障

医院以疗效为立院之基，只有不断学习引进运用新的技术，医院才能生生不息，更好地为患者服务。3年来，在规范原有治疗技术基础上，引进医院外先进技术和理念，增强疗效，更好为当地患者造福。DRG付费制度下，这些特色技术也提高治疗病例所覆盖疾病类型的范围，增加治疗病例的技术难度水平（CMI值），医院服务的能力也大幅提高。

（一）引进膏方技术

中医整脊不仅仅将颈腰椎病着眼于颈肩背臂等局部，辨证认为本病"本虚标实"，肝主筋，肾主骨。肝肾亏虚，气血不足为本，风寒湿邪客居经脉，气血瘀滞为标。一般认为肝肾亏虚、筋骨劳损，复加风寒湿邪侵袭，气血运行不畅，瘀血、痰浊痹阻经络产生痛、麻、酸、重是本病主要的病因病机；肾精亏虚，脊髓不充，骨骼退变，而发生骨赘，压迫刺激神经、血管、韧带等而发生颈腰僵痛诸症。

在中医理论里，膏方是一种具有营养滋补和治疗预防综合作用的剂型改进后的药物组合。它是在大型复方汤剂的基础上，根据人不同体质、不同临床表现而确立不同处方，也就是一人一病一方，经浓煎后掺入某些辅料而制成的一种稠厚状半流质剂型。中医膏方在慢性疾病方面发挥着独特的优势，在

"未病态""即病态"及"愈后态"分别采取不同的膏方,以分别达到"先防""防变""防复"三种不同目标,特别是在脊柱劳损病方面,一人一病一方,补益肝肾,达到临床满意效果。

(二)骨空针规范化

骨空针法本是 21 世纪新兴学科——中医整脊学科特色疗法之一。根据医院陈斌院长中医针刺宝贵临床经验,结合小针刀疗法,以中医整脊"一圆一说两论"为理论指导,掌握了独具特色的适合临床治疗颈肩腰腿痛的中医骨空针疗法。

中医骨空针疗法是以骨膜、骨孔、筋结和神经为主的针刺法。不仅具有小针刀和传统针刺的调整内压平衡,松解局部粘连等作用,重要的是在经络循行之关窍处,实施刺法,在脊柱的三个圆筒,四个枢纽处实施针法。中医骨空针疗法不仅对常见的颈椎病,腰椎间盘突出症疗效显著,重要的是对于脊柱类疑难杂症如:脊髓型颈椎病、腰椎管狭窄症等以及内科中风后遗症、神经损伤后遗症都有显著效果。

(三)引进液体刀技术

引进山东枣庄新远大腰腿疼医院冯华山院长骶管冲击疗法技术,主要解决椎管内病变问题。冯华山院长运用此法 20 余年,临床取得满意效果。

骶管冲击疗法,国外称为"液体刀疗法"。它是利用骶管解剖特征,注入大剂量液体,向头部扩散其压力,具有水冲击液体剥离,悬浮复位的功能,迫使粘连的神经根得到松解。冲击所用药物还具有消炎、消肿、止痛、营养神经、修复组织创伤等功效。

(四) 引进银质针技术

银质针疗法主要针对病程较长的慢性疼痛,经其他治疗方法效果不佳且伴有局部软组织僵硬劳损的病症,通过银质针的透热治疗,可以很好地改善局部循环、松解肌肉、解除神经压迫,达到临床治愈的效果。

五、近三年来DRGs评价下医疗服务绩效结果

(一) 评估内容

DRGs评估医疗机构可从能力、效率和安全3个维度进行医疗机构服务绩效的评估。基于DRGs评估中医整脊科,使用"费用消耗指数(治疗同类疾病所花费的费用)"和"时间消耗指数(治疗同类疾病所花费的时间)"指标,更为妥切。统计2018年1月1日至2020年12月30日,病历首页中第一诊断为腰椎间盘突出症、颈椎病、腰椎管狭窄症、膝关节关节炎、腰椎滑脱症、脊柱侧弯症的住院病人。三年来数据统计如下:

表1-1 统计3年结果比较

组别	2018年	2019年	2020年
所花费的费用(元/次)	2189	2732	3217
所花费的时间(天/次)	13.4	11.2	9.1
本县人服务次数	889	1021	1069
本县外人服务次数	56	89	167

(二) 结果分析

2020年相较2018年,年花费费用增加1028元,住院时间缩短4.3天,本县服务人数逐年攀升,本县外人数年增加111

人,受疫情影响不太大。在运用 DRG 付费制度对医院管理后,医院整脊科的病人量在逐年增加,辐射病人的距离也在增加,治疗花费时间在减少,医院处于良性发展中。

(三) 数据统计几点说明

1. 医院运用了 DRG 管理,但医院医保未实施 DRG 付费制度。以上住院费用统计与实际医院获得费用有区别,主要是现行状态下医保还是总额控制,次均费用控制,单日理疗项目控制。为进行 DRG 管理改革,医院对电针、中药熏蒸、艾灸实行了免费治疗。对一些医院特色疗法进行减免自费,统计时这些数据计算在内。

2. 在 2020 年,为配合疫情防控,医院主动不收住院病人 29 天。

3. 居民医保和新农合定额资金合并后,2020 年医保定额资金总额比 2019 年下降 15% 左右,不利于病人收住院。

4. 医院成本控制与医院盈亏情况,因牵涉商业保密原则,无法统计,如西药、针剂、中成药、理疗耗材等成本没有进一步统计。

六、总结与展望

(一) 总结

3 年多来,医院整脊科以 DRG 付费为医院管理抓手,以《中医整脊常见病诊疗指南》和临床路径为主导,在医疗服务效率、病种结构和成本控制等几个方面进行了改革,医院整脊科的病人量在逐年增加,辐射病人的范围越来越广,治疗花费时间在减少,特色技术的引进使病人次均费用在稳健上升,成本得到有效控制，医院处于良性发展中。严格遵守医保制度，规范治疗技术，严格遵守临床路径，让政府更放心。规范原有技术，引进先进而有效的特色技术，让疗效更好，让同行更认可。住院天数少，花钱少，疗效更好，服务更周到，让患者更满意。

（二）努力方向

1. 以《中医整脊常见病诊疗指南》为蓝本，加快中医整脊科临床路径及早进入国家医疗保障局数据库，实现脊柱劳损病诊疗同病同效同价。

2. 调整整脊治疗中特色疗法的费用和权重。当前医疗费用的结构是不合理的，不能准确反映医疗服务成本结构，导致医疗费用与成本的矛盾、用医疗费用而不是医疗成本计算DRG相对权重，直接影响了权重对医疗服务价值的表达。对根据费用计算的DRG基础权重进行调整，对中医整脊科中特色疗法（比如：正脊骨法、悬吊牵引、药熨等）的费用进行调整提高，使有限的基金能够得到更好利用，创造更大的价值，体现医保政策导向。

比如，四维悬吊牵引和普通牵引都是牵引，却有很大的区别。四维悬吊牵引中的四维牵引，要解决脊柱关节的对位对线对轴，不仅要求整脊医师根据患者椎曲判断出什么情况下才能运用，在疾病发展的不同阶段，还要求紧密观察椎曲改变情况，及时调整，是否换成三维牵引，是否用沙袋上下加压等。这样比普通牵引体现出的知识内涵多，而医保仍按普通牵引收费。

3. 在DRG付费方式下，依据诊断、治疗手段和患者病情不同，每个病例会对应进入不同的诊断相关组。医保机构不再是按照患者住院的实际费用支付给医疗机构,而是按照病例所进入的诊断相关组的付费标准进行支付。这样需要我们中医整脊医师,了解相关定义、分组原则、重点指标、实施基本条件、医保监管内容。这样才能更好地促进科室和个人发展。

(三) 展望

韦教授曾经撰文指出:"人体脊柱有两大自然系统,一是父母禀赋的骨关节脊髓,脊神经肌肉韧带系统(先天系统),一是坐立行走后运动力学形成的颈腰椎曲和圆运动规律系统(后天系统)。伤病的发生就是后天系统失衡导致先天系统失衡而病变。中医整脊就是通过调整后天系统恢复或改善先天系统的失衡,而不破坏先天系统。这就是道法自然。"道法自然的中医整脊科,是人民群众日益增长的脊柱健康迫切需求,在DRG付费制度改革新形势下,在整脊同人的共同努力下,必将迎来跨越式发展。

中医脊柱健康相关产业当前形势与展望

一、中医脊柱健康相关产业背景

(一) 脊柱疾病发病率高

脊柱疾病发病率很高,且多种疾病与脊柱密切相关,如:偏头疼、后枕疼、头晕、耳鸣、眼胀、视力下降、脑供血不足、记忆力减退、失眠、乏力、面色萎黄、三叉神经痛、胸闷气短、哮喘、胸背疼痛、血压异常;颈、肩背痛,腰腿疼痛、胃病、腹痛、腹泻、出汗异常、痛经、月经失调、下肢沉重，甚至性功能障碍、肝功能异常等。大约有50种疾病与脊柱的应力异常有关，甚至在一个病人身上可同时出现多种病症，并且脊柱疾病还具有复发率高的特点。病人到各大医院各科反复就诊，做了大量的检查和治疗，付出很大的经济代价，甚至检查结果正常，特别是病痛种类较多的病人，治疗更是无从下手，久治不愈，严重影响了人们的生活质量工作。

上述疾病是社会文明，科技进步的结果，随着经济和社会的发展，人们坐卧的时间远远多于站立的时间，脊椎的退化程度加大，或者是对自己脊柱长期负荷。人们对自己的脊柱保健意识差。人类直立行走以来，脊柱进化得并不完善，在地球引力的作用下，随意的坐、卧、不良的姿势习惯，缺少运动，软组织保护能力的减弱，都会使脊柱受到伤害，从而引起各种病症。普查发现：电脑设计师、机关干部、教师、学生、司机等职业和缺乏运动的人群，是脊柱疾病好发人群。然而，人们身体出现不适，往往只关注某一器官的检查和治疗，对脊柱健康以及脊柱对健康影响的知识了解很少。脊柱异常引起的疾病绝大部分是常见病、多发病。几乎每个家庭都会有这种病人，有的长期处于亚健康状态，造成生活质量下降，工作效率降低。脊柱异常与高血压、心脑血管疾病、糖尿病一样，给人类健康带来的影响不容忽视，重视脊柱健康的意义远远超过任何一种疾病。宣传、普及脊柱医学知识已迫在眉睫，同时已经引起政府有关部门的高度重视。

(二) 国家法律法规已出台，历史难遇的窗口期

2015年中医整脊科医师被列入《中华人民共和国职业分类大典》。

2009年9月国家中医药管理局政策法规司正式立项下达建立《中医整脊常见病诊疗指南》标准化任务，2015年根据国家中医药管理局政策法规与监督司和中华中医药学会标准化办公室部署的诊疗指南制修订工作程序，在2012年版《中医整脊常见病诊疗指南》为蓝本的基础上，将椎曲量化指标作为制修订脊柱15个病疗效评定标准。此标准必将成为行业标准，根据《中华人民共和国标准化法》的规定：行业标准由国务院有关行政主管部门制定，并报国务院标准化行政主管部门备案。行业标准分为强制性标准和推荐性标准。卫生行业标准中的中医药属于强制性标准。

2014年9月2日，李克强总理主持召开国务院常务会议，研究完善预算管理、促进财政收支规范透明的相关意见，部署加快发展体育产业、促进体育消费推动大众健身。会议提出，要简政放权、放管结合，取消商业性和群众性体育赛事审批，放宽赛事转播权限制，最大限度为企业"松绑"。这样的政策出炉，充分体现了国家对体育产业和健康产业的认可和重视，这也是对运动健康产业发展极大的支撑。

中医脊柱保健师被列入国家职业大典，脊柱保健师由人力资源和社会保障部职业技能鉴定中心颁发唯一证书。此证书在医院理疗科、健康管理等机构可以使用。

2016年7月，世界中医药学会联合会脊柱健康专业委员会即将成立，中国的脊柱健康相关产业项目必将为世界所接纳。

2016年1月13日，国家中医药管理局发布《关于促进中医养生保健服务健康发展的指导意见》，推进"治未病"能力建设，支持社会力量举办规范的中医养生保健机构，开展中医特色健康管理合作试点，为居民提供融中医健康监测、咨询评估、养生调理、跟踪管理为一体的中医养生保健服务。促进中医特色康复服务机构发展，鼓励二级以上中医医院与康复疗养机构的转诊与合作，构建分层级、分阶段的中医特色康复服务体系。

2016年2月14日，李克强总理主持召开国务院常务会议，确定进一步促进中医药发展措施，发挥传统医学优势造福人民。国务院常务会议确定了五大措施。从促进中医药和民族医药继承保护与挖掘、探索运用现代技术和产业模式加快中医药发展、放宽中医药服务准入、发展中医养生保健服务、加大中医药投入和政策扶持等五大方面，进一步促进中医药发展。

总之，中医脊柱健康相关产业当前正处于历史难遇的机遇期，这是从事中医脊柱健康产业同人的春天。

（三）医院传统科室在国家新政策下，将重新组合

在脊柱及其相关疾病的诊疗上，以国家法律为依据、为准绳，由此将发生巨大改变，其势不可当。以往医院传统科室譬如：推拿科、针灸科、理疗科、疼痛科、中医骨科、颈肩腰腿痛科、康复科的骨与关节病科等医院临床科室都将向整脊科靠拢，2016年初国家对为居民提供融中医健康监测、咨询评估、养生调理、跟踪管理为一体的中医养生保健服务颁布新政策，鉴于脊柱相关疾病的发病率、复发率，由此演化而来的中医脊柱健康相关产业项目也应运而生了。

二、中医脊柱健康产业项目的内容

（一）脊柱疾病诊疗项目分析

在中国，中医整脊学科作为一门新兴学科，正在欣欣向

荣，蓬勃发展。中医整脊以调整与恢复人体脊柱正常"椎曲"为核心，建立有"理筋、调曲、练功"的三大治疗原则，具体治疗手段上则包括"药熨针灸、四维调曲、理筋松解、调椎复位、内外用药、功能锻炼"等，通过逐步恢复脊柱正常的生理解剖关系和生物力学的动态平衡，可提高康复率，降低复发率，减少手术率，由此开创了非手术诊疗颈腰椎等脊柱疑难病的全新临床路径。

和传统的推拿、牵引、药物等保守治疗方法不同，中医整脊并非简单的对症、止痛治疗，而是以改善和恢复脊柱的正常椎曲为核心。通过"理筋、调曲、养骨、练功"的系统整体治疗，可调整脊柱骨关节复位，使之达到整体平衡、系统协调，"对位、对线、对轴"，帮助脊柱改善或恢复力学平衡，真正地从源头上解决问题。中医整脊所采用的治疗方法，无须开刀，痛苦少，风险小，费用低，患者也更易接受。

理筋、调曲、养骨过程会运用一些列医疗器械，其中，挂壁式四维整脊牵引床就是典型例子，获得了国家新型专利，很好地矫治脊椎畸形和伤病，在临床应用中屡见卓效，深受病人欢迎；发明专利：四维整脊牵引床在（中华人民共和国职业大典）新增整脊科列为必备器材，中医药管理局推广中医诊疗设备；随着四维整脊牵引床的投入使用，大量颈腰椎病患者得以康复，使患者不因病返贫、致贫。

作为一门新兴学科，其治疗使用器械需统一标准，统一厂家和型号。而创建中医整脊医院或创建中医整脊科又势在必行，在这里面蕴含的人才培养、科室建设，需要我们去开创挖掘。

(二) 脊柱健康运动产业分析

脊柱运动健康产业是指提供促进人们合理规范的脊柱运动,从而促进人体脊柱健康,提高社会适应能力等产品或服务的产业,包括运动健康产品制造业和运动健康服务业,其中,产品包括运动营养食品、健身器械、健身运动服饰和体质检测设备及软件管理系统等,而服务包括脊柱运动健康场馆服务、脊柱运动健康培训服务及运动健康管理咨询服务等。

目前我国亚健康和老龄化的客观社会问题所需,大众认知和政策扶持也使得产业发展方向更加明朗,产业发展趋势可谓一片大好。目前运动健康产业各个子行业都有不同程度的发展,形成了一定的基础,并随着国民收入的提高,亚健康的盛行,以及追求健康、时尚、形体美等生活观念的变化,运动健身行业处于快速成长时期。

根据中国产业研究报告网《2014—2018 年中国健身俱乐部运营模式与投资前景预测分析报告》的数据,2012 年前全国健身俱乐部每年在以 300 家左右的速度递增。对比国外,美国 3 亿人口,拥有 26000 多家健身俱乐部,而中国 13 亿人口,却只有不到 2000 家俱乐部。市场潜力巨大,我国运动健康产业的服务人群逐步从"小众市场"向"大众市场"转变。

脊柱运动健康产业作为运动健康产业子行业,面临着其他子行业同样的不足。譬如:1. 脊柱健康专用产品尚没有形成产业化和规模化,专业化的技术手段及配套的高科技健康设备应用整体匮乏。2. 专业医疗机构片面重视脊柱疾病的诊治,忽视对脊柱健康管理的整体重视和有效投入。3. 作为新兴产业,专业人才不专业,管理人才缺口较大。国内的资格认证市场尚未成熟,培训认证机构众多、培训标准不一;管理型人才欠缺，战略、营销、品牌、运营、人力、财务等技能和其他行业相比有待加快提升。4. 行业法规及监管不够完善，相关扶持政策有待落地。行业内部缺乏规范和协同，一度陷入低价竞争的恶性循环，导致行业不能正常健康的发展等。

三、中医脊柱健康相关产业展望

随着高新科学技术发展，我们医者仍应以现代社会发展要求和人民群众健康需求为立足点，顺从满足人民群众健康需求这一历史潮流。中医同人和有识之士，正在以各种形式积极探索、研究、实施，以中医药理论为指导，积极利用现代科学技术方法，加快中医药预防保健、疾病诊疗技术的创新。即将成立的世界中医药学会联合会脊柱健康专业委员会就是团结各国同道，交流学术精良。以传播中医特色，呵护人类脊梁为创会宗旨，必将集中发挥资源优势、信息优势、技术优势、学术优势、人才优势，携同世界医学领域、脊柱领域最顶尖的专家和学者，共同研讨脊柱健康及应用和推广，必将攻破人才壁垒、技术壁垒，做一些前瞻性工作，走出新模式、新路子。必将在以中医药及大健康产业战略发展需要的牵引下，做出新贡献。

综上所述，中医脊柱健康相关产业当前形势，是给了我们前所未有的机遇，同时也给了我们挑战，雄关漫道真如铁，而今迈步从头越。我们应该有敢于担当的勇气与责任，为中国的脊柱健康谱写新的篇章。

第二章　整脊学习心得

第一节
学习中国整脊学心得和体会

按：此文是笔者2009年在跟随韦以宗教授学习一年后，写的一篇学习体会，并在全国整脊学交流大会上报告。

笔者在研习《中国整脊学》一书后，有幸跟从韦以宗教授临床侍诊学习，深得先生言传身教、受益匪浅。现将学习整脊学的个人心得和体会，总结如下，以飨同人。

一、掌握中国整脊学的名词、概念、术语开始，培养真正的整脊思维

施杞教授在《中国整脊学》首发式上的讲话中说："学术著作应当述而有作，构建一个新的学科体系必须能够体现自身规律的理论内涵，韦以宗教授在研读大量科学文献资料和丰富的实践经验基础上，提出了一系列新的观点，如他用有机论思维研究脊柱运动力学，提出脊柱四维弯曲体圆运动规律；用系统思维研究脊柱功能解剖学，提出椎曲论；用整体思维研究整

第二章　整脊学习心得

脊法机制，提出圆筒枢纽学说和脊柱轮廓平行四边形平衡理论。"既然自身规律的理论内涵在新的学科体系才能够体现，那么我们在认识整脊学科时，就应该在整脊理论体系下，按照整脊的名词术语来认识整脊，学习整脊。例如，什么是"四维"，整脊中的"整"是什么意思，什么是基础理论中简称的"一圆一说两论"等名词术语，不要想当然，一定要按照整脊学的理论来认识学习。很多人不知中国整脊学之"整"是中医文化思维之"整"，即是整体观念的意思，就是我们以整体的、动态的、系统的观念看脊柱。整脊学一出现就有人把过去单纯手法正骨冠以"整脊"，写论文、出专著来赶时髦，实在是大错特错，滥竽充数。也有很多人就把"四维"看作在三维空间的基础上再加一维，这就是不了解整脊，想当然的典型例证。

中国整脊学的思维是以中医基础理论为理论基础的思维，中医基础理论是中华民族的祖先在对人体、自然、心理等进行长期思索和在防治疾病的实践中创造出来的。其内在特质与中华民族的传统思维和传统文化有机地融汇在一起，研究作为自然整体的人身规律。而欧洲医学家偏重于研讨人体自身的实体构成。学习整脊学时不要用西方思维，想当然地来理解整脊。其实这里在某个角度上牵涉东方思维和西方思维的差别，东方思维就是宏观形象思维，西方思维就是微观逻辑思维，西方人是分析的，而东方人是综合的。在认识方法论上，中医较西医偏重于整体综合，轻于解体分析；偏重于黑箱逻辑推导（类比、以表知里、试探与反证等），轻于白箱实验观察。举例来讲，就像评价一个西瓜的成熟与否，西方思维就是切开，或者剖开一小口，或者用一根管子直接打入内部，看看里面到底什么情况来判断。而东方思维是看看西瓜的花纹长得怎么样，用手来拍打听听声音怎么样，还要询问西瓜的生长时间、生长环境等来判断。

既然中国整脊学有自己的理论体系，在学习整脊这门既古老又崭新的学科的时候，就不要死搬硬套用其他思维如现代医学思维来代替或者排斥整脊思维，就应该先抛弃一切固有的思想，然后再来学习整脊，把整脊理论和思维装进自己的头脑中，用其他科学思维方法进行帮助培养牢固整脊思维，这样才能学习到中国中医整脊之精华，从而修成中国中医整脊之"正果"。

二、运用整脊思维，认知疾病实质

运用整脊思维，把"一圆一说两论"、三大原则、四大综合疗法运用自如，才能认知疾病实质，达到临床满意的疗效。如果你不能用整脊思维来思考整脊，那么在治疗时就是运用四大综合疗法，临床效果也会大打折扣，因为治疗目的不明确，步骤会混乱。什么是整脊的思维基础？就是在中医和中国整脊名词术语上构建出的"一圆一说两论"。

举例来讲，我们诊疗一个腰椎间盘突出症病人，运用整脊思维，其病因病理形成过程应该是椎间盘退化和脊柱不协调运动共同造成的，而椎间盘自身没有动力结构，椎间盘突出、椎间隙变窄后，几乎都出现椎曲变直，上段腰椎旋转、侧弯、倾斜。关节力学适应性调节，关节突关节位移导致椎间孔变小，神经根受后方应力推移，与前缘椎间盘碰撞产生症状。由此可见脊神经与椎间盘在机械压迫产生症状时，脊神经是主动的，椎间盘是被动的。治疗时我们就要从恢复椎旁肌力平衡入手，调整椎曲，这样抓住了疾病实质，治疗目标明确。在施治时，先理筋、再根据 X 线片辨证调曲、加强功能锻炼一以贯之，临床上所遇到的治疗难题也会迎刃而解了。而用传统机械压迫刺激观来解释腰椎间盘突出症，然后用 CT 来证实，然后一味地改变突出椎间盘的形态，去剔除它，消融它，等等，虽然一时取得症状的减轻，但是换来的是脊柱运动力学和生物力学的进一步失衡，椎曲更紊乱，其复发及复发后的后果也可想而知了。

三、真正理解掌握好整脊学中的三大原则

整脊学中的理筋、调曲、功能锻炼三大原则是相互联系、密不可分的整体。理筋是基础，调曲是核心，功能锻炼是关键。

首先重视理筋，认为筋柔才能骨正，为调曲做准备，是治疗基础。韦以宗教授认为作推拿者重视"筋"，行正骨者重视"骨"。但脊柱劳损病不是突发的外伤，而是长期的单侧某肌群损伤导致脊柱骨关节错位。骨折复位要求对位对线。所谓对线指恢复原来的解剖生理的力线。整脊对脊柱骨关节的复位同样要求恢复力线。这力线主要是"椎曲"，特别是"腰曲"和"颈曲"。临床上几乎所有的脊柱劳损病都源自椎曲紊乱。椎曲紊乱的病因病理基础就是椎体关节三角力学结构位移后出现"骨牌效应"。而椎曲紊乱起源于维持椎曲的四维肌力不平衡，所以要正骨——调曲，就必须先理筋。在创伤骨科是"骨正筋柔"，是因为源自"骨伤"；而在整脊来说，是"筋柔骨正"，因为源自"筋伤"。所以在临床上运用整脊理论治疗脊柱劳损病和脊柱类相关疾病时，理筋是基础。

椎管是椎体的椎孔叠加组成，并按其正常椎曲排列，每一椎体的椎孔下缘直径大小与相连之下一个椎孔上缘直径大小是相一致的。脊柱所内涵之脊髓、脊神经、颈椎之椎动脉，以及椎体之间的椎间盘，均依靠在生长发育期形成的颈曲、腰曲的形态结构，决定其容积、方位及压应力。这也是人体形态结构与机能的统一协调性。

椎曲改变源于椎体之间之椎间隙改变，椎间隙的空间位置则是椎间盘的位置，椎间隙一旦紊乱、变窄，则椎间盘承受的内压升高——这是临床常见椎间盘突出诱因之一，也是临床上X线照片诊断椎间盘突出——椎间隙变窄、椎曲改变的依据。可见，临床上脊椎错位所致运动障碍，脊髓、脊神经和椎动脉之损害，主要之病理体征是椎曲改变。

要使脊柱恢复原来的生理解剖和力学关系，即是复位，使脊柱"对位、对线、对轴"，这就要调曲。由此可知，调曲是脊柱劳损病和脊柱类相关疾病的治疗核心。只有把椎曲恢复才能真正做到从根本上治疗，而且是防复发的必需条件。

功能锻炼是分别锻炼相关的肌肉韧带和关节，使已受损的部位通过自我调节，进行恢复和改善，未受损加强协调统一，达到力的平衡。实质上就是发挥脊柱"肌肉夹板"的作用，如骨折治疗用夹板对骨折的固定一样，对脊柱骨关节起静态和动态"固定"作用。

在整脊临床上，维系脊柱的肌肉韧带就是脊柱骨关节的"夹板"。而"肌肉夹板"必须在相互平衡基础上，才能对脊柱骨关节起"固定"作用。因此，整脊医师必须十分清楚了解，导致脊柱骨关节不稳定的肌肉是什么？如此才能正确运用"肌肉夹板"对脊柱骨关节的稳定。

例如，治疗颈曲紊乱的颈椎病，正骨后，需坚持颈肌的锻炼，时时做扩胸运动。练颈肌，练扩胸运动，如果复位后不运动、肌力不协调，则不稳定，重新移位了。同样，治疗腰椎滑脱症，椎体复位后，靠"哈腰""床上起"锻炼腰背的竖脊肌来稳定椎体，使竖脊肌起到"肌肉夹板"的作用。可见，功能锻炼是治疗和预防脊柱劳损病和脊柱类相关疾病的关键。

理筋、调曲、练功，三方面是一以贯之的治疗方法，目的都是恢复运动力学和生物力学的平衡，达到解除疾患的目的。

四、把握好整脊诊治范围

我们知道，任何一种科学理论（概念体系）或科学手段，都有自己的局限性，同样中国中医整脊学也有自己的诊治范围和适应证，不是什么都能治疗，概而全之的。中国中医整脊学就是针对脊柱劳损病和脊柱类相关疾病的一门学科。从某种意义上说，在原有的基础上即使把它推向尽善尽美，它的功效也不能超出某一最大限度。所以我们要认清中国整脊学的诊治范围，既不能夸大我们整脊的诊治范围，也不能缩小我们的阵地。夸大会给整脊发展的道路带来许多麻烦，会出现意想不到的许多问题，特别是在医疗事故频发的今天，所以就要按照整脊诊疗指南，不要自作主张，自作聪明从而造成自作自受的恶果。同样在整脊治疗范围内，我们要有充分的理由自信，这是因为中国整脊学是在中医理论和实践上取得突破后的重大成果。正如葛宝丰院士评价说："在中国传统思维，人体生命观和传统整脊学原理，以及两千多年医疗实践的指导下，经过系统的整理、发展和创新，正成为富有中国传统文化内涵的'中国整脊学'，是我国脊柱外科里程碑中一个很大的进步。"

五、中国整脊学是一个开放的，发展的理论体系

中国整脊学理论体系的形态特征，是其所具有的发展性和开放性。也就是说，这个理论体系不是凝固的和封闭的，它将适应时代发展的潮流，在用发展着的中医理论和发展的现代科学、现代生物学，以及在融汇、吸纳中外优秀文化成果进行新的创造过程当中与时俱进、开拓创新，不断实现理论体系自身的丰富和发展。真正的整脊师应该从不自我封闭，从不保守僵化，而是敢于和善于在开放中不断地完善和发展自己。中国整脊学理论体系，就是一种不断发展和开放的理论体系。这一理论体系没有终结，也不会停滞，而是为后人在随着人类进化过程中，对其进一步丰富发展创造了广阔的空间。

牢牢把握发展性、开放性，是深刻理解中国整脊学的精髓之一。比如，在理筋的过程中不管是运用药物烫疗、药浴、电针还是运用各种松解手法，不管用的是龙氏手法，还是王氏手法，还是郭氏手法，只要能达到"筋柔"，就是达到了整脊理筋的目的，也就是说在理论具体指导治疗时，整脊学同样具有开放性，不是具有排他性。掌握了这些才能树立正确整脊思维观。

六、要充分认识中国整脊学是一个完备的科学体系

中医学自其奠基以来，经过两千年的演进，在其原有的可能的范围内已接近尽善尽美的程度。当此之际，要突破这个局限，就必须创造或引进新的概念和新的科学方法和手段，如相对论力学对经典力学的突破，电子显微镜及其原理对光学显微镜的突破等。从基本框架中突破自己，超越自己，已成为中医

学迫切的客观要求。韦以宗教授对祖国医学整脊理论技术进行了较系统的发掘整理研究,以具有中国传统文化特色的脊柱运动力学的新理论为指导,结合现代科学、现代医学科学进行了脊柱机能解剖学和运动力学、生物力学的研究,创造出当代中国整脊学,在中医整脊理论和实践上取得突破。

从理论来源上来讲,中国整脊学是中医基础理论、几千年的整脊理论与现代科学和现代医学科学结合的产物,是中医药学理论的继承和发展,是以韦以宗教授为主的中医学人集体智慧的产物。

从内容上来讲,中国整脊学是科学的把握了中医药理论的实质。涵盖了古代整脊理论,正骨,针灸,中药,生物力学,解剖学,影像学,现代医学等各学科。包括了"一圆一说两论",三大原则,四大综合疗法,八大应策等内容。

从本质属性上说,中国整脊学是中医整脊理论和实践上取得突破的结果。是在祖国医学整脊理论技术上结合现代科学、现代医学科学,传统整脊局限的突破。

我们充分认识到中国整脊学是一个完备的科学体系,这是一个取得新突破后新的学科,使我们从事整脊工作倍感荣幸的同时,深感任重而道远。

以上是我学习中国整脊学的个人心得和体会,因自身工作经验和能力所限,难免会挂一漏万,恳请各位专家、老师、同人批评指正。

第二节
再谈学习中国整脊学心得与体会

按：本文在总结学习中国整脊学个人心得与体会的同时，对整脊现状也进行了分析。具体从坚定整脊事业信念，走中医创新之路；用整脊基础理论统领整脊临床，有利于临床实践得心应手；真正掌握整脊学理论体系中整体观念、辨证论治、平衡力观念三大特点；牢牢把握整脊特色，树立整脊品牌等四个方面来进行总结。

笔者在2009年8月湘潭召开的第五届中国整脊学学术交流大会上对自己学习中国整脊学的体会与专家同人们做了交流，我又师从韦以宗教授教学、科研、临床三年多，对中国整脊学有了新的体会和认识，现向各位专家同人汇报如下。

一、坚定整脊事业信念，走中医创新之路

韦以宗教授2006年专著《中国整脊学》的出版标志着现代中医整脊学的形成。与此同时，国家中医药管理局、中国科协和民政部批准中华中医药学会成立整脊分会，中国整脊有了自己的学术团体。短短6年里，中医整脊学在中华中医药学会整脊分会主任委员韦教授的带领下先后出版整脊学系列高校教材、《韦以宗教授整脊图谱》、《中国整脊学（第二版）》，完成了《中医整脊常见病诊疗标准指南》审定，把整脊脊柱保健师纳入其内的国家职业大典修订，并已完成整脊职业的调研和评审工作。

六年来，我们之所以取得巨大成就，这是因为脊柱劳损病

（颈腰痛）是常见病、多发病，已经严重危害人民健康，在这样的时代背景下，以韦教授为主的中医学人们顺应了时代要求，勇敢地担当起历史赋予的时代责任，以独立的大无畏精神，做出大胆改革和创新。韦以宗教授对祖国医学整脊理论技术进行了较系统的发掘整理研究，以具有中国传统文化特色的脊柱运动力学的新理论为指导，结合现代科学、现代医学科学进行了脊柱机能解剖学和运动力学、生物力学的研究，创造出当代中国整脊学，在中医整脊理论和实践上取得突破。被葛宝丰院士评价说："在中国传统思维，人体生命观和传统整脊学原理，以及两千多年医疗实践的指导下，经过系统的整理、发展和创新，正成为富有中国传统文化内涵的'中国整脊学'，是我国脊柱外科里程碑中一个很大的进步。"

同时，我们应该清醒地认识到，在中医整脊这个新技术，新方法，新理论事业发展的道路上，困难重重，时刻影响着我们的信念，阻碍着整脊事业的发展。丁肇中教授说："科学是多数服从少数，只有少数人把多数人的观念推翻以后，科学才能向前发展。因此，专家评审并不是绝对有用的，因为专家评审是依靠现有的知识，而科学的进展是推翻现有的知识。"

推翻多数人的观念走中医整脊创新之路，这就要求我们要解放思想、坚持创新，有独立的人格，要有自信和坐冷板凳的精神，要继承不泥古、发扬不离宗。否则我们会随波逐流，再陷入传统治疗脊柱劳损病理论的泥潭中。譬如：参加整脊学习班的学员在参加集中学习时，信誓旦旦，大有干一番事业，非整脊学不选之势，但随着时间推移，这些人都杳无音信，我调查了三年前学习中国整脊学的一批学员，大都是说开展整脊压力太大，不但理论被医院权威抵触，还经常受打压，慢慢自己就回到原来的坐标原点，进行着低水平的重复治疗病人之中了，再也没有豪情来谈整脊了。而有的学员，学以致用，回到医院后想尽各种办法来开展整脊，用实际效果征服了病人和医院权威，得到身边人的好评，良好的社会效益和不菲的经济收入慢慢得到领导的支持，整脊科开展得如火如荼，风生水起。

我们在临床实践中，不但要眼光横向看，认识到整脊和其他学科还存在许多缺点和不足，找出整脊努力学习借鉴、吸收先进文化的方向。还要纵向看整脊的历史渊源，中医现代整脊刚刚走过的6年历程，有了长足的发展和完备的系统、体系、诊疗规范，顺应了时代人民健康诉求，所以我们有充分的理由自信，在中医理论和实践上取得突破的中国整脊学是我们同人们为人类健康事业而奋斗的职业理想。

二、用整脊基础理论统领整脊临床，有利于临床实践得心应手

整脊学中的理筋、调曲、功能锻炼三大原则；正脊调曲法、推拿针灸法、内外用药法和功能锻炼法四大疗法；医患合作、筋骨并重、动静结合、内外兼治、上病下治、下病上治、腰病治腹、腹病治脊的八项策略；这已为整脊同人们所共知，而其理论来源未被许多整脊同人们重视。

头颅、胸廓、盆腔三个圆筒，颅椎关节、颈胸关节、胸腰关节、腰骶关节四个枢纽关节组成的圆筒枢纽学说是以脊柱为轴心支柱，是脊柱运动力学的起点和支点，作为整脊的动力依据。这四个运动枢纽是四大弯曲延伸点，也即弯曲力线的起点。脊柱的曲度改变和侧弯，基本上是按枢纽力线改变的。通过圆筒力的作用于相应的枢纽作用于力的作用线到达的椎体，

从而调整椎体的旋转、倾斜、侧弯或相互位移。对于脊柱的生理弯曲、动态屈伸、侧弯、旋转的带动、制约的调控作用，运用圆筒枢纽学说是中医整脊治疗的科学依据。

根据平行四边形法则，可解释脊柱颈曲、胸曲、腰曲、骶曲相互影响的临床现象，也可进一步演算出影响其稳定性的力学数据，也是中医"厥头痛，项先痛，腰脊为应"的上病下应及其整脊疗法的力学理论依据。上病下治的理论依据临床上腰曲加大，颈曲也随之加大；腰曲变直，颈曲也反弓；腰骶角紊乱，寰枢关节也错缝；以及腹肌、腹内压对腰椎的稳定性作用等等，脊柱运动力学的客观规律，也是按平行四边形的数学规则调整的。脊柱轮廓四维结构对脊柱稳定的重要性，也是脊柱伤病的病理依据。

脊柱结构一旦紊乱，必影响脊柱运动功能，影响脊柱所内涵之脊髓、脊神经及颈椎椎动脉和与脊柱、脊神经相关联的组织的功能。可以说，颈腰曲是脊柱的生理基础，病理的基础，伤病诊断的依据及治疗的目标。这是中国整脊学的椎曲论，椎曲论指导了整脊学脊柱伤病的诊断和治疗。

所以在临床具体运用过程中，深刻理解整脊"一圆一说两论"，并统领整脊临床，有利于临床实践得心应手。

三、真正掌握整脊学念理论体系中整体观念、辨证论治、平衡力观念三大特点

中医整脊学是中医基础理论、几千年的整脊理论与现代科学和现代医学科学结合的产物，是中医药学理论的继承和发展。它的理论体系中整体观念、辨证论治、平衡力观念三大特点，在此仅简单总结。

中医整脊学中的整体观念是整脊的系统功能解剖生理、病理、诊法、辨证、治疗、功能锻炼中。一圆一说两论为理论基础的整脊治疗三原则、四大疗法、八大应策，这一切都建立在脊柱是一个有机整体上。从系统功能解剖上讲，脊柱是肌肉，韧带，椎体、关节、脊髓、脊神经及动脉、静脉等共同构成，是一个结构严密，分工有序的整体。在病理上，椎体位移，椎体旋转倾斜带来椎曲紊乱，从而改变整个脊柱。脊柱劳损病和脊柱相关疾病诊断上，我们从整体出发来认识脊柱，以整体的、动态的、系统的观念看脊柱。在治疗上，整体观念在八大应策上体现得淋漓尽致，特别是八项策略中的上病下治、下病上治、腰病治腹、腹病治脊等的整脊独创思想。

整脊学中的整体观念还表现在脊柱与人体有密切关系上。首先，脊柱与人体各个系统有密切的关系。脊柱和各脏腑有密切的关系，特别是和肾关系密切。其次，脊柱与人们生活习惯关系密切。不良习惯和姿势，会使肌肉神经和椎间盘承受达到极限，或者让脊柱处于一个受力不平衡状态，让轮廓动力源的损伤，造成颈椎或腰椎生理曲度变直或椎体旋转，以致整个脊椎椎曲紊乱，而椎曲一旦紊乱，其内涵之脊髓、神经、血管则因受压迫而损伤，出现病理改变，从而又加快椎间盘以及小关节的增生和退变。

整脊学中的辨证论治是整脊诊断和治疗脊柱劳损病和脊柱相关疾病的主要手段之一，和其他辨病论治、对症治疗手段相比，整脊最重视辨证论治，因为证是其某一阶段的病理性概括，反映了脊柱病理变化实质。我们首先进行辨证，看病人是属何证，椎曲属于上弓下曲，变直，反弓还是椎曲加大，体质属于虚实寒热，还要根据病患年龄大小，身体胖瘦，病程长短，来辨整脊为何"证"，根据其证我们制定相应的治疗方案，内外如何用药，正骨调曲用何种手法、几维牵引等，根据疾病发展的不同阶段，特别是紧密观察椎曲改变情况，及时调整治法。同一种疾病当中，疾病发展不同阶段，整脊的证不同，治法也不同，或者虽为同一人同一病，在治疗过程中，椎曲已有所改变，我们也要调整治疗方案，这就是整脊学中"同病异治"。在不同的病中，出现了相同或相似的椎曲改变，即出现了相同或相似的证，我们也采取相同治法，这就是整脊学中的"异病同治"。当然有时针对病人的症状，特别是疼痛剧烈时，我们也采取减轻病人痛苦为目的的对症治疗方法。另外辨病论治也有助于我们鉴别脊柱类疾病，更好地辨证论治。

整脊学中的平衡力的观念是韦教授根据传统思维结合功能解剖学，影像学，生物力学，力学生物学等新兴学科创造出整脊学的典型的理论特征。在韦以宗教授的各论文和《中国整脊学》书中无不暗含平衡力的特征，并且为我们临床分析脊柱疾病的病因病理提供了基本依据。

四、牢牢把握整脊特色，树立整脊品牌

西方医学流传到中国100多年来，人民也慢慢认识到西医的不足，在脊柱劳损病方面的颈腰椎管狭窄症、腰椎滑脱症和青少年脊柱侧弯症（结构性），这些大多病例需要手术，出现了种种困惑和无奈。手术带来的一系列副反应、并发症、后遗症，让病人苦不堪言。譬如，手术失败、脊柱感染、神经损伤、椎间盘突出复发、颈髓损伤后的低钠血症、脊髓损伤后高钙血症、颈髓损伤并发消化道应激性溃疡出血、颈脊髓损伤并尽发性窒息、椎管狭窄、脊柱不稳等，不胜枚举。而且高额的

医疗费用、医疗所带来的机体二次受损、生活窘迫、生命质量下降，更是让患者及其家属谈手术色变，望而生畏。

整脊的特色就是以人为本的前提下，运用生理性治疗方法，恢复改善脊柱各段生理曲度，使各阶段椎体受力达到生理平衡，从根本上解决椎曲紊乱问题，使移位的椎体复位。以"提高脊柱病康复率、减少脊柱病手术率、降低脊柱病复发率、杜绝脊柱病致残率"为目标，进行脊柱劳损病的治疗。特别是对于脊柱四大疑难病症：颈腰椎管狭窄症、颈腰椎间盘突出症、腰椎滑脱症和青少年脊柱侧弯症。

现代中医整脊学不是把治病当成治疗脊柱劳损病的目的，而仅仅是医学行为的一种体现，或者说是一种手段。中医整脊学不是为症而治，追求医学指标化正常而治，而是在关切病人的诉求的基础上，在临床治愈的同时，尽量消除病人的致病因素，维持生命的健康延续，打破为病而治，医跟病走，药随医来的现状。我们都知道很多时候症状虽然能消除，达到临床治愈，但是致病因素仍然存在，疾病会卷土重来，生命和健康无法得到保障。譬如说：在临床上颈椎管狭窄症（脊髓型颈椎病）的病人，通过手术后，症状暂时得以缓解，但是两年后，甚至有的半年后，疾病会卷土重来，生命和健康无法得到保障，无法得到健康的延续。因为手术目的很明确就是解除对颈椎椎管内硬膜囊的压迫，可是忽略了椎体位移，椎体旋转，椎曲紊乱这个发病因素。临床上手术后的病人，拿出手术前后影像学X线片对照，几乎无改变，这就是铁证。

而现实中许多医院和个人挂羊头卖狗肉，打着中医整脊的幌子，却没有做与整脊相关的临床工作，没有调曲，没有整脊核心调曲的设备（四维整脊牵引床），就是为了改善病人症状而治，不注重病人健康延续，这就是为追求片面经济利润和眼前的名利，置病人于不顾，与整脊治病目的背道而驰，让这个冉冉开放的整脊医学奇葩蒙羞。长此以往，整脊将会因这些假象蒙蔽世人，使整脊品牌效应丧失。

以上仅是我师从韦以宗教授科研、临床、教学和自己学习中国整脊学得出的一点体会，以及对整脊学发展的一点看法，自身工作经验和能力不足，错误难免，恳请各位专家、老师、同人批评指正。

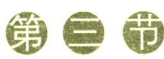

脊柱诊疗的一场革命

椎曲论、脊柱四维弯曲体圆运动规律、脊柱圆筒枢纽学说和脊柱轮廓应力平行四维平衡理论，是中医整脊科解释脊柱伤病的病因病理，指导诊断、治疗和预防的创新性理论，简称"一圆一说两论"。

我连续在人民网和《中国中医药报》发表一论、二论、三论"脊柱诊疗的革命"，文章分别从开创脊柱诊疗椎曲论新时代的时代背景形成与发展成熟的脉络，进行梳理和论述创建椎曲论的历程，以及对现代脊柱医学诊疗的巨大影响；脊柱圆运动规律以及脊柱圆筒枢纽学说对防治脊柱劳损病的重要意义；脊柱轮廓平行四边形平衡理论的实际内涵及其对防治脊柱伤病的重要临床价值等方面深入阐发中医整脊学的基本理论，在学术界产生较大影响。

中华中医药学会整脊分会创会主任委员韦以宗教授评价：田新宇医师在攻读硕士学位时，就已选择中医整脊方向。连续在《中国中医药报》和人民网发表一论、二论、三论"脊柱诊疗的革命",深入阐发中医整脊学的基本理论,在学术界产生较大影响。更主要的是能应用理论指导临床,取得治疗脊柱疑难病的成功,为丰富发展中医整脊学科做出贡献。是创立中医整脊学科技术团队后起之秀。

这三篇文章对于初学中医整脊学科者认识中医整脊的基础理论"一圆一说两论"具有指导意义。阐述了中医整脊治疗急症、常见病、疑难病(颈曲变小类颈椎病、严重腰椎间盘突出症、颈腰椎管狭窄症、腰椎滑脱症和青少年脊柱侧弯症)和康复预防措施的理论根据,以及这些基础理论指导临床的意义。

现将三论的文章刊登如下,希望对于从事颈肩腰腿痛医师、整脊医师以及管理人员对整脊学科基础理论有深入的认识。

文章一　以中医整脊标准化带动脊柱诊疗革命

中华中医药学会整脊分会副秘书长　田新宇

2016年2月3日 09:37　来源:人民网-健康卫生频道

一、中医人肩负学术理论创新使命

(一)脊柱疾病诊疗亟待学术创新

自1934年美国哈佛大学医学院Mixter和Barr合写的"累及椎管的椎间盘破裂"一文在《新英格兰医学杂志》发表、将19名腰背痛病人归因于髓核疝并经手术证实和命名"椎间盘破裂"以后,被人誉为开创了所谓的"椎间盘时代(dynasty of the disc)",半个多世纪以来,椎间盘突出引起腰腿痛成为"金科玉律"般的病因病例学说。随之而起的手术切除疗法风靡全球。在国外已有专家认识到椎间盘手术的缺点，据2001年美国骨科医师协会报道，其成功率分别是45%和54%，其中有35%需再次手术。

在中国，这一疗法已普及到县一级医院。据一些资料报道，国内对椎间盘突出症手术率达80%以上，出现了"三级疯狂"，乃至"滥杀无辜"（专家语）。此外，还有人盲目地为了对付椎间盘，在国内引进一些被外国人已经放弃了的"洋疗法"。但现实告诉我们的是椎间盘手术后，由于椎间盘摘除或者消融，椎间隙变窄，椎体塌陷；另外，椎间盘突出症引起的结构力学紊乱，如腰椎侧弯，椎曲变直未能纠正，继发多个椎间盘突出、退变；手术创伤及出血引起的椎管内瘢痕组织增生及粘连；手术破坏了脊柱的稳定性，引起脊柱滑移；手术破坏了脊柱的生物力学，从而继发创伤性骨、纤维结构增生；全椎板或半椎板切除后，后方软组织突入椎管并与硬膜粘连；脊柱融合术后引起的椎板增厚；手术不慎，椎管内遗留碎骨块。这一系列手术并发症、后遗症已经不断出现在报刊报道及学术期刊的论文中。

毋庸置疑，椎间盘学说为很多伤病员解除了痛苦，但其导致诸多并发症、后遗症，正如美国骨科医师学会 James. H. Beaty 指出："切除椎间盘是为了缓解坐骨神经痛，但却不能恢复腰椎的正常力学问题。"

（二）中医名家开创"椎曲论"

中医传统理论的现代阐释，揭开了脊柱疾病诊疗学术理论创新的新篇章。中医整脊标准起草人韦以宗教授依据中国元素的《易经》宇宙运动圆道规律和天人合一的自然观，运用整体思考代替片段思考，系统思考代替机械思考，用动态思考代替静止思考。通过科学验证，揭示了人类颈腰椎曲形成的机理及其相互关系，创立了"椎曲论"。

理论创新必然来源于实践，学术创新必然来源于丰厚的实践积累。韦以宗教授从医 50 年，20 世纪 70 年代，在广西医科大学进修骨科后，就开展了椎间盘的手术，并熟读葛宝丰院士的《椎间盘及其周围组织损伤》一书。70 年代末，又参加了冯天有新医正骨学习班。同时，他研究中国骨科技术史，并精通历代中医骨科文献。80 年代初，又在天津医院进修骨科和脊柱外科，熟悉掌握并融会贯通中西两家对脊柱伤病诊疗的理论和临床技能，在临床中，无论是西医手术疗法还是中医正骨推拿、针灸疗法，都无法完全解决脊柱的伤病问题。葛宝丰院士曾指出："脊柱伤病的病因、病理主要是力学问题。"

以韦以宗教授为代表的中医整脊学术团队，深入研究人类脊柱椎曲的形成机理，从生物学角度一个一个解开脊柱运动力学未知之谜。从两个方面对脊柱椎间盘进行了剖析和研究：

第一，椎间盘自身有否动力结构？

生物力学研究表明，在脊柱运动过程中是靠肌肉和神经的协同作用，椎间盘以复杂的方式承担负荷，腰椎的屈曲伸展及侧屈可对椎间盘产生拉伸和压缩应力，而腰椎旋转椎间盘的受力主要为剪切应力。椎间盘作为富含水的组织，在整个运动阶段中像一个垫子一样垫在椎体间，椎间盘只是具有流体静力学的功能，起到储存和传递负荷的作用。

韦教授研究表明：椎间盘流体静力源自椎曲的形成。椎间盘的生长发育源自脊索，当体节形成后，脊索细胞残留形成髓核，在整个脊柱发育过程中，均稳定于椎体之间至出生后 6 个月。在这个生长发育阶段，所有的髓核均是静态状态。当儿童

6个月开始坐立,腰曲出现,至一周岁站立行走,颈曲出现,颈腰曲的出现,椎间隙出现前宽后窄,髓核在椎体应力作用下,被推向前方,如此,椎间隙出现原来新生儿时髓核的空间,此空间逐渐充盈水分,髓核开始具备在椎体运动下产生流体静力。由此可见椎间盘自身没有动力结构。

第二,椎间盘为什么能"突出"?

韦教授的研究再次证实椎体运动是椎间盘突出的主要动力。髓核及其连接上下椎体的纤维环组成的椎间盘是紧密连接上下椎体的,因此,椎体的任何运动都可带动椎间盘的运动,也就是说,没有椎体的移动,椎间盘是不能自主突出的。

二、科学实践推动理论创新

以韦教授为代表的中医整脊学术团队,运用尸体解剖、动物实验、X线照片动态观察和临床分析,进行系列手法的运动力学、生物力学研究,如在骨盆牵引和侧板下各个腰椎间盘负压的动态测试;过伸牵引对腰大肌的作用与腰椎结构力学、运动力学的影响;颈椎、腰椎旋转法、侧扳法X线动态研究等等系列实验;同时,吸取既往经验教训,掌握严格的适应证、禁忌证和操作注意事项。

同时,韦教授以人类脊柱的功能解剖作切入点,研究人类颈腰曲形成的机制,发现了腰大肌对腰曲形成的重要作用,得出了"腰椎不仅是整个脊柱结构力学的基础,也是运动力学的基础"的结论。

脊椎损伤的病理核心是椎体位移,椎曲改变,并发椎间孔和椎管变形。如此,椎间盘突出,神经根、椎动脉受损,严重的椎管狭窄压迫脊髓。椎曲的力学紊乱是产生脊柱病症的主要原因,所以整脊调椎曲使椎曲恢复是治疗脊柱病的关键。运用接骨的治疗观，即要对位、对线、对轴，引申到脊柱劳损病治疗上，使调曲成为中医整脊的主要治疗目标，"椎曲论"就成为解决脊柱力学的核心理论。"颈椎病所致颈椎骨关节紊乱病因不在颈椎""腰椎间盘突出症所致疼痛不仅仅是椎间盘压迫神经""腰椎滑脱症主要诱因是椎曲紊乱""退变性椎管狭窄症是动态狭窄"等新的病因病理学理论相继产生。

理论创新使整脊临床产生质的变化，审因论治，整体提高了整脊临床的诊断水平和治疗效果，为非手术疗法提供影像学的诊断和疗效评定的客观指标。韦以宗教授研究发明并获国家专利的"挂壁式四维整脊牵引床"，采取过伸悬吊牵引法，是以牵引双下肢为主的过伸牵引法，充分调动了腰大肌对脊柱的伸展应力。通过四维悬吊牵引使位移的椎体得到复位，达到"筋柔骨正"，从而使紊乱的椎曲得到恢复或改善。达到临床满意疗效。改变了整个世界骨科届在非手术治疗脊柱劳损病及脊柱相关疾病没有疗效评定的客观指标的混乱局面。

2003年至2014年6月，一共举办过52期全国整脊学高级研修班，已接受培训的中国整脊师超过5000多人遍布全国各地及海外。

以高校教材、整脊学科标准、学科人才建设体系、临床运用等为架构，形成了完备的中医整脊学科体系，也代表韦以宗开创脊柱诊疗"椎曲论时代"的形成。

随着2010年《中国整脊学》英文版全国发行，韦以宗的椎曲论已被越来越多的学者认知。

2012年7月，第九届世界中医骨科学术交流大会在美国芝加哥召开，韦以宗的中国整脊学椎曲论引起100多名美国医师的极大兴趣，2013年12月，美国政府"针灸及东方医学认证机构（NCCAOM）"，将中国整脊学椎曲论为主的基本理论和手法批准列入美国纽约卫生职业大学继续教育课程，开办学习班。

三、中医整脊标准化实现创新驱动

技术标准是科学研究的升华，是科技成果转化的桥梁和纽带，是创新的重要体现。韦以宗教授身体力行，带领中华中医药学会整脊分会，脚踏实地、真抓实干，敢于担当历史赋予的责任，勇于直面矛盾，克服种种困难，用中医整脊标准化带动脊柱诊疗革命。

（一）调曲为主治疗原则贯彻25个病指南

2009年9月国家中医药管理局正式立项下达《中医整脊常见病诊疗指南》编制任务，韦以宗教授领导全国整脊专家分别于2009年9月和2010年4月召开二次专家论证会，形成初稿，并征资深专家论证、修订、定稿，于2010年12月全国中医药标准化专家委员会召开论证会，原则上通过。于2011年6月在潮州市召开的"第七届中医整脊学术年会"，在学会内部开始试行，于2012年10月13日正式向社会发布。使整脊技术成为全国治疗脊柱疾病的推广实施标准。

该指南中25个病，都贯彻调曲为主这个治疗原则。以获得中华中医药学会科研成果奖的"中医整脊基本理论与临床研究"和著作一等奖的《中国整脊学》为蓝本。在中医的治疗方法上，确认该科研成果总结的正骨十法和六大牵引调曲法。如此确立了《指南》主体内容，使之具有较强的科学性、创新性和实用性[6]。

（二）将椎曲量化指标作为制修订15个病疗效评定标准

2015年根据国家中医药管理局和中华中医药学会的工作

部署，韦教授领导全国整脊专家分别在贵州、兰州、台州进行了三次中医整脊常见病诊疗指南制修订专家论证会，与会专家取得共识：在2012年版《中医整脊常见病诊疗指南》为蓝本的基础上，将椎曲量化指标作为制修订脊柱15个病疗效评定标准。

（三）调曲为目标的整脊技术将进一步规范化研究，成为国家技术标准

以韦教授为代表的中医整脊学术团队，在中医整脊标准化的同时，以调曲为目标的整脊技术规范化研究申请列入国家技术标准研究项目，使继承中医原创思维的中医整脊学科更加具有先进性、科学性、严谨性、实用性和安全性。与此同时，维护椎曲为目的的强脊健身十八式将进行规范标准研究，为人类的脊柱健康防治提供科学依据与方法。

四、中医整脊标准化带来脊柱诊疗革命

《中医整脊常见病诊疗指南》以椎曲论为核心，运用一系列的量化数据，促进了标准化研究数据化的进程，创新脊柱劳损性疾病的诊疗体系。中医整脊治疗目标是调曲，为达到调曲的目的，将采取各种技术理筋，筋柔骨才能正，局部骨正，则必须恢复力线——椎曲线和中轴线，为此，必须依靠四维牵引，才可改善或恢复椎曲。椎曲恢复配合功能锻炼维护，不仅症状体征消失，复发率也低。而另一方面，达不到改善或恢复椎曲目的的治疗方法，就意味着疾病的复发。简而言之，治疗方法的实施在数据化诊断标准下，将得到极大提高，彻底改变既往对症治疗遗留后患的局部疗法。

《中医整脊常见病诊疗指南》自推广以来，全国有200多家医院实施椎曲论的整脊疗法，仅统计北京光明骨伤医院、广

东省中医院和甘肃省中医院等15家医院，多年来应用《中医整脊常见病诊疗指南》的整脊疗法治疗既往需手术治疗的椎间盘突出症46577例、颈椎管狭窄症587例、腰椎管狭窄症21232例、腰椎滑脱症648例、青少年脊柱侧弯症783例，共计69827例。为患者减少了至少2/3的医疗费用，其中青少年脊柱侧弯症的费用仅仅是手术治疗费的1/10。据此估算，仅上述15个单位多年来治疗5个脊柱疑难病就节省几十亿元的医疗费用，且使病人免除手术治疗之苦，进一步体现了中医药特色优势，体现了中医以精湛的医术济世救民，解决患病群众的身心疾苦。

中医整脊标准化带动的脊柱诊疗革命，已经成为人类医学诊疗脊柱伤病的新方向。

文章二　脊柱诊疗的一场革命
——二论脊柱圆运动规律对防治脊柱劳损病的重要意义

2014年9月常州第十次全国整脊学术交流大会上，我向整脊同道总结汇报了题为《脊柱诊疗的一场革命——论韦以宗开创脊柱诊疗椎曲论新时代》一文，文章从韦以宗教授开创脊柱诊疗椎曲论新时代的时代背景形成与发展成熟的脉络，进行简单梳理和论述韦教授创建椎曲论的历程，以及对现代脊柱医学诊疗的巨大影响进行简述。受此鼓励，我再次跟从恩师韦以宗教授学习，写成此文，管窥之见，再飨读者。

一、脊柱圆运动规律产生的时代背景

西方医学一直以来认为脊柱是三维空间，脊柱运动力学是六个自由度，研究脊柱力学都围绕着一个如何维持脊柱稳定性问题，三柱理论、三维空间理论以及四根绳塔和旗杆论，都是

从脊柱、椎体局部的力学、运动力学研究，虽有学者指出运动力学的缓冲带和边缘性区域的概念，但无确切位置，为未知数。

国内外不少学者，把这种局部、静态、机械物理学的理论奉为经典，忽略没有地球引力的圆运动力学。这样错误的理论不但存在西医学的学术著作中，我国中医界在不少著作中纷纷引用。

在局部、静态、机械物理学脊柱运动力学的理论指导下，产生了国内一系列治疗脊柱劳损病的怪相。据一些资料报道，国内对椎间盘突出症手术率达80%以上，出现了"三级疯狂"，乃至"滥杀无辜"（施杞语）。此外，还有人盲目地为了对付椎间盘，在国内引进一些被外国人已经放弃了的"洋疗法"，肆无忌惮地吹捧其疗效，欺骗伤病员，例如：溶核术、切吸术、射频消融术、摘除术等。但现实告诉我们的是椎间盘手术后，由于椎间盘摘除或者消融，椎间隙变窄，椎体塌陷；另一方面，椎间盘突出症引起的结构力学紊乱，如腰椎侧弯，椎曲变直未能纠正，继发多个椎间盘突出、退变；手术创伤及出血引起的椎管内瘢痕组织增生及粘连；手术破坏了脊柱的稳定性，引起脊柱滑移；手术破坏了脊柱的生物力学，从而继发创伤性骨、纤维结构增生；全椎板或半椎板切除后，后方软组织突入椎管并与硬膜粘连；脊柱融合术后引起的椎板增厚；手术不慎，椎管内遗留碎骨块。这一系列手术并发症、后遗症已经不断出现在报刊报道及学术论文中。

在此时代背景下，以韦以宗教授为代表的中医学人，以人民健康为己任，寻找一条为脊柱劳损病及脊柱相关疾病诊疗的新路子。

二、韦以宗教授对整脊基础理论脊柱圆运动规律的创立历程

韦以宗教授深谙中医的原创思维和周易为主的东方哲学。在整理文献古籍时,他发现宇宙运动的基本规律是圆的规律,《周易》圆理论精辟地概括了这一运动规律。四维,八卦,太极图都是圆运动的高度浓缩。《黄帝内经》是受《周易》的理论指导的,它对人体的认识,无论是四时,四气,营卫气血,升降浮沉,经络流注,都是周而复始的圆运动。他认为整体观与系统思维都是有机论思维方法,中医传统的整脊技术,利用脊柱整体的"体相",而不局限于以局部的组织形态解剖为基础。

2003年,韦以宗教授开始提出脊柱运动力学一说两论,连续在《中国中医骨伤科杂志》上发表:"脊柱运动枢纽的研究"以及"脊柱轮廓应力平行四边形平衡原理探讨",和在2004年《世界中医骨科杂志》上发表题为"中国整脊学的椎曲论"的文章。此时还未敢挑战三维空间,六个自由度的观点。但是他坚信:升降者,生命之机也。

2004年开始,韦以宗教授为了证实脊柱的升降运动,通过观察28名青年站立位和端坐位1小时后之椎体动态,结果得出青年人在端坐位一小时后腰椎椎体下降1.2cm。同时,颈椎在平躺位和站立位,也有1cm左右的伸缩。从而证明脊柱运动是八个活动度,即纵轴伸缩、矢状面的屈伸、冠状面的侧屈、横轴面的旋转。从资料研究解释了关系。已初步证明了脊柱的升降功能。这篇论文发表在2005年《中国临床解剖杂志》上。

有了这个实验基础,在2006年第一版的《中国整脊学》

首先提出了脊椎的四维弯曲体与圆运动规律。其基本内涵为脊柱的四维结构，八个活动度都是围绕中轴垂线为轴心运动的四维组合，也就是骶椎，腰椎。胸椎和颈椎，任何一组出现偏移轴心的倾斜，则相邻一组必须反向倾斜，如此以维持中轴的平衡，此也是脊柱绕轴心运动的圆运动规律。

韦以宗教授提出脊柱在完成伸缩、屈伸、旋转，左右侧弯八个自由度运动过程中，三个圆筒的相互协调和相互制约是依靠四个枢纽关节即颅椎关节，颈胸关节，胸腰关节和腰骶关节来完成。圆筒是脊柱运动起点和支点。动态观察体相脊柱的运动，首先是三"圆筒"发起。在肌肉的作用力下，即是头颅带动颈椎的上段，胸廓带动颈椎的下段，胸椎以及腰椎的上段，骨盆带动腰椎的下段。三个圆筒在脊柱的运动是相互协调和同步的，同时也是相互制约的。无论屈伸，旋转和侧屈，三者均需同步协调，才能完成整个脊柱的运动。如任何一个"圆筒"不同步，则起到制约另一个圆筒运动的作用。

三、脊柱圆运动规律的临床意义

（一）为整脊手法的规范化提供了科学依据

韦以宗教授深入研究整脊手法的科学原理，遵循传统的整体思维方法，按照"有诸中，然后形诸外"的思维。人体脊柱呈椭圆形，躯体也是椭圆形，用体相概念将头颅、胸廓、骨盆喻为三个"圆筒"，传统整脊法牵、旋、扳均通过此三大圆筒作用于脊柱的小圆筒的。在大圆筒带动小圆筒过程中，必有一关节起传导力作用。利用现代解剖学和生物力学，论证了颅椎枢纽关节、颈胸枢纽关节、胸腰枢纽关节和腰骶枢纽关节对相邻椎体的调控作用。从而运用此圆筒枢纽学说阐明了整脊手法的科学原理，为整脊手法的规范化提供了科学依据。

（二）以此理论，解决了既往中医治疗颈椎椎曲紊乱，椎曲反弓的问题

根据脊柱圆运动规律，任何一个"圆筒"不同步，则起到制约另一圆筒运动的作用。根据研究，韦教授发现颈部关节突关节面呈冠状，利于高度的屈伸旋转、侧弯运动。但到颈6，下关节突关节面已出现内高外低的倾斜，至颈7其内高外低朝前内的倾斜已近似胸椎，并受胸椎向上的横突嵴阻隔。自胸1至胸10的关节突关节面是"近似冠状"，由于其上关节突关节面是朝后外，下关节突关节面朝前内的，所以实际整个关节面有2/3是冠状，1/3是矢状。同时，由于关节面短而平坦，其关节突夹角小，所以胸椎的屈伸范围小，而向外平坦的1/3矢状面，有利于其侧弯。但由于受附着于胸椎的肋头关节和肋横突关节影响，其侧弯多随胸廓运动。带动头颈运动和胸廓运动的斜方肌、头棘肌、胸半棘肌、多裂肌和棘间肌，均附着颈7棘突结节，并和起于此结节的项韧带相连接。肋提肌是肋间运动的主要肌肉，是起自胸1~11的横突，也起自第7颈椎横突，另起于项韧带的上后锯肌止于颈7胸1、2棘突，因此，颈7对颈胸运动的有重要关系，可带动和制约其运动。

经调查448例颈曲紊乱颈椎病的胸椎X线片发现：占87.95%合并上段胸椎侧凸5°以上，其中以颈曲反弓合并胸椎侧凸者占总病例数的49.55%，占颈椎反弓病例的100%。在胸椎侧凸中以向左侧凸为多，占68.97%，而超过10°以上的胸椎侧凸，占37.31%。87%的颈曲改变合并胸椎侧凸的病例显示，其侧凸是旋转性的。此旋转源自腰椎的旋转。腰椎旋转侧弯后，继发上段胸椎反向旋转侧弯。胸椎旋转至颈胸枢纽关节后，颈椎反向旋转。这一病理改变，颈椎一旦旋转，必侧

弯，且椎曲也随之改变。

（三）以此理论，运用上病下治打破了中医治疗脊髓型颈椎病的禁区

上病下治，是韦以宗教授在中医整脊学的一大创新，是中医整脊学中基础理论"脊柱圆运动规律"在临床的具体运用。

根据脊柱圆运动规律，脊柱骨关节紊乱、侧弯或椎曲改变，都维持在一中轴线上。脊柱轮廓应力是呈平行四边形平衡的，平行四边形的数学法则是对边相等、对角相等。中医整脊学认为腰椎是脊柱结构力学、运动力学的基础，腰椎椎曲紊乱、侧凸，即可继发腰椎、颈椎的椎曲紊乱、侧弯。腰椎是脊柱运动力学的基础，腰大肌对腰椎不仅有支撑载荷的作用，更主要的是腰椎运动和维持腰曲的主要肌力，并通过 X 线片动态观察、动物实验和临床研究得到证实。因此，在临床上颈曲变直、反弓的颈椎管狭窄症病人，可先调其胸椎和腰椎；对于颈椎管狭窄症为主与腰椎管狭窄症同见的患者，也要从腰椎开始治疗。这种疗法已取得临床上的成功，避免了过去局部正骨引起的误伤。

（四）以此理论，通过腰大肌康复法解决了青少年脊柱侧弯问题

韦教授根据脊柱圆运动规律这一整脊学基础理论认为：青少年特发性脊柱侧弯源自腰椎，主要是椎旁肌肉结构和病理改变，特别是椎旁四维肌肉（以腰椎体前部左右各一的腰大肌为前二维，以腰椎体后部左右各一的竖脊肌为后二维）结构和病理改变。腰椎旁四维肌肉中一维或几维肌肉出现病理改变，腰椎受力不平衡，从而出现椎体旋转，腰椎生理曲度变直，正面观腰椎侧弯，为维持中轴平衡，胸椎必然反向旋转侧

弯，颈椎也与胸椎反向旋转侧弯而颈曲紊乱。整个脊柱的椎曲紊乱又加重了椎旁肌的病理改变，椎旁肌的病理改变既是脊柱侧弯的病理基础，又是病理结果。由此韦教授认为胸椎的侧弯源自腰椎的侧弯，整个脊柱侧弯的根本在腰椎。通过X线片动态观察、动物实验和临床研究得到证实。

因此，韦以宗教授首创以调整腰大肌为主的治疗方法。他通过磁共振观察腰大肌的变化，作为诊断和疗效的一个指标。临床通过调动腰大肌的肌力来调整腰曲和纠正腰椎的侧弯。韦教授认为，对表现为胸椎侧弯为主的青少年特发性脊柱侧弯症，应根据维系腰椎运动力学的前后左右的四维肌力，来加以纠正，并在此基础上研究发明了获得国家专利的"以宗四维整脊仪"，采取俯卧过伸悬吊牵引，四维牵引胸腰椎每天一次，每次30分钟。此方法不仅可以调整腰椎的侧弯，也可调整胸椎的侧弯。四维牵引调曲法是抬腿俯卧位，双下肢悬吊，支点在胸腰枢纽。

（五）以此理论，通过发明专利解决了腰椎滑脱的治疗难题

韦以宗教授实施的四维牵引调曲法，较骨盆牵引不同的是牵引了下肢，也就是调动了腰大肌对腰曲的内在作用力。运用仰卧悬吊双下肢悬吊牵引治疗腰骶段，使腰骶角恢复到120°以上，消除腰骶前倾力；四维悬吊牵引治疗胸腰段，主要使上段腰椎反弓复位，减少上段腰椎前倾分力，恢复或改善椎体生理曲度，这样腰部椎体受力达到生理平衡，从根本上解决椎曲紊乱问题，使移位的椎体复位，从而达到恢复腰椎最佳的生物力学动态平衡。并且这种生理性治疗方法通过本组病例治疗前后系统观察及进行随访可知临床效果满意。

(六) 解释清楚了骨盆倾斜的真正原因

韦以宗认为,患者长短腿、骨盆倾斜疗效不好,主要是没有解决脊柱的对位、对线、对轴,以及以腰椎为重心的围绕中轴线的圆运动的问题,也就解决不了脊柱侧弯、椎曲变直反弓以及骨盆倾斜而造成的长短腿问题。椎体旋转—倾斜—椎间孔位移,椎间盘突出—神经根刺激—腰大肌痉挛—波及髂腰肌痉挛,股内收肌痉挛—腰椎侧弯,骨盆倾斜,下肢内收。这才是病因病理,也是纠正腰椎侧弯才能纠正骨盆倾斜和下肢短缩的依据所在。

韦以宗指出,除了骶髂关节局部错位和下肢长短腿导致骨盆移位之外,骨盆的旋转移位合并腰椎侧弯,此腰椎必然旋转反向侧弯,在腰大肌、腰方肌、髂腰韧带作用下,一侧髂骨旋转上升,另一方面,腰大肌刺激闭孔神经致股内收肌群痉挛,股骨内收短缩,加剧一侧髂骨上移,下肢短缩。概括地说,骨盆移位如果是腰椎引起必定是旋转位移,如果是下肢长短腿引起则无旋转,前者是运动力学问题,后者是结构力学问题。

(七) 以此理论,腰病治腹提供了理论支持

依照脊柱圆运动规律,腰椎的稳定,后缘靠腰背的竖脊肌,前缘靠紧贴后腹膜的腰大肌和腹内压。因此,腹内压是稳定腰椎的主要内动力。腹肌松弛,腰椎不稳,多患慢性腰痛。所以临床有"腹针疗法"治疗腰痛。腹部内环境与腰椎的内环境是相互影响的,典型的腰椎间盘突出症患者早期往往有便秘、小便短赤等湿热下注证候,而晚期有二便无力或小便频繁的虚寒证候。所以临床上用中医辨证论治,虽是治腹,实则治腰,湿热下注的椎间盘突出症、用通下逐瘀血后,症状即可减轻。在功能锻炼中,"床上起""俯卧撑"等均为练腹肌的功

法，目的也是"腰病治腹"。

脊柱圆运动规律是韦以宗教授运用中医原创思维而创造出的中医整脊基础理论。寥寥数言、言不尽意，然阻挡不了其理论必将为脊柱诊疗带来深刻的革命，也将为人类脊柱的健康做出更大的贡献。

文章三 脊柱诊疗的一场革命
——三论脊柱轮廓平行四边形平衡理论的创立及临床意义

自《人民网》和《中国中医药报》连续发表拙文《脊柱诊疗的一场革命》的一论、二论，阐述了论韦以宗开创脊柱诊疗椎曲论新时代和脊柱圆运动规律以及脊柱圆筒枢纽学说对防治脊柱劳损病的重要意义，受到学术界的欢迎和鼓励。现再次总结韦以宗教授创立脊柱轮廓平行四边形平衡理论的实际内涵及其对防治脊柱伤病的重要临床价值，请同道批评指正。

一、脊柱轮廓平行四边形平衡理论的创立的学术背景和过程

正如笔者在《脊柱诊疗的一场革命》的一论、二论中描述，西方医学一直以来认为脊柱是三维空间，脊柱运动力学是六个自由度，研究脊柱力学都围绕着一个如何维持脊柱稳定性问题，三柱理论、三维空间理论以及四根绳塔和旗杆论，都是从脊柱、椎体局部的力学，忽略没有地球引力的运动力学。我国中医界在不少著作中也有引用。有的还冠上"运动力学"误导读者。

韦以宗教授对祖国医学整脊理论技术进行了较系统的发掘整理研究。他发现中医对脊柱的认识是整体的、系统的、动态的，中医的原创思维是天人合一的生化观。

韦教授业余生活里喜欢养狗，带着对人体脊柱问题的深深思索，一天，他发现狗在行走时，前右脚后接着出后左脚，为了往前再接下来就是出前左脚，而后右脚是最后出的。这就像人行走时，向前跨出一侧的脚，同时向前摆出另一侧的手，也就是说手脚左右交替摆动。韦教授马上想起了达尔文进化论，人类是从四足动物进化，人体的结构形态都有四足动物遗传的影子。他立即运用四足动物脊柱轮廓应力图来了解人体的脊柱轮廓应力。

根据四足动物脊柱在矢状面呈稍向上弯曲，整个轮廓呈长方形，依靠垂直轴的四足站立与运动。从运动力学观察四足动物脊柱长方形轮廓应力在运动中按平行四边形的合力、分解的三角形法则运动。因此，四足动物行走（匀速直线运动），左前足向前，右后足必须也跟着向前，如此维持动态稳定平衡。矢状面的垂直运动的合力，也是重心力。当人体站立后，长方形矢状面的重心力靠双足支持冠状面的两个合力，在静态下可维持；但当人体双足直线运动时，则是矢状面的矢状轴向运动，从起步的一足站立，另一足悬空的瞬时运动，其长方形冠状面的两个合力的重心将发生改变——合力分解，如此保持躯体的平衡协调。

韦教授在研究脊柱圆筒枢纽学说时，描绘了脊柱矢状面力的方向线，发现颈1～5椎是向前的方向，颈6、7椎至胸7、8椎是向后的方向，而胸8、9椎至腰2、3椎又是向前的方向；腰3至骶尾椎是向后的方向。而人体的胸廓是上小下大的，颈1～5椎向前的方向线正好链接前胸骨，而胸骨剑突下是腹直肌与腹内外斜肌，组成的第一杠杆与腰大肌形成的合力线，构成了躯体菱形四边形，此菱形四边形是脊柱为轴心，背有动态的项韧带、头颈夹肌、颈长肌和背阔肌、竖脊肌,前有胸锁乳突肌、前中后斜角肌和腹直肌、腹内外斜肌及胸腹筋膜构成动态的平行四边形。人体在步行时,躯体的重心点,随着平行四边形的几何原理,不断地变换,如此维持中轴平衡,从而确定了脊柱轮廓平行四边形平衡的理论。

二、脊柱轮廓平行四边形平衡理论对临床的指导意义

(一)揭示了人类脊柱椎体曲度形成数学法则

脊柱轮廓应力图从四足动物的长方形进化双足站立的平行四边形,根据Wloff定律,人类颈曲和腰曲的形成,是"骨的每种功能改变,都有与数学定律一致的确定的内部结构和外部形态的变化",也即在出生后1周岁开始站立行走时,根据牛顿第三定律,椎曲力的作用线与其反作用线随适应平行四边形的数学规则形成。

(二)上病下治,下病上治科学提供数理依据

两千年前的《灵枢经》曾揭示"厥头痛,项先痛,腰脊为应"。脊柱骨关节紊乱、侧弯或椎曲改变,都维持在一中轴线上。脊柱轮廓应力是呈平行四边形平衡的,平行四边形的数学法则是对边相等、对角相等。中医整脊学认为腰椎是脊柱结构力学、运动力学的基础,腰椎椎曲紊乱、侧凸,即可继发胸椎、颈椎的椎曲紊乱、侧弯腰大肌对腰椎不仅有支撑载荷的作用,更主要的是腰椎运动和维持腰曲的主要肌力,并通过X线片动态观察、动物实验和临床研究得到证实。因此,在临床上颈曲变直、反弓的颈椎管狭窄症病人,先调其胸椎和腰椎;对于颈椎管狭窄症为主与腰椎管狭窄症同见的患者,也要从腰椎开始治疗。这种疗法已取得临床上的成功,避免了过去局部正骨引起的误伤,为中医治疗颈曲变小类颈椎病和颈椎管狭窄

症创出一条新路子。同样地，根据平行四边形对角相学的数学法则，韦以宗观察到严重的寰枢关节脱位，是腰骶角紊乱继发，采取调腰骶角为主的上病下治法，合理解决了寰枢关节不稳的临床难题。

（三）冠状面上剖析青少年脊柱侧弯，中医整脊治腰为主

韦教授认为青少年特发性脊柱侧弯源自腰椎，主要是椎旁肌肉结构和病理改变，特别是椎旁四维肌肉（以腰椎体前部左右各一的腰大肌为前二维，以腰椎体后部左右各一的竖脊肌为后二维）结构和病理改变。腰椎旁四维肌肉中一维或几维肌肉出现病理改变，腰椎受力不平衡，从而出现椎体旋转，腰椎生理曲度变直，正面观腰椎侧弯，为维持中轴平衡，胸椎必然反向旋转侧弯，颈椎也与胸椎反向旋转侧弯而颈曲紊乱。整个脊柱的椎曲紊乱又加重了椎旁肌的病理改变，椎旁肌的病理改变既是脊柱侧弯的病理基础，又是病理改变的结果。由此韦教授认为胸椎的侧弯源自腰椎的侧弯，整个脊柱侧弯的根本在腰椎。通过X线片动态观察、动物实验和临床研究得到证实。

因此，韦教授首创以调整腰大肌为主的治疗方法。他通过磁共振观察腰大肌的变化，作为诊断和疗效的一个指标。临床通过调动腰大肌的肌力来调整腰曲和纠正腰椎的侧弯。韦教授认为，对表现为胸椎侧弯为主的青少年特发性脊柱侧弯症，应根据维系腰椎运动力学的前后左右的四维肌力，来加以纠正，并在此基础上研究发明了获得国家专利的"以宗四维整脊仪"采取俯卧过伸悬吊牵引，四维牵引胸腰椎每天一次，每次30分钟。此方法不仅可以调整腰椎的侧弯，也可调整胸椎的侧弯。四维牵引调曲法是抬腿俯卧位，双下肢悬吊，支点在胸腰

枢纽。

(四) 腰病治腹、腹病治脊提供了理论支持

依照脊柱轮廓平行四边形平衡理论，腰椎的稳定，后缘靠腰背的竖脊肌，前缘靠紧贴后腹膜的腰大肌和腹内压。因此，腹内压是稳定腰椎的主要内动力。腹肌松弛，腰椎不稳，多患慢性腰痛。所以临床有"腹针疗法"治疗腰痛。腹部内环境与腰椎的内环境是相互影响的，典型的腰椎间盘突出症患者早期往往有便秘、小便短赤等湿热下注证候，而晚期有二便无力或小便频繁的虚寒证候。所以临床上用中医辨证论治，虽是治腹，实则治腰，湿热下注的椎间盘突出症、用通下逐瘀血后，症状即可减轻。在功能锻炼中，"床上起坐""俯卧撑"等均为练腹肌的功法，目的也是"腰病治腹"。

根据脊柱轮廓平行四边形的图形，胸椎 8~12 的方向线对应腹直肌的方向线，而腹部的神经均发自胸椎 8~12，调整胸椎的错位可治疗胃肠功能紊乱等多种胃肠疾病——腹病治脊的依据。

韦教授用中医原创思维研究脊柱，提出脊柱四维弯曲体圆运动规律；用系统思维研究脊柱功能解剖学，提出椎曲论；用整体思维研究整脊法机制，提出圆筒枢纽学说和脊柱轮廓平行四边形平衡理论。这就是中国整脊学经典的整脊基础理论：一圆一说两论。在此中医整脊基础理论指导下，脊柱诊疗必将引起一场革命。

第四节
三位一体正骨法治疗椎动脉型颈椎病经验

按：本节是笔者的硕士学位论文。文章对"三位一体正骨法"治疗椎动脉型颈椎病的临床效应进行前瞻性评价，通过对治疗前后主要症状、体征、X线检查、颈椎运动功能、压痛点测定等指标的观察，进一步规范其技术标准，提供安全有效、操作性强、便于推广的治疗方案。

颈椎病是一种退行性病变，40～60岁为其高发年龄。国外有资料显示，50岁以上人群中，97%有不同程度的椎间盘组织退行性、继发性病理改变。由于该病病程迁延，反复发作，给患者造成的病痛及医疗负担均十分沉重。

椎动脉型颈椎病（cervical spondylosis of vertebral artery type CSA）是颈椎病中常见的一种类型，又称为"颈源性眩晕症""椎动脉缺血综合征"等，是由于颈部原发病引起椎一基底动脉系统的血流不足，导致该动脉供应区——脑及脊髓发生功能不全而产生的一系列综合症候群，其发病率在颈椎病中占20%左右，多见于中老年人及长期伏案工作者，女性多于男性。本病的临床症状较为复杂，可表现为头晕、眩晕、头痛、颈肩痛、恶心、呕吐、耳鸣、听力减退、视力异常、平衡障碍以及抑郁、焦虑、记忆力减退、睡眠障碍甚至晕厥、猝倒等多种症状，多数症状具有体位性诱发或加重的特点。随着社会的发展，老龄化社会正在到来，椎动脉型颈椎病的发病率逐年上升，发病年龄也年轻化，加之其危害性大，严重影响人们的生活、工作和学习，因而受到社会和医学界的广泛重视，对本病的临床治疗和机理研究也越来越受到国内外学者的重视。

目前椎动脉型颈椎病的治疗方法有许多种。大体上分为手术治疗和保守治疗两大类，而以保守治疗为主，包括中药、西药、针灸、推拿、牵引、理疗、药物注射、药物外敷等，各种疗法均有其不同特点。其中，由于手法和以手法为主配合其他方法的综合疗法具有疗效良好、操作简便、费用低廉、毒副作用小的特点，为广大临床医生和患者所接受，被广泛地应用于临床。手法主要有松解类手法如：推、擦、揉、滚、拿捏等法；穴位刺激法：点按、叩击等法；整复类手法：拔伸、旋转、侧扳等法。临床上多为多种手法相结合使用，作用部位多为头、颈、肩、臂部。

祖国医学认为，头为诸阳之会，颈椎病多因筋骨不坚，外邪侵袭，经脉痹阻，瘀血停滞，以致椎体增生，椎间盘组织退行性变，属于"痹证"范畴。《正骨心法要旨》曰："按其经络，以通郁闭之气，摩其壅聚，以散疲结之肿。"手法可以恢复正常颈椎生理曲度变，纠正椎体小关节的紊乱及横突孔变窄，解除对椎动脉的压迫和刺激，改善血运，促进血循环，增加大脑的有氧灌注，从而缓解椎动脉型颈椎病的临床症状。配合活血及舒张血管的中西药物等治疗，可改善外周循环障碍，扩张血管，降低血液黏度；配合针刺能够改善颈部微循环，改善椎-基底动脉的血流速度；配合牵引，可以在颈椎各椎节牵开的同时，使扭曲的椎动脉随之伸展。

关于椎动脉型颈椎病在临床上还有许多问题需进一步研究。选择椎动脉型颈椎病例的纳入标准及临床疗效的评判标准缺乏统一，某些临床报道对椎动脉型颈椎病缺乏具有说服力的观察指标。手法作为椎动脉型颈椎病的治疗方法之一具有肯定疗效，但是在手法方面，无论是理筋手法还是正骨手法由于流派纷呈，各家技巧、作用力及点、面、线不尽相同，尚缺乏统一、量化的评定标准和指标。所以在运用各种方法治疗的同时，应对各方法之间进行疗效比较，以确定治疗椎动脉型颈椎病的最佳治疗手段，以此建立规范化体系。既然三种或三种以上方法结合，在治疗上能起到治疗效果的叠加效应，那么就应该制订一套科学系统高效的标准化治疗方案，全面研究中医保守方法的应用优势。

导师黄俊卿副教授，从事临床多年，并且治疗无数椎动脉型颈椎病患者，在对椎动脉型颈椎病的发病机理，治疗方法和康复锻炼上，都有自己独到的见解，并且优化组合成一套治疗方案，就是包括颈椎牵引、正骨手法、功能锻炼在内的三位一体正骨法。"三位一体正骨法"是按照系统论整体大于部分之和的原理，将颈椎牵引、正骨手法、功能锻炼三者有机组合为一个整体，按顺序实施。在导师黄俊卿教授的指导下，查阅了大量的文献和论文论著，对该类病症的病因、病理、流行病学、症状、临床特点、治疗、康复等进行了总结。我们从而采用比较先进的客观指标对"三位一体正骨法"的临床效应进行前瞻性评价，拟通过一定样本的临床观察，经过治疗组和对照组的疗效对比，自身前后症状体征评分改善对比，阐明提牵三位一体正骨手法作用机理，使其技术标准更加规范，科学实用，安全有效，便于临床推广。

希望通过以上的努力，能在临床上给医务人员以帮助，提供一个规范的治疗该病的方法，更好地为患者服务。给科研工作者提供一个思路，为更好解决椎动脉型颈椎病防治上的困难提供一点帮助。由于时间有限，很多新的临床研究成果未查阅到,临床观察样本很小,很多观点还需要与广大同人探讨,很多专家的新经验还没来得及总结,这些欠缺和未完成之处,是我们今后努力的方向。

临床资料

1. 一般资料

1.1 研究对象来源

均选自2009年3月至2010年1月在河南中医学院第二附属医院门诊和住院部符合纳入标准的椎动脉型颈椎病患者。

1.2 分组与对照

分组方法:总计观察治疗病例共40例,采取随机区组分组法,根据纳入、排除标准选择病例。将病例分配至试验组和对照组中。试验组为采用"三位一体正骨法"治疗20例,对照组为采用颈椎颌枕带牵引和颈复康颗粒口服方法治疗20例。诊断明确并符合纳入标准。

表2-1 年龄性别情况

	总计	性别		年龄			
		男	女	30-	40-	50-	60-65
试验组	20	7	13	1	6	10	3
对照组	20	8	12	0	7	9	4

经独立样本率比较的卡方检验,性别、年龄的$P > 0.05$,两组资料在年龄性别分布方面无明显差异,具有可比性。

表 2-2　病程分布情况

	病例数	发病后就诊时间（月）			
		3-6	6-12	12-18	>18
试验组	20	9	5	4	2
对照组	20	10	4	5	1

经独立样本率比较的卡方检验，$P>0.05$，两组资料在病程分布方面无明显差异，具有可比性。

2. 诊断标准与疗效评定标准

2.1 诊断标准 参照国家中医药管理局1994年发布的《中医病证诊断疗效标准》中椎动脉型颈椎病的诊断依据[7]。具体标准如下：

（1）有慢性的劳损外伤史，或有颈椎先天性畸形、退行性病变。

（2）多发于40岁以上中年人，长期低头工作者或习惯于长时间看电视、录像者，呈慢性发病。

（3）颈、肩背疼痛，头痛头晕，颈部板硬，上肢麻木。

（4）颈部活动功能受限，病变颈椎棘突、患侧肩胛骨内上角常有压痛，可摸到条索状硬结，可有上肢肌力减弱和肌肉萎缩，臂丛牵拉试验阳性，压头试验阳性。

（5）X线正位摄片显示，钩椎关节增生，张口位可有齿状突偏歪，侧位摄片显示颈椎曲度变直，椎间隙变窄，有骨质增生或韧带钙化，斜位摄片可见椎间孔变小。CT及磁共振检查对定性定位诊断有意义。

（6）其中，椎动脉型可有头痛、眩晕、耳鸣、耳聋、视物不清，有体位性猝倒，颈椎侧弯后伸时，症状加重。X线片示：横突间距变小，钩椎关节增生。CT检查可显示左右横突孔大小不对称，一侧相对狭窄。椎动脉造影见椎动脉迂曲，变细或完全梗阻。

2.2 西医诊断标准

参照1992年第二次青岛颈椎病专题会议纪要所确定的椎动脉型颈椎病诊断标准进行诊断。

（1）曾有猝倒发作，伴有颈源性眩晕。

（2）旋颈试验阳性。

（3）X线片显示节段不稳或钩椎关节骨质增生

（4）多伴有交感神经症状。

（5）除外眼源性、耳源性眩晕及椎动脉Ⅰ段和椎动脉Ⅲ段受压所引起的椎基底动脉供血不足。

2.3 纳入标准：

（1）具有典型椎动脉型颈椎病的症状，符合国家中医药管理局1994年发布的《中医病证诊断疗效标准》中椎动脉型颈椎病的诊断依据。符合椎动脉型颈椎病的西医诊断。

（2）年龄18～65岁。

（3）病程在3个月以上者。

（4）能积极配合，完成临床观察者。

2.4 排除标准：

（1）不符合上述诊断标准和纳入标准者。

（2）颈椎骨关节结核、肿瘤。

（3）椎管内有占位性病变。

（4）有高位脊髓压迫症。

（5）合并有内脏器官急重症及精神病患者，妊娠或哺乳期患者。

（6）眼源性眩晕、耳源性眩晕、脑源性眩晕、眩晕伴严重高血压者。

（7）未能按照实验计划完成"三位一体正骨法"治疗的患者。

（8）受试期间已接受其他治疗方法的患者。

（9）未填写知情同意书者。

2.5 中止和撤出的研究标准

（1）受试者中止临床研究的标准：不能坚持治疗者；出现严重不良事件的受试者；临床研究过程中出现严重的其他并发症或病情恶化者。

（2）受试者中止临床研究时须进行相应的临床评价，其资料不参加统计，只作分析时参考。如果有20%以上的研究对象中止临床研究，则重新按随机原则选择研究对象或停止该课题研究。

（3）对于中途受试者提出退出临床研究的要明确记录原因，若受试者未按时来院复诊时，应通过电话、信件等询问理由，调查其中止研究后的情况，并进行受试者中途撤出临床研究时的临床评价。

2.6 疗效评定标准

2.6.1 客观标准 根据治疗前后积分变化判定疗效

临床控制：临床症状、体征消失或基本消失，症候积分减少≥95%

显效：临床症状、体征明显改善，症候积分减少≥70%

有效：临床症状、体征均有好转，症候积分减少≥30%

无效：临床症状、体征无明显改善，症候积分减少≤30%

注：计算公式：【（治疗后积分－治疗前积分）÷治疗前积分】×100%

表2-3 椎动脉型颈椎病的评分表

症状	记 分
眩晕（A 程度）	□8分 无症状 □6分 轻度眩晕、可忍受、能正常行走 □4分 中度眩晕、较难受、尚能行走 □2分 重度眩晕、极难受、行走有困难，需扶持或坐下 □0分：剧烈眩晕、几乎无法难受、需卧床
眩晕（B 频率）	□4分 无症状 □3分 每月约1次 □2分 每周约1次 □1分 每天约1次 □0分 每天1次
眩晕（C 持续时间）	□4分 无症状 □3分 几秒到几分 □2分 几分钟到1小时 □1分 几小时 □0分 1天或以上
颈肩痛	□2分 无症状 □1.5分 轻度，可忍受 □1分 中度，较难受 □0.5分 重度，极难受 □0分 剧烈，几乎无法忍受
头痛	□2分 无症状 □1.5分 轻度，可忍受 □1分 中度，较难受 □0.5分 重度，极难受 □0分 剧烈，几乎无法忍受
发病期间日常生活需要帮助情况	□2分 不需要 □1.5分 偶尔需要 □1分 经常需要，尚可自理 □0.5分 大量需要，离开帮助自理有困难 □0分 完全依赖，离开帮助无法自理
发病期间工作情况	□2分 与原来完全一样 □1.5分 需适当减轻，能上全班 □1分 需明显减轻 尚能上全班 □0.5分 需大量减轻，只能上半班 □0分 无法上班工作
心理及社会适应能力	没有 极少 偶尔 常有 一直有 觉得闷闷不乐，情绪低沉　□　□　□　□　□ 比平时容易激动、生气、烦躁 □　□　□　□　□ 对自己的病情感到担忧　　□　□　□　□　□ 睡觉比往常差　　　　　　□　□　□　□　□ 难像往常一样与人相处　　□　□　□　□　□ 粗分：没有（4分）极少（3分）偶尔（2分）常有（1分）一直有（0分） 标准分：按粗分得分折算 4分：17—20 3分：13—16 2分：9—12 1分：5—8 0分：0—4
总分值	

经统计学处理，观察总体疗效和单项症状疗效，采用临床病例报告的方法，对一定数量的患者应用后的疗效情况进行病例总结和疗效评估。

2.6.2 中医疗效标准

采用中华人民共和国中医药行业标准《中医病证诊断疗效标准》制定。

（1）临床痊愈：原有症状消失，肌力正常，颈、肢体功能恢复正常，颈曲恢复正常，能参加正常劳动和工作。

（2）显效：眩晕、恶心等主要症状消失，颈部轻度不适，颈、肢体功能明显改善，颈曲基本恢复，影响正常劳动和工作。

（3）有效：原有症状减轻，颈、肩背疼痛减轻，颈、肢体功能改善，不能参加正常劳动和工作。

（4）无效：症状、体征无改善。

治疗与观察方法

1. 分组方法：

采用单盲法由门诊医师依患者就诊顺序随机分为试验组和对照组。效应性指标的观察及效应判定等过程均由非本课题组成员客观公正地实施。按 SAS 程序设计随机化方案。随机将研究对象分为两组，采用标准对照：

试验组（A组）：采用"三位一体正骨法"处理。

对照组（B组）：采用颈椎颌枕带牵引和颈复康颗粒口服方法。颈复康颗粒由承德中药集团有限责任公司生产，批准文号：ZZ-5464-冀卫药准字（1995）第080193号。诊断明确并符合纳入标准。严格控制可变因素。

2. 研究方法与步骤

2.1 试验组（A组）：采用"三位一体正骨法"治疗。

（1）适应证：①椎动脉型颈椎病患者，符合纳入标准者。②同意治疗过程中放弃其他药物、理疗、针灸治疗措施，保证依从性良好者。③签署知情同意书者。

（2）禁忌证：①颈椎骨折、椎体结核、肿瘤；②椎体后缘增生明显，向后突出之椎间盘已钙化，明显突入椎管内引起狭窄者；③有严重的心、肝、肾、肺等器质性疾病者；④严重高血压患者；⑤高位脊髓压迫症。

（3）操作方法与步骤：

①颈椎牵引：采用坐位、颈前屈20°~30°，顺应上位胸椎前凸，大重量短时间枕颌带牵引的方式，重量从4kg开始，随疗程逐渐增加至10kg，每次牵引时间为30分钟，每天一次，15次为一疗程。

②正骨手法：正骨手法有两种：一是颈椎定点旋转复位法；二是枕三角按压法。所有试验组的病例均要做。

先做第一种手法，再做第二种手法，每天一次，15次为一疗程。

③功能锻炼：要求与头颈各轴向运动有关的肌群都得到锻炼。

操作顺序为：颈椎牵引→推拿手法→功能锻炼。每天一次，15次为一疗程。连续治疗两个疗程，进行各项指标观察。

（4）操作注意事项及意外情况的防范：

"三位一体正骨法"在临床上已运用近20年，经过几千例患者的观察，未见明显不良并发症，安全系数相对较高，但是在操作过程中要严格掌握颈椎牵引的角度、重量和时间，一且出现恶心、呕吐、眩晕加重，应立即停止牵引，卧床休息10分钟，即可缓解。

颈椎定点旋转复位手法的操作要注意前屈、侧偏角度，尽量使旋转角度不超过80°，并严格掌握适应证和禁忌证，主要意外情况是可能出现颈髓损伤，一旦发生颈髓损伤，应立即停止手法操作，给予颈椎牵引、固定，按急性颈髓损伤处理。

2.2 对照组（B组）：采用颈椎颌枕带牵引和颈复康颗粒口服方法。

采用坐位、颈前屈20°~30°，顺应上位胸椎前凸，大重量短时间枕颌带牵引的方式，重量从4kg开始，随疗程逐渐增加至10kg，每次牵引时间为30分钟，每天一次，15次为一疗程。

颈复康颗粒由承德中药集团有限责任公司生产，批准文号：ZZ-5464-冀卫药准字（1995）第080193号。（1）适应证：用于颈椎病引起的脑供血不足、头晕、颈项僵硬、肩背酸痛、手臂麻木等症。（2）禁忌证：孕妇忌服；消化道溃疡、肾性高血压等患者慎服或遵医嘱；如有感冒、发烧、鼻咽痛等患者，暂停服此药。（3）用法用量：开水冲服或温开水冲服，一次5~10g，一日2次，饭后服用。15天为一疗程，连服2个疗程后，观察各项指标。

3. 观测指标及测定方法

3.1 一般观测指标：

3.1.1 治疗前临床症状、体征

3.1.2 治疗后一周临床症状、体征的变化

3.1.3 治疗后一疗程（15天）临床症状、体征的变化

3.2 疗效性指标观测：临床症状体征积分。

3.3 测定方法:

采用拟定的椎动脉型颈椎病评定标准和从临床症状中挑选椎动脉型颈椎病最常见症状:眩晕的程度、频率、持续时间;颈肩痛;头痛;发病期间日常生活需要帮助情况;发病期间工作情况;心理及社会适应能力等记录治疗前和治疗后一周、一疗程(15天)试验组和治疗组的改善情况。分别进行记录和对比。

4. 统计学处理

对照组和治疗组各组数据,用 SPSS 13.0 统计软件,通过 t 检验,来比较两组的数据,得出结论。

结　果

1. 均衡性分析

试验组与对照组入组病例的性别、年龄,经 χ^2 检验、t 检验,差异均无统计学意义($P>0.05$),均满足均衡性。结果见表2-1和表2-2。

2. 依从性分析

试验组与对照组的依从性均良好,均为100%。结果见表2-4。

表2-4　依从性分析

	试验组(%)	对照组(%)	统计量	P值
依从性好	20(100.00)	20(100.00)		
依从性差	0(0.00)	0(0.00)	-	-
合计	20	20		

3. 疗效评价

治疗结果(一个疗程):试验组治疗20例,结果显示:

临床控制 16 例,占 80%;显效 2 例,占 10%;有效 2 例,占 10%;无效 0 例。对照组治疗 20 例,结果显示:临床控制 6 例,占 30%;显效 10 例,占 50%;有效 3 例,占 15%;无效 1 例,占 5%。两组治疗结果见表 2-5。

表 2-5 试验组与对照组的治疗结果比较

组别	n	临床控制 n(%)	显效 n(%)	有效 n(%)	无效 n(%)
试验组	20	16(80%)△	2(10%)	2(10%)	0
对照组	20	5(25%)	8(40%)	6(30%)	1(5%)

试验组与对照组的治疗结果中的临床控制率相比较,△$P<0.05$,试验组治疗效果与对照组有明显差异。治疗组中临床有效率 100%,说明治疗组对椎动脉型颈椎病有明显的疗效。

表 2-6 试验组与对照组治疗前后症状积分 ($\bar{x} \pm s$)

组别	n	治疗前	治疗后
试验组	20	9.84±1.58	20.08±2.06▲□
对照组	20	9.85±1.59△	17.25±2.65

把试验组和对照组治疗前后症状积分分别输入 SPSS 13.0 统计软件验证,得出各组数据符合正态分布。试验组与对照组的疗前症状体征评分差异均无统计学意义△$P=0.904>0.05$,均满足均衡性。试验组治疗前后症状积分经过 t 检验,得出 ▲$P=0.00<0.01$,具有显著性差异。试验组与对照组治疗后症状积分经过 t 检验,得出 □$P=0.001<0.01$,具有显著性差异。

4. 安全性评价

4.1 安全性等级评价

试验组和对照组在安全性等级上,经 Fisher 确切概率法检验差异无统计学意义,结果见表2-7。

表2-7 安全性等级分析

	试验组(%)	对照组(%)	统计量	P值
1级	20 (100.00)	20 (100.00)		
2级	0 (0.00)	0 (0.00)		
3级	0 (0.00)	0 (0.00)	$\chi^2 = 0.00$	1.0000
4级	0 (0.00)	0 (0.00)		
合计	40	20		

4.2 不良事件发生率

试验组和对照组均没有不良事件发生,结果见表2-8。

表2-8 不良事件发生率分析

	试验组(N=40)	对照组(N=20)	统计量	P值
所有不良事件				
发生例数 n(%)	0 (0.00)	0 (0.00)	—	—
发生件数 e(%)	0 (0.00)	0 (0.00)	—	—

5. 主要统计结论

5.1 一般资料

5.1.1 本临床研究共入组椎动脉型颈椎病病例40例,试验组为20例和对照组20例,试验组和对照组均无脱落病例,无剔除病例。

5.1.2 疗前两组病例在人口学特征(性别、年龄)、疗前病情评分等基线资料,经检验差异无统计学意义($P > 0.05$),满足均衡性要求。

5.1.3 两组病例依从性均良好。

5.2 有效性分析

试验组与对照组从治疗后临床体征症状积分评价等各组数字分析上看,治疗组与对照组的治疗结果中的临床控制率相比较 $P<0.05$,试验组治疗效果与对照组有明显差异。治疗组中临床有效率100%,试验组治疗前后症状积分经过 t 检验,得出 $P=0.00<0.01$,具有显著性差异。说明试验组对椎动脉型颈椎病有显著的疗效。试验组与对照组治疗后症状积分经过 t 检验,得出 $P=0.001<0.01$,具有显著性差异,说明试验组治疗效果明显优于对照组。

5.3 安全性分析

试验组和对照组均没有出现不良事件。

理论探讨

1. 传统医学对椎动脉型颈椎病的认识

中医学无椎动脉型颈椎病之病名,在中医学中属眩晕、痹证、头痛、项强等范畴。早在2000年前的《内经》中已经对本病的病因、病机、主要症做了论述,认为眩晕与肝肾有关。《素问·至真要大论》中就有"诸风掉眩,皆属于肝"之说,《灵枢·海论》有"髓海不足,则脑转耳鸣,胫酸眩冒"等记载。《灵枢·大惑论》云:"邪中于项,因逢其身之虚,其入深,则随眼系以入于脑,入于脑则脑转,脑转则引目系急,目系急则目眩以转矣。"说明了眩晕与颈项部软组织劳损有关。

在椎动脉型颈椎病发病机制中其病理虽有多种,但基本病理变化不外虚实两端。肝肾不足、气血亏虚所致的眩晕多属虚证;因痰凝血瘀、风湿内侵和局部劳损所致的眩晕多属实证。本病的病位在头颈项,其病变脏腑与肝、脾、肾三脏最为密切。肝属风木，性喜调达，主升主动，肝肾亏虚，水不涵木，阴不制阳，阳亢于上，则发为眩晕。脾为气血生化之源，脾气虚弱，运化失常，则气血化生不足，或水湿内停，痰浊中阻，均可发为眩晕。肾为先天之本，主骨生髓，肾精不足，髓海失养，可引发眩晕[8]。

对于椎动脉型颈椎病的治疗[9]，历代典籍内容非常丰富，包括手法、药熨、牵引、药物、针灸、膏药等等。而手法治疗是祖国医学的一大特色。在颈椎病手法中，端提法提出较早，由明代异远真人所创，用于治疗"颈项骨折断，用双手端定耳门，抬住上掇，先服人参汤，后服红药"。该法对后世影响很大，可称得上颈椎病手法的起源。《伤科补要》记载："感冒风寒，以患失颈，头不能转，使患者低坐，用按摩法频频揉摩，一手按其头，一手搬其下颏，缓缓伸舒，令其正直，服疏风养血汤可也。"总之，中医关于颈椎病的手法内容十分丰富，值得发扬和探讨。

在当代运用手法为主治疗包括椎动脉型颈椎病在内的脊柱相关疾病的流派主要有以下几个[10]：

一、冯天有、韦贵康派：这个学派自20世纪70年代末，冯天有整理北京罗有明旋转复位法治疗颈腰腿痛而著名，原名叫新医正骨，后称中西医结合治疗软组织损伤，又称手法治疗颈肩腰腿痛。这个学派遍布全国，他们学习班培训的人数有5千多人。这个学派代表著作是《中西医结合治疗软组织损伤的临床研究》，这个学派的特点是传统中医正骨为主配以推拿，不用针灸，不用药物，重在手法机理的研究。

二、上海岳阳医院脊柱推拿派：岳阳医院是我国近代推拿的发祥地。解放后上海市就成立了推拿学校，上海中医学院成立后,将推拿学校合并成立了推拿系。这也是我国推拿系的来源。随着脊柱疾病的发病率升高,岳阳医院推拿逐步转向脊柱的推拿。这个学派不用针灸,不用药物,以传统推拿手法为主。

三、广州军区总医院魏征、龙层花夫妇派:该学派是1980年初,魏征教授及其夫人龙层花,受冯天有学派的影响,在冯天有手法的基础上,汲取了美国整脊的手法经验,创建的一个学派。该学派十分注重伤病的诊断和鉴别诊断,这个学派在香港地区影响很大,培养了近2千多人。这个学派不用针灸,以正骨手法和推拿为主。

四、传统老中医整骨派:东北的刘柏龄和湖北的李同生为代表,这两位老专家都是正骨起家,自90年代后,注重脊柱伤病的治疗,他们主要以整骨手法为主,二位老中医的特点是手法加药物配以整骨。

上述几大流派,近20年来,他们的研究动态主要是手法机理,治疗包括椎动脉型颈椎病在内的脊柱相关疾病,他们分别对椎动脉型颈椎病进行过研究,取得了很大进展,并且在临床上取得了满意疗效,其各流派弟子发表了很多学术杂志和论著。

手法作为CSA的治疗方法之一具有肯定疗效。临床报道[11][12][13]:手法的作用机制主要是平衡阴阳,调理脏腑人体的阴阳平衡失调,可引起脏腑功能紊乱,经过平衡均匀的推拿,配合穴位按摩,就可使其达到理顺的作用。宣通气血,疏通经络。古人云:"通则不痛,痛则不通。"经过手法按摩,可使躯体气血流通,经络通畅,达到解痉、镇痛、止麻之功效。通过拔伸、牵引、屈伸等手法,可达到整复和通利关节的目的。

关于椎动脉型颈椎病在临床上还有许多问题需进一步研究。椎动脉型颈椎病例的纳入标准及临床疗效的评判标准缺乏统一，某些临床报道对椎动脉型颈椎病缺乏具有说服力的观察指标。手法作为椎动脉型颈椎病的治疗方法之一具有肯定疗效，但是在手法方面，无论是理筋手法还是正骨手法由于流派纷呈，各家技巧、作用力及点、面、线不尽相同，尚缺乏统一、量化的评定标准和指标。所以在运用各种方法治疗的同时，应对各方法之间进行疗效比较，以确定治疗椎动脉型颈椎病的最佳治疗手段，以此建立规范化体系。既然三种或三种以上方法结合，在治疗上能起到治疗效果的叠加效应，那么就应该制订一套科学系统高效的标准化治疗方案，全面发挥中医保守方法的应用优势。

2. 现代医学对椎动脉型颈椎病的认识

2.1 椎动脉解剖

椎动脉在胸膜顶前斜角肌间隙内上方发自锁骨下动脉第一段，经颈前方上行，向上穿第6至第1颈椎横突孔，经枕骨大孔入颅腔，在脑桥下缘两侧椎动脉汇合成基底动脉。根据其行程分为四段，第一段（椎前部）从椎动脉发出至进入第6颈椎横突孔前；第二段（横突部）椎动脉走行于上6个颈椎横突孔中；第三段（寰椎部）出第1颈椎横突孔后走行于寰椎动脉沟内；第四段（颅内部）经枕骨大孔进入颅腔内的部分。在影像学上，将椎动脉分为V1（横突孔段）指椎动脉穿经枢椎横突孔后以前的一段；V_2（横段）指椎动脉穿出枢椎横突孔之后横行向外侧的一段；V_3（寰椎段）指从椎动脉 V_2 段外端弯曲向上，再垂直上行到寰椎横突孔的一段；V_4（枕骨大孔段）指自

V_3段上端开始,水平向内行一小段后,再弯向上垂直上行入枕骨大孔的一段;V_5(颅内段)指椎动脉入枕骨大孔后,斜向中线与对侧同名动脉合成基底动脉前的一段。椎动脉管径两侧不一致,一般左侧椎动脉外径较右侧大。

2.2 椎动脉型颈椎病的发病机制

对于椎动脉型颈椎病的发病机制尚未统一,但多数学者认为,头颅和颈椎运动时,椎动脉第二段受横突孔保护不会引起损害,但颈椎1~2间头颅旋转时会引起横突孔的错动,因为头颅旋转主要是寰椎前弓绕枢椎齿状突转动,其横突孔一定会产生错动而影响椎动脉通畅。一般讲头颅转向左侧时左侧椎动脉血流量减少,右侧椎动脉血流量增加,使基底动脉血流量保持正常。反之头颅转向右侧时,右侧血流量减少,左侧代偿(也有相反的情况)。这种头颅旋转引起椎动脉血流量改变,两侧相互代偿,保持基底动脉不缺血,是正常生理现象。若一侧椎动脉失去代偿能力,则头颅转动就会引起椎动脉缺血而产生眩晕。当然两侧椎动脉同时血流量减少,眩晕出现更严重。同时钩椎关节增生、椎间隙伴有狭窄,椎间盘突出而引起神经根或脊髓受压症状。

2.3 现代医学对椎动脉型颈椎病的治疗

现代医学主要是针对椎动脉型颈椎病的主要症状眩晕进行治疗。包括扩张血管、营养神经、安定情绪等。对于钩椎关节增生较大,直接压迫椎动脉者,应将其切除。这些方法有一些疗效,但是持续疗效差,且缺乏长期的疗效观察,临床上尚无一套规范化的治疗方案。

3. 手法为主治疗椎动脉型颈椎病的临床研究概况

椎动脉型颈椎病的临床治疗方法大体上分为手术治疗和保

守治疗两大类，而以保守治疗为主，包括中药、西药、针灸、推拿、牵引、理疗、药物注射、药物外敷等，各种疗法均有其不同特点。其中，由于手法和以手法为主配合其他方法的综合疗法具有疗效良好、操作简便、费用低廉、毒副作用小的特点，为广大临床医生和患者所接受，被广泛地应用于临床。手法主要有松解类手法如：推、擦、揉、滚、拿捏等法；穴位刺激法：点按、叩击等法；整复类手法：拔伸、旋转、侧扳等法。临床上多为多种手法相结合使用，作用部位多为头、颈、肩、臂部。现将以手法为主治疗本病的临床研究概况作如下综述。

3.1 单纯手法

手法可以恢复正常颈椎生理曲度变，纠正椎体小关节的紊乱及横突孔变窄，解除对椎动脉的压迫和刺激，改善血运，促进血循环，增加大脑的有氧灌注，从而缓解椎动脉型颈椎病的临床症状。张董喆等采用提牵旋转手法治疗椎动脉型颈椎病70例，经3个月以上随访，痊愈37例，显效25例，好转5例，无效3例，总有效率为95.7%。王建军等用基础手法、旋转复位手法治疗有效率是96.25%；俞乐等采用林氏定位旋转法治疗组显效率为72.2%、总有效率97.2%，对照组采用颈椎传统推拿手法显效率为41.7%、总有效率83.3%。结论是林氏定位旋转法疗效更为显著，能够更加明显地改善患者的不适症状，提高生活质量。赵海明等运用舒筋通督手法治疗椎动脉型颈椎病88例，有效率为92.0%，认为本手法缓解甚或消除软组织的紧张痉挛状态，恢复颈椎正常的生理曲度。尹锦绣等根据颈椎解剖生理和颈源性眩晕的病理特点，采用了由上海岳阳医院倡导的颈椎微调手法，配合头面部、颈背部的经穴推拿治疗颈源性眩晕。总有效率96.4%。宋亚文等运用横突定位仰卧旋顶法治疗颈椎病18例，治愈率达55.6%。左同军运用开源增流法、左右平衡法、解痉通畅法推拿治疗椎动脉型颈椎病40例，治愈24例占60%，显效12例占30%，有效3例占8%，无效1例占2%；总有效率为98%。徐霁云推拿手法共治疗椎动脉型颈椎病284例，经4个疗程治疗后，临床痊愈276例，占97.18%；显效7例，占2.46%；有效1例，占0.33%，总有效率为100%。王社平等在影像学的基础上，运用推拿手法治疗椎动脉型颈椎病596例。结果是痊愈573例（96.1%）；显效12例（2%）；有效4例（0.7%）；无效7例（1.2%）。总有效率98.8%。结论是正骨复位治疗是通过调整椎体关节的紊乱解除肌肉紧张痉挛，恢复小关节正常位置，增强颈项肌肉力量，有效地增加椎-基底动脉的血流量，改善脑部血液循环，疏通经脉，促进气血运行，达到治疗目的。

3.2 手法配合牵引

手法牵引综合治疗能改善椎动脉由于颈椎不稳或异常颈曲而导致的代偿性扭曲，使偏歪的椎体恢复正常解剖位置，解除了椎动脉牵拉及扭曲的因素，恢复椎基底动脉的供血功能。进一步改善脑内循环，使症状改善或消失。王利群等运用手法结合牵引治疗椎动脉型颈椎病临床观察89例，并与82例单纯采用颈椎牵引病例进行了疗效比较对照。治疗组总有效率91.1%，对照组总有效73.17%。并且证实对于中医辨证的实证与虚证，在总有效率方面无明显倾向性，该方法适合于中医的实证及虚证。

安国俊运用手法配合牵引治疗椎动脉型颈椎病75例，结果治愈33例占44%，显效26例占35%，有效10例占13%，无效6例占8%，总有效率为92%。罗明亮对50例椎动脉型颈椎病患者采用颈椎牵引配合推拿治疗，结果临床治愈25例，占50%；显效23例，占46%；无效2例，占4%。总有效率为96%。黄百光等将90例椎动脉型颈椎病患者分为两组。治疗组45例，采用手法配合颈椎牵引治疗；对照组45例，只用颈椎牵引治疗。结果是经平均3个月随访，治疗组总有效率为91%，对照组总有效率为44%。

3.3 手法配合针灸

针灸能解除颈椎周围软组织的瘀血、炎症，从而缓解颈部痉挛、疼痛及其压迫症状，促进血液循环，使症状改善或消失。

通过临床观察发现，采用经筋刺络法能够有效地改善颈部微循环血流量，扩张椎动脉系统，提高血流速度，减轻血流瘀滞，从而有效地改善大脑缺血缺氧状况；采用手法理筋，能有效地纠正椎小关节错缝，解除筋脉痉挛，从而减轻或消除对椎动脉的压迫，疏通气血运行通道。两种经筋治法并用呈叠加作用效应。王乐荣研究表明，针刺推拿综合治疗椎动脉型颈椎病临床疗效优于对照组（血塞通注射液静脉点滴，西比灵口服），有效率93.3%，且使用简便安全，症状缓解迅速，无毒副作用，价格低廉，值得临床推广运用。郑智等将患者随机分为针刺配合龙氏手法治疗组（A组）、针刺治疗组（B组）、龙氏手法治疗组（C组）进行治疗对比观察，并采用经颅多普勒（TCD）检测治疗前后收缩期峰流速（Vs）、舒张期末峰流速（Vd）、平均峰流速（Vm）以及血管搏动指数（PI）。结论是针刺配合龙氏手法治疗对椎动脉型颈椎病Vm、PI、DI以及CSA患者的临床症状均有显著作用，有效率是100%，且优于单纯针刺和龙氏手法疗法,是目前治疗 CSA 的最佳方法之一。韦英才治疗组采用壮医经筋疗法治疗,本法包括经筋推拿手法及经筋针刺、拔罐。隔日治疗 1 次,5 次为 1 个疗程。对照组采用传统针灸方法治疗。隔日 1 次,10 次为 1 个疗程。治疗组 108 例,治愈 79 例,好转 26 例,总有效率 97.8%,对照组 42 例,治愈 23 例,好转 12 例,总有效率 82.5%。

3.4 手法配合中药

运用此法多因手法可调整颈椎力学平衡,减轻对椎动脉及周围神经丛的刺激,能活血通络,缓急止痛,改善局部血运。内服中药行气活血化瘀、通络、熄风;这种内外结合治疗,可以达到标本兼治的目的。

黄俊卿采用手法加中药治疗椎动脉型颈椎病 302 例,痊愈 127 例,显效 132 例,好转 30 例,无效 13 例,总有效率达 95.7%。朱希法运用手法配合桂枝加葛根汤合半夏白术天麻汤加减化裁内服治疗椎动脉型颈椎病 96 例,结果治愈 38 例,显效 32 例,有效 18 例,无效 8 例,总有效率为 91.7%。杨向炎通过松颈法、摇颈法、扳颈法以 10 天为 1 个疗程,连续 3 个疗程治疗同时配合天麻钩藤饮加减、温胆汤加减、归脾汤加减、六味地黄汤加减治疗并对治疗前后进行 TCD 检测,通过眩晕程度、频率、时间及头痛程度、旋颈试验进行评分确定治疗效果。崔书国等运用推拿配合通脉止眩汤治疗椎动脉型颈椎病 103 例,治疗结果 103 例中,痊愈 66 例,显效 25 例,好转 9 例,无效 3 例,总有效率 97.1%。刘元梅等认为气滞血瘀是椎动脉型颈椎病的病机,治宜行气化瘀、升清通络。运用血府逐瘀汤配合手法治疗椎动脉型颈椎病 63 例,总有效率 98.4%。

3.5 手法配合小针刀

陆开旭等将 326 例患者随机分成 4 组，分别采用针刺疗法、旋牵手法、小针刀疗法和小针刀配合旋牵手法等不同方法治疗，按规定疗程治疗后进行疗效评定。结果显示，针刺组总有效率 85.52%，显效率 65.79%；手法组总有效率 88.41%，显效率 68.12%；针刀组总有效率 95.40%，显效率 83.91%；针刀加手法组总有效率 100%，显效率 97.87%。张俊等采用针刀配合拿法与扳法治疗椎动脉型颈椎病患者 63 例，结果是治愈 40 例，占 63.5%，显效 12 例，占 19.0%，有效 8 例，占 12.7%，无效 3 例，占 4.8%，总有效率 95.2%。

3.6 手法结合综合疗法

运用手法和中药、西药、针灸、推拿、牵引、理疗、药物注射、药物外敷等三种或三种以上方法结合，在治疗上能起到治疗效果的叠加效应。

黄鋆文等将 150 例均来自门诊或病房的椎动脉型颈椎病会诊患者，随机分为温针牵引组、推拿牵引组、温针推拿牵引组。温针、推拿、拔罐隔日 1 次，5 次为 1 疗程，牵引每日 1 次，10 次为 1 疗程。经过 2 疗程治疗后，温针牵引组治愈 26 例，总有效率是 86%；推拿牵引组治愈 23 例，总有效率是 88%；温针推拿牵引组 37 例，总有效率是 94%。

叶祖明报道 A 组采用先理疗随后即行推拿治疗，B 组采用针刺方法治疗。A 组 39 例，显效 29 例，有效 8 例，无效 2 例，总有效率 94.9%，未出现不良现象；B 组 30 例，显效 10 例，有效 12 例，无效 8 例，总有效率 73.3%。赵军运用推拿点穴风池、肩井、百会、太阳等；颈椎枕颌吊带牵引；内服中药及运用川芎嗪注射液静脉滴注治疗椎动脉型颈椎病 150 例。

结果：治愈90例，显效35例，有效22例，无效3例，总有效率为98.0%。洪承权等采用针灸、推拿与中药内服治疗椎动脉型颈椎病86例，痊愈64%（55例），好转30%（26例），无效5例，有效率94%。提示采用针推药结合治疗椎动脉型颈椎病疗效好。方英杰等报道观察组临床治愈（眩晕、头痛、恶心等症状消失，能参加一般强度劳动）78例，好转（眩晕、头痛、恶心等症状明显减轻，有时复发）39例，无效（治疗1个疗程后，眩晕、头痛等症状无明显改善）9例，总有效率为92.9%；对照组临床治愈26例，好转72例，无效25例，总有效率为79.7%。冯兆柱共观察治疗156例，均为本院患者，随机分为治疗组和对照组各78例。治疗组：采用电动牵引、推拿手法及中药综合治疗。对照组：采用电动牵引、干湿波、湿热敷及扩管药综合疗法治疗。两组均以10天为1个疗程，治疗1~3个疗程。结果是治疗组总有效率96.15%，对照组总有效率15.38%。临床观察表明，综合疗法治疗椎动脉型颈椎病能提高治愈率，且疗程短、见效快、复发少。

4. 黄俊卿导师对椎动脉型颈椎病的认识

4.1 注重颈椎生理曲度在发病中的作用

导师认为，退变是椎动脉型颈椎病的病理基础。随着钩椎关节增生、颈椎间盘退化造成椎曲紊乱，从而在头颅和颈椎运动时，头颅旋转会引起横突孔的错动，头颅旋转主要是寰椎前弓绕枢椎齿状突转动，其横突孔一定会产生错动而影响椎动脉通畅。因钩椎关节增生、颈椎间盘退化突出，若一侧椎动脉失去代偿能力，则头颅转动就会引起椎动脉缺血而产生眩晕。当然两侧椎动脉同时血流量减少，眩晕出现更严重。

从事低头或坐位的职业群体比如教师、办公室人员、使用计算机人员等，每天让颈椎肌肉神经和椎间盘承受达到极限，或者让脊柱处于一个受力不平衡状态，又由于颈椎从负重功能上讲，它的承重量是前大于后；从运动功能上讲，颈椎前屈（低头）多于后伸（仰头）；这样会造成颈椎受力的前后失衡，从而导致颈椎生理曲度紊乱。而椎曲一旦紊乱，其内涵之脊髓、神经、血管则因受压迫而损伤，出现病理改变，从而又加快椎间盘以及小关节的增生和退变。所以导师让长期从事低头的工作人员，注意调整枕头的高低，避免长期低头的不良习惯，注意颈部不要受凉等，都是注重颈曲，以保护颈曲为出发点的。

4.2 十分注重椎动脉型颈椎病的诊断和鉴别诊断

导师十分注重椎动脉型颈椎病的诊断和鉴别，因为眩晕是椎动脉型颈椎病的典型症状，所以经常告诫我们说，千万不能一见眩晕就认为是椎动脉型颈椎病，这样先入为主，会造成疾病的误诊，漏诊。一定要与高血压眩晕、眼源性眩晕、耳源性眩晕、脑源性眩晕等特定原因造成的眩晕相鉴别。对于排除其他疾患，可以凭借椎动脉型颈椎病的眩晕与颈椎运动有重要关系，根据病史，进一步拍 X 线片检查，看钩椎关节是否增生、椎间隙是否变窄、椎曲是否紊乱等来进一步判断。并且拍 X 线片检查，可以排除骨折、结核、肿瘤等手法禁忌证，为施治提供必要的基础。这样就大大减少了误诊率和漏诊率。

4.3 治疗时十分注重整体性方案，创立"三位一体正骨法"

导师认为因为颈椎受力失衡，椎间盘退变，从而导致颈椎生理曲度紊乱是椎动脉型颈椎病的主要原因，所以将纠正小关节的紊乱，改善颈椎的曲度作为治疗本病的目标，从而减少对椎动脉的刺激。导师经过20余年的认真研究和比对,创造了"三位一体正骨法"治疗椎动脉型颈椎病。"三位一体正骨法"是按照系统论整体大于部分之和的原理,将颈椎牵引、正骨手法、功能锻炼三者有机组合为一个整体,按顺序实施,三者缺一不可。该法从局部和整体对颈椎进行调节,使颈曲恢复正常,椎体位置复正,重新建立颈椎生物力学平衡,解除椎动脉的痉挛扭曲状态,脑部供血得到改善,达到气血调和通畅,颈椎运动自如、稳定,从而提高了椎动脉型颈椎病的治疗效果。

5. 三位一体正骨法治疗椎动脉型颈椎病作用机理探讨

"三位一体正骨法"中的牵引采用坐位、颈前屈20°~30°,顺应上位胸椎前凸,大重量短时间枕颌带牵引的方式,对颈椎病是较为有效且应用广泛的一种治疗方法。限制颈椎活动,有利于组织充血,水肿的消退。解除颈部肌肉痉挛,从而减少对椎间盘的压力。牵引能使椎间隙增宽和椎间孔增大,增大椎管容积,使神经根所受的刺激和压迫得以缓和,神经根和周围组织的粘连也可能得以松解。缓冲椎间盘组织向周缘的压力,并有利于已经向外突出的纤维环组织消肿,牵引被嵌顿的小关节滑膜。最终使扭曲于横突孔间的椎动脉得以伸张,从而缓解椎动脉型颈椎病的体征和症状。

"三位一体正骨法"中的正骨手法有两种:一是颈椎定点旋转复位法;二是枕三角按压法。颈椎定点旋转复位法是在明代《跌损妙方》和清代《中国接骨图说》中的熊顾法基础上,参考罗有明、冯天有的颈椎旋转手法,经过韦贵康教授和导师黄俊卿副教授20多年的潜心研究,不断完善,逐渐成熟、规范的一种手法,疗效确切可靠。其方法简便易学,便于推广应用。颈椎定点旋转复位法是通过适度的旋转推拿手法，使颈椎的错位、小关节移位、肌腱滑脱得以纠正。

枕三角按压法是按压枕下三角区相当于风池穴位置，位于枕骨粗隆两侧，是椎动脉入颅的通道。当该区域肌群发生劳损、痉挛、无菌性炎症水肿时，势必刺激与之相邻的椎动脉，导致椎动脉供血不足。通过枕下三角区手法，松解痉挛，消除炎症水肿，减轻压迫程度，改善或恢复脑部的供血供氧。头面部手法可使交感神经兴奋性降低，改善脑组织的供血，因此能有效缓解眩晕、头痛、恶心等CSA症状。

许多研究结果表明，手法作用机理与镇痛效应的产生有关。手法可以促进体内多种活性物质的运转和降解，使血液中的镇痛物质增加，致痛物质减少，从而产生镇痛效应。手法还可以促进血液循环，加速病变部位的水肿和炎性反应物的吸收，改善组织的缺血缺氧，达到活血散瘀的治疗作用。还有学者认为能纠正关节紊乱，松解周围组织与神经根的粘连，减少对椎动脉的刺激是手法作用的内在机制。

颈椎的功能锻炼主要是让头颈各轴向运动有关的肌群得到锻炼。它分别锻炼相关的肌肉韧带和关节，使已受损的部分通过自我调节，进行恢复和改善，未受损的部分加强协调统一，达到力的平衡。从而达到有病治病，无病预防的目的。

结　论

试验组三位一体正骨法治疗椎动脉型颈椎病有显著的疗效，效果明显优于对照组。

通过整理与研究，通过对治疗前后主要症状、体征、X线检查、颈椎运动功能、压痛点测定等指标的观察，"三位一体正骨法"治疗椎动脉型颈椎病的临床效果满意,安全有效,依从性强,操作性强,是便于推广的治疗方案。

第五节
韦以宗治疗颈腰椎间盘病的临床经验介绍

因退行性改变所致颈腰椎间盘同时发生病变出现症状,称颈腰椎间盘病,又称"颈腰综合征"。近些年,老龄化社会正在到来,颈腰椎间盘病的发病率逐年上升,发病年龄也年轻化,加之其危害性大,严重影响人们的生活、工作和学习,因而受到社会和医学界的广泛重视,对本病的临床治疗和机理研究也越来越受到国内外学者的重视。国外有资料显示,50岁以上人群中,97%有不同程度的椎间盘组织退行性、继发性病理改变。

"国医骨伤名师"韦以宗教授对祖国医学整脊理论技术进行了较系统的发掘整理研究,以具有中国传统文化特色的脊柱运动力学的新理论为指导,在中医骨伤科学尤其是整脊理论和实践上取得突破,为中医药继承与发展做出了突出贡献,在治疗颈腰椎间盘病方面有自己独特的理论和治疗方法。笔者有幸跟从韦教授临床侍诊学习、深得先生言传身教、受益匪浅。在此试将其在颈腰椎间盘病的临床经验介绍如下,以飨同道。

第二章 整脊学习心得

一、职业和不良习惯是颈腰椎间盘病的主要发病原因

韦教授研究脊柱功能解剖学提出，人体脊柱正面观是垂直的中轴线，侧面观则是人体站立后发育过程形成的颈曲向前，胸曲向后，腰曲向前，骶曲向后的四个椎曲。这四个椎曲是按平行四边形数学规则形成的，由其轮廓（背侧的肌肉、胸肋骨、腹肌及腹内压）的协调压力维持平衡。而脊柱内涵之脊髓之椎管、神经根通道之椎间孔以及颈椎横突孔之椎动脉、两椎体间的椎间盘，穿越均是按正常的椎曲排列组成的椎管、椎间隙、椎间孔及其力线决定其容积、方位的。

韦教授认为从事低头或坐位的职业群体，比如教师、设计人员、办公室职员、银行职员等，睡软床、躺床上或沙发上看书、看电视以及穿衣让颈腰部受凉等不良习惯，每天让颈椎肌肉神经和椎间盘承受达到极限，或者让脊柱处于一个受力不平衡状态，让轮廓动力源损伤，造成颈椎或腰椎生理曲度变直或椎体旋转，以致整个脊椎椎曲紊乱，而椎曲一旦紊乱，其内含之脊髓、神经、血管则因受压迫而损伤，出现病理改变，从而又加快椎间盘以及小关节的增生和退变。

二、整体观念看脊柱，避免颈腰椎间盘病的漏诊、误诊

韦教授经常教导我说中国整脊学之"整"是中医文化思维之"整"，即是整体观念的意思。我们以整体的、动态的、系统的观念看脊柱，贯穿到我们临床思维中，才能避免颈腰椎病的漏诊、误诊。

颈腰曲两段病理变化同时存在时，若以椎管狭窄为主要发病者，因颈段椎管内颈髓膨大处相应椎管变窄，且受齿状韧带牵制而少有退缩余地。症状大多先从颈段开始。但临床上，如合并腰椎间盘突出症者，患者多以腰腿痛为主诉。所以，如果忽略了颈椎的检查，尤其是颈椎管狭窄症常见的病理反射，如霍夫曼征，膝腱反射亢进等的检查，往往造成误诊、漏诊。韦教授在临床凡遇到腰椎曲变直反弓病例，均同时检查颈椎，并将病理反射的检查作为常规检查，避免漏诊、误诊。

三、从腰椎调整脊柱，达到"筋柔骨正"

韦教授认为临床上几乎所有的脊柱劳损病都源自椎曲紊乱。椎曲紊乱的病因病理基础就是椎体关节三角力学结构位移后出现"骨牌效应"所致。而椎曲紊乱起源于主要维持腰椎椎曲的四维肌力（以腰椎体前部左右各一的腰大肌为前二维，以腰椎体后部左右各一的竖脊肌为后二维）不平衡。他经常举例说，如果整个脊柱是一棵大树的话，树根是腰椎，树梢是颈椎，只有把树根扶正，树梢才能正，同样就是树梢再正，树根不正，树梢早晚还要弯下去。所以临床上，治疗颈腰椎间盘病时先从腰椎调起。

要使脊柱恢复原来的生理解剖和力学关系，即是复位，使脊柱"对位、对线、对轴"，颈腰椎间盘病才不会复发。而正骨、调曲之前，就必须先理筋。

理筋的主要方法有拔罐、药熨，骨空针调压疗法，手法，内外用药。理筋疗法可有效松解肌肉粘连，活血化瘀，改善局部血液循环，恢复肌容积、肌张力。根据八纲辨证论治，配合中药内服，则有利于组织的修复。例如：有风寒湿邪者可除之；有瘀血者可散之；实者泻之；虚者补之；寒者温之，使内外平衡，气血协调。临床实践证明，不少内服方药既可削减椎间盘突出的炎症水肿，也可延缓椎间盘的退变，改善脊髓、神经的功能，减轻脊柱劳损病的症状。从而达到"筋柔"。

韦教授在为病人理筋后运用自行研究发明并且获国家专利的"以宗四维整脊仪"，采取过伸悬吊牵引法是以牵引双下肢为主的过伸牵引法，充分调动了腰大肌对脊柱的伸展应力。通过四维悬吊牵引使位移的椎体得到复位，使紊乱的椎曲得到改善，达到"骨正"。

四、整体观念看脊柱创上病下治、下病上治之法

上病下治，是韦教授在治疗脊柱劳损病包括颈腰椎间盘病的一大创新，是整体观念认识脊柱的结果，是中医整脊学基础理论"一圆一说两论"在临床的具体运用。韦教授认为脊柱轮廓应力是平行四边形平衡的，平行四边形的数学法则是对边相等、对角相等。因此，在临床上寰枢关节错位调腰骶角；颈曲变直、反弓的颈椎病，调胸椎和腰椎；胸椎侧凸，调腰椎。这种疗法已取验案无数，避免了过去局部正骨引起的误伤。

下病上治，也是中医整脊学治疗法则中的一个创新。根据脊柱圆运动规律，脊柱骨关节紊乱、侧弯或椎曲改变，都维持在一中轴线上。脊柱颈段、胸段、腰段三个节段中，活动度最大者，颈段是颈1-4椎；胸段是胸1-5椎；腰段是腰1-3椎。韦教授在临床上，对于腰下段的病变，纠正腰上段的侧弯；对于颈下段的病变，纠正颈上段的侧弯，从而达到调曲复位的目的。例如：急性腰扭伤，往往是腰4、5关节错缝，但

只要在胸腰枢纽作一小旋转，其错缝即可复位。这都是临床上"下病上治"的典型例子。

五、功能锻炼是预防和治疗颈腰椎间盘病的关键

由于职业和不良习惯是颈腰椎间盘病的主要发病原因，韦教授经常嘱咐患者和身边的人要改正不良习惯，低头工作或坐位40分钟，做功能锻炼一次。为此韦教授根据研究中国传统医学导引、整脊，防治颈腰痛的经验基础上，结合现代解剖生理学、生物力学、运动力学、中国整脊学理论，临床观察总结创立了"以宗健脊十八式"防治颈腰椎间盘病及脊柱劳损类疾病。"以宗健脊十八式"以十八套体操形式，不需要特殊的场地和要求进行锻炼。它分别锻炼相关的肌肉韧带和关节，使已受损的通过自我调节，进行恢复和改善，未受损者则加强协调统一，达到力的平衡。如：第十二式是点头哈腰式，不但可以锻炼颈项韧带和腰背肌，让其恢复弹性和韧性，还可以恢复和改善颈椎和腰椎的生理曲度，这样就对颈腰椎间盘病起到很好的防治作用。所以病人就总结出了"每天'点头哈腰'一百下，颈不酸来腰不麻"的顺口溜。

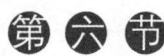

韦以宗治疗椎管狭窄症临床经验介绍

按：文章介绍了韦以宗教授治疗椎管狭窄症独到的临床经验。他认为椎管狭窄症的发病原因是脊柱力学紊乱，从而造成动态的、节段性的椎管狭窄。治疗上十分重视理筋，达到"筋柔"；通过上病下治之法治愈无数颈椎管狭窄的病人，避

免手术带来的心理上和生理上的双重痛苦；根据发病机理，创造四维牵引调曲之大法，达到"骨正"；加强功能锻炼，充分发挥脊柱"肌肉夹板"的作用，起到防治该病的目的；从而取得了中国中医整脊学在治疗椎管狭窄症上的突破。

韦以宗教授从事中医骨伤科临床、教学、科研工作40余年，长期致力于中国整脊医学历史文献、传统整脊手法机理及适应证研究和脊柱机能解剖学、生物力学研究。在中医传统思维指导下，结合现代科学、现代医学科学进行研究，创造性地提出脊柱四维弯曲体圆运动规律、圆筒枢纽学说、脊柱轮廓应力平行四边形平衡理论和椎曲论，运用非手术方法治疗椎管狭窄症，验案无数。笔者有幸从师学习10余年，言传身教，受益终身。在此仅将韦以宗教授治疗椎管狭窄症经验介绍如下，管窥之见，以飨读者。

一、从动态的、节段性的狭窄角度分析病因病理

韦教授研究表明：椎间盘的生长发育源自脊索，当体节形成后，脊索细胞残留形成髓核，在整个脊柱发育过程中，均稳定于椎体之间至出生后6个月。在这个生长发育阶段，所有的髓核均是静态状态。当儿童6个月开始坐立，腰曲出现，至一周岁站立行走，颈曲出现，颈腰曲的出现，椎间隙出现前宽后窄，髓核在椎体应力作用下，被推向前方，如此，椎间隙出现原来新生儿时髓核的空间，此空间逐渐充盈水分，髓核开始具备在椎体运动下产生流体静力。

随着年龄的增长，多种原因造成椎间盘突出，从而椎间隙变窄，继而椎体塌陷、旋转，关节突关节必成角状交锁，并影响到上下关节突的交锁，椎体倾斜、旋转，出现扭曲性侧弯。

另一方面，由于椎曲紊乱，腰椎侧弯、倾斜，腰椎在纵轴载荷应力下，纵轴力线位移，不仅加重椎间盘突出部位的关节应力压迫，也可继发上一个椎间盘在倾向性压应力作用下而突出。

椎管狭窄症是多个椎间盘突出或椎体滑脱，导致椎间隙变窄，椎曲紊乱，脊柱侧弯，椎体位移继发椎管狭窄症，压迫神经和脊髓而引起的临床症状。多个椎间盘退变，椎体排列序列紊乱，从X线照片可以看到其正常生理曲度几乎消失，甚至反弓。多个椎体位移，退变的椎间盘压迫后纵韧带，造成椎管前缘变窄。而椎管后缘的黄韧带相继出现皱褶、肥大、增厚而突入椎管，从而形成椎管内"前后夹击"硬膜囊造成椎管狭窄症。由此韦教授认为椎曲的力学紊乱是产生椎管狭窄症的主要原因。由椎体位移，椎间盘突出所致的椎管狭窄症，是节段部位——椎间盘部位段的狭窄，而不是骨性的椎管狭窄症。因此，这种狭窄是"动态的"（椎体关节的活动状态）而不是静态的（不是骨性的），这也是临床上病人出现"间歇性跛行"的病因病理[2]。

二、治疗方法

（一）重视理筋，认为筋柔才能骨正

韦教授认为作推拿者重视"筋"，行正骨者重视"骨"。脊柱劳损病不是突发的外伤，而是长期的单侧某肌群损伤导致脊柱骨关节错位。骨折复位要求对位对线。所谓对线指恢复原来的解剖生理的力线。整脊对脊柱骨关节的复位同样要求恢复力线。这力线主要是"椎曲"，特别是"腰曲"和"颈曲"。临床上几乎所有的脊柱劳损病都源自椎曲紊乱。椎曲紊乱的病因病理基础就是椎体关节三角力学结构位移后出现"骨牌效应"所致。而椎曲紊乱起源于维持椎曲的四维肌力不平衡，所以要正骨——调曲，就必须先理筋。在创伤骨科是"骨正筋柔"，是因为源自"骨伤"；而在整脊来说，是"筋柔骨正"，因为源自"筋伤"。所以，临床上韦教授在治疗包括椎管狭窄症的脊柱类疾病时十分注重理筋。

韦教授采用理筋的方法主要包括药熨，骨空针调压疗法，手法。药熨疗法促进局部血液循环，改善组织新陈代谢，缓解痉挛和疼痛。骨空针刺法是以针骨膜、骨孔、筋结和神经为主的针刺法。可以调压松筋，松解粘连。推拿按摩为主的手法可使多经得气，激发多经气血运行，舒筋活络、活血化瘀。这些理筋疗法都是增强竖脊肌为主的背后肌群肉和中枢神经的兴奋和肌力，缓解肌痉挛，促进神经功能恢复，改善局部血液循环。

（二）注重上病下治

上病下治，是韦教授在中医整脊学的一大创新，是中医整脊学中基础理论"一圆一说两论"在临床的具体运用。

根据脊柱圆运动规律，脊柱骨关节紊乱、侧弯或椎曲改变，都维持在一中轴线上。脊柱轮廓应力是平行四边形平衡的。平行四边形的数学法则是对边相等、对角相等。中医整脊学认为腰椎是脊柱结构力学、运动力学的基础。腰椎椎曲紊乱、侧凸，即可继发腰椎、颈椎的椎曲紊乱、侧弯。腰椎是脊柱运动力学的基础，腰大肌对腰椎不仅有支撑载荷的作用，更主要的是腰椎运动和维持腰曲的主要肌力，并通过 X 线片动态观察、动物实验和临床研究得到证实。因此，在临床上颈曲变直、反弓的颈椎管狭窄症病人，先调其胸椎和腰椎；对于颈椎管狭窄症为主与腰椎管狭窄症同见的患者，也要从腰椎开始治疗。这种疗法已取得临床的成功,避免了过去局部正骨引起的误伤。

韦教授在临床上采取上病下治法治疗严重的、疑难的颈椎管狭窄症,疗效好,安全可靠,已成为中医整脊临床诊疗的特色。

(三)根据发病机理,认为调曲是关键

脊椎损伤的病理核心是椎体位移、椎曲改变,并发椎间孔和椎管变形。因为椎曲的力学紊乱是产生椎管狭窄症的主要原因,所以整脊调椎曲使椎曲恢复是治疗椎管狭窄症的关键。

韦教授在为病人理筋后运用自行研究发明并且获国家专利的"以宗四维整脊仪",采取以牵引双下肢为主的过伸牵引法,充分调动了腰大肌对脊柱的伸展应力。通过四维(以腰椎体前部左右各一的腰大肌为前二维,以腰椎体后部左右各一的竖脊肌为后二维)悬吊牵引使位移的椎体得到复位,达到"筋柔骨正",从而使紊乱的椎曲得到恢复或改善。因此临床疗效满意。

三、重视功能锻炼

韦教授十分重视椎管狭窄病人的功能锻炼,并认为这也是重要的治疗方法。功能锻炼是分别锻炼相关的肌肉韧带和关节,使已受损的通过自我调节,进行恢复和改善,未受损者则加强协调统一,达到力的平衡。实质上就是发挥脊柱"肌肉夹板"的作用,如骨折治疗用夹板对骨折的固定一样,对脊柱骨关节起静态和动态"固定"作用。维系脊柱的肌肉韧带就是脊柱骨关节的"夹板"。而"肌肉夹板"必须在相互平衡基础上，才能对脊柱骨关节起"固定"作用。

临床上主要采取以过伸为主的锻炼方法如：俯卧撑、卧位挺腹、飞燕式并配合跨步锻炼的练功法。这都是充分调动腰大肌的作用力协同竖脊肌来维持椎曲的稳定，因此说功能锻炼不仅是重要的治疗方法，也是预防复发的好方法。随访病例中发现，出院后坚持功能锻炼的就能够维持良好的疗效，这也佐证了功能锻炼在疾病防治中的重要作用。

四、典型病例

女性，59 岁，教授，患腰椎管狭窄症一年多，经多家医院保守治疗无效，均主张手术治疗。2008 年 6 月转来本院，入院症见：双下肢步行发抖、震颤、步行 50 米左右即需扶持，双下肢肌力 3~4 级，腱反射减弱。外院 X 线照片示：椎曲变直，为 V 级，正位旋转侧弯（图 2-1）。MRI 提示腰椎多个椎间盘突出、椎管狭窄（图 2-2）。诊断：腰椎管狭窄症。运用理筋、调曲、练功三大原则来进行治疗。每天均进行华佗夹脊骨空针法，"以宗四维整脊仪"采取俯卧过伸悬吊牵引腰椎，行挺胸端提手法调胸椎。药物内服：天麻钩藤饮内服，每日一剂，水煎，分两次服。功能锻炼：选用俯卧撑、卧位挺腹、飞燕式并配合跨步锻炼。4 周后症状体征消失，能步行一公里，继续治疗 4 周后，拍 X 线照片示：颈椎椎曲恢复到 II 级，椎体旋转改善（图），腰椎正位片示侧弯改善，侧位片椎曲恢复到 II 级（图 2-3）。临床治愈出院，嘱每天坚持练功。2009 年 6 月随访患者腰椎活动功能良好，下肢步态正常，四肢肌力正常。能正常工作。患者一直坚持颈腰功能锻炼。

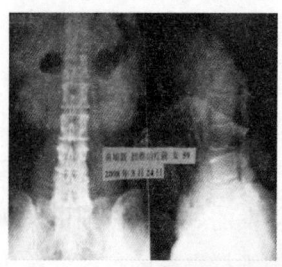 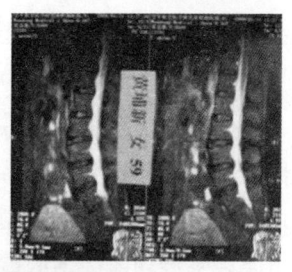

图2-1　治疗前X线片　　　图2-2　治疗前MRI

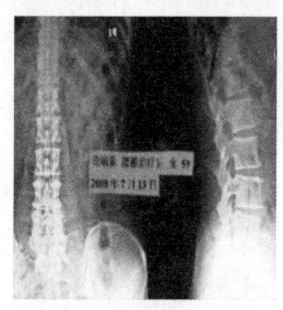

图2-3　治疗后X线片

第七节

韦以宗治疗青少年特发性脊柱侧弯临床经验介绍

此文将韦以宗教授治疗青少年特发性脊柱侧弯（AIS）经验介绍如下，管窥之见，以飨同人。

一、病因病机认识

目前国内外学者们已对AIS进行了广泛研究，并提出了遗传因素学说、激素学说、生物异常学说以及神经肌肉学说等理论，但其发病原因仍不明确。韦教授根据中国整脊学理论和几十年的临床经验认为：AIS 源自腰椎，主要是椎旁肌肉结构和病理改变，特别是椎旁四维肌肉（以腰椎体前部左右各一的腰大肌为前二维，以腰椎体后部左右各一的竖脊肌为后二维）结构和病理改变。腰椎旁四维肌肉中一维或几维肌肉出现病理改变，腰椎受力不平衡，从而出现椎体旋转，腰椎生理曲度变直，正面观腰椎侧弯，为维持中轴平衡，胸椎必然反向旋转侧凸，颈椎也与胸椎反向旋转侧凸而颈曲紊乱。整个脊柱的椎曲紊乱又加重了椎旁肌的病理改变，椎旁肌的病理改变既是脊柱侧凸的病理基础，又是病理改变的结果。由此，韦教授认为胸椎的侧凸源自腰椎的侧弯，整个脊柱侧弯的根本在腰椎。

二、诊断经验

韦教授认为 AIS 早发现是矫正的关键，特别是易患本病的女孩。在时间上主要两个阶段最重要。孩子上小学的年龄，也是脊柱侧弯症最初发生的年龄，这时候，要注意孩子的腰背；另一个阶段是女孩月经初潮时，根据临床观察，女孩子脊柱侧弯度加大，往往是在月经初潮以后，随着身高发育而弯曲度不断加大。因此告诫家长一定要注意，孩子来月经了，不但要教给她有关的卫生知识，还要检查她的脊柱（每月检查不少于一次）。

脊柱侧弯的基本检查方法：（1）站立时，两肩等高与否，两侧肩胛对称与否，胸廓对称与否，骨盆可出现倾斜与否，双侧臀部是否等高？（2）向前弯腰时，是否一侧胸背部隆起，双侧是否对称？（3）仰卧位观察脐在不在腹部正中线，双下肢是否等长？如果发现异常，需到医院照 X 线片，找有经验的骨科医生诊断，不要掉以轻心。

根据临床，脊柱侧弯在20度以内一般不影响功能和外观；但超过25度，就可导致胸廓、肩胛骨高低不对称；超过40度，可影响心肺功能。由于这种病变是随年龄发育（身高发育）而不断扩大侧弯度的，因此及早发现，及早调治，有效控制其发展，是最好的办法。

三、治疗经验

韦教授治疗AIS是以理筋、调曲、练功为治疗原则的。

理筋主要包括药熨颈背、胸背、腰背，针灸，捏脊疗法配合推拿按摩。药熨疗法，指用热材料（药物或热敷料、热水袋等）敷贴患处，随患者自觉热度面移动位置，使局部皮肤红活，以促进局部血液循环，改善组织新陈代谢，缓解痉挛和疼痛的外治法。

针灸以腰椎为主的华佗夹脊穴，捏脊疗法配合推拿按摩主要是可使多经得气，激发多经气血运行，舒筋活络、活血化瘀。增强竖脊肌为主的背后肌群肉和中枢神经的兴奋，不仅可增强肌力，也能缓解肌痉挛，促进神经功能恢复，局部血液循环。

腰椎是脊柱运动力学的基础，腰大肌对腰椎不仅有支撑载荷的作用，更主要的是腰椎运动和维持腰曲的主要肌力，并通过X线片动态观察、动物实验和临床研究得到证实。因此，临床上可通过调动腰大肌的肌力来调整腰曲和纠正腰椎的侧弯。韦教授认为，对表现为胸椎侧弯为主的青少年特发性脊柱侧弯症，应根据维系腰椎运动力学的前后左右的四维肌力，来加以纠正，并在此基础上研究发明了获得国家专利的"以宗四维整脊仪"采取俯卧过伸悬吊牵引，四维牵引胸腰椎每天一次，每次 30 分钟。此方法不仅可以调整腰椎的侧弯，也可调整胸椎的侧弯。四维牵引调曲法是抬腿俯卧位，双下肢悬吊，支点在胸腰枢纽。此法需要家长配合，家庭病床进行。

韦教授十分重视功能锻炼，每次嘱咐患者不仅在治疗时需自主行功能锻炼，而且要贯穿以后的日常生活中，主要以扩胸运动、跨步、俯卧撑功能锻炼为主，每天练功不少于 1 小时。

无论是治疗还是自我锻炼，主要目的是改善椎旁肌功能，恢复脊柱肌力的平衡，维护脊柱平衡稳定，从而恢复和控制脊柱侧凸。

四、典型病例

李某，女，7 岁，因走路姿势不正而带去儿童医院就诊，检查发现脊柱侧凸。转来本院治疗，检查：腰椎向左侧弯，胸

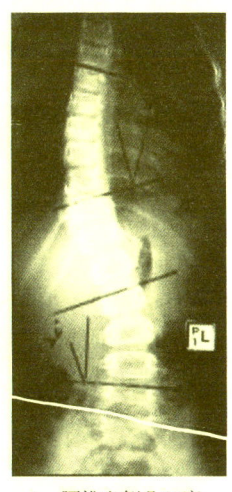 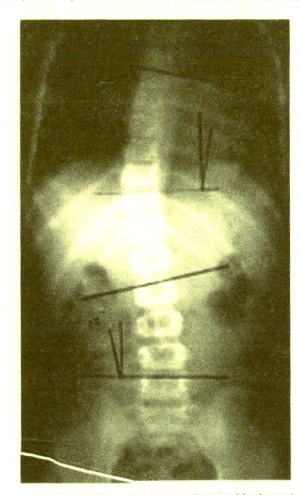

A、腰椎左侧凸20度，胸椎右侧凸30度　　B、治疗4周，腰椎左侧凸恢复到10度，胸椎右侧凸恢复到8度

图 2-4　特发性脊柱侧凸症治疗前后 X 线片

椎向右侧弯，腰部右侧肌肉萎缩，肌张力下降；X线照片示腰椎左侧凸20度，胸椎右侧凸30度（图2-4A）。经用药熨、针灸、捏脊和四维牵引调曲法治疗四周，侧凸明显改善，X线照片示腰椎左侧凸恢复到10度，胸椎右侧凸恢复到8度（图2-4B）。嘱家属坚持捏脊，并每天进行床头四维牵引30分钟，嘱孩子加强锻炼。随访一年无复发。

韦以宗对尚天裕学术思想继承发扬的探析

尚天裕教授是中西医结合治疗骨折的创始人，著名骨伤科专家，杰出的中西医结合学者，中国中医研究院资深研究员，他是中医骨科现代化的奠基人，是国际公认的中国接骨学派CO学派的带头人。韦以宗教授师从尚天裕教授30余年，深得尚教授的真传，其学术思想如出一辙，并将尚天裕教授的学术思想在中国整脊学上发挥得淋漓尽致。现将韦教授对尚教授学术思想的继承和发扬进行探析，以飨同人。

一、大胆突破常规，开创中医骨科在世界的新格局

以Müller为首的欧美骨科学者创立了AO（ASIF）学派，他们提出的"解剖对位、广泛坚强固定、完全休息"的学术观点在20世纪60年代以前风靡世界骨科学术界，可是坚强固定也带来了许多弊端。在此背景下，尚天裕教授融中国传统医学和西方医学之精华为一体，以生物力学为主要实验手段，以15万余病例为临床实践依据，在反复总结资料的基础上，按

照对立统一的辩证关系，大胆改变了骨折治疗的传统模式，提出了以内因为主导的骨折的整复、固定、功能锻炼为治疗骨折三位一体的基本要素和"动静结合、筋骨并重、内外兼治、医患配合"的治疗原则等一系列骨折治疗和骨折愈合的新观点，著述《中西医结合治疗骨折》，骨折对位好，骨折愈合快，全部疗程只有过去的一半，愈合时间较过去缩短1/3，95%的骨折功能恢复满意，医疗费用仅为过去的1/10，病人少受痛苦，不担风险，骨折病很少发生，骨折不愈合率由过去的5%~7%下降到0.4%。确立了中国CO（Chinese Osteosynthesis）学派的形成。受到国内外的好评。敬爱的周总理赞扬这个方法符合辩证法，"说出了真理"。美国多数党的领袖曼斯菲尔德称赞"中国人在接碎骨、缝断肢、疗烧伤中为人类做出了贡献"。黄家驷院长认为"中西医结合治疗骨折不但效果好，解决了一些西医疗法难解决的问题，而且理论上改进了一些西医传统看法"。

韦以宗教授作为尚天裕教授学术思想形成的重要参与者，他深谙尚天裕教授的学术思想，在世纪之交，他创立的中医整脊学，是在尚天裕教授治疗骨折学术观点的基础上，运用中医原创思维研究人体脊柱系统功能解剖、运动力学，用手法为主的中医疗法调整气血、筋骨，使气血协调并恢复或改善脊柱力学平衡以防治脊柱劳损伤病的学科。中医整脊科是以脊柱四维弯曲体圆运动规律，脊柱圆筒枢纽学说，脊柱轮廓平行四边形平衡理论和椎曲论为基本理论，以理筋、调曲、练功为三大治疗原则，运用整脊手法、针灸、内外用药和功能锻炼四大疗法；同时，在整体观和辩证思维指导下，实施"以人为本"的"医患合作、筋骨并重、动静结合、内外兼治、上病下治、下病上治、腹病治脊、腰病治腹"八大措施防治脊柱劳损病。在中医学术思想的整体观念和辨证论治观点上引入生物力学和力学生物学创立了中医整脊学。

以调腰曲、调胸椎为主的整脊法，治疗颈曲变直、反弓类颈椎病884例，结果椎曲恢复改善率达98.5%，临床治愈率达87.5%。课题协作单位观察治疗这类病例共20692例。全国21家应用单位观察治疗这类疾病共19527例，均取得上述的疗效。课题主持单位以调颈腰曲为治疗目标的整脊法，取得治疗椎间盘突出症238例，治愈率96%，腰椎管狭窄344例，总有效率96.5%，治愈率81.7%；颈腰椎管狭窄症36例，总有效率97.01%，治愈率89.05%；腰椎滑脱症162例，复位有效率99%，复位率76.03%。课题协作单位观察治疗病例分别为椎间盘突出症共20605例，椎管狭窄症9142例，腰椎滑脱症634例。全国21家应用单位观察治疗这类疾病分别为椎间盘突出症共22636例，椎管狭窄症6786例，均取得上述的疗效。葛宝丰院士评价说："在中国传统思维，人体生命观和传统整脊学原理，以及两千多年医疗实践的指导下，经过系统的整理、发展和创新，正成为富有中国传统文化内涵的'中国整脊学'，是我国脊柱外科里程碑中一个很大的进步。"

二、与时俱进，开拓创新，确立中医骨科新流派的治疗原则

尚天裕提出治疗骨折的最终目的是使受伤的部位最大可能地、尽快恢复正常的功能。因此选择最为简单、安全而又利于骨折愈合及功能的恢复的治疗方法是最好的途径。他在治疗骨折时继承了中医丰富的传统理论和经验，结合现代科学知识，

第二章 整脊学习心得

针对在临床骨折治疗中存在着动与静、筋与骨、内与外、人与物四对矛盾，根据长期的临床实践及在反复总结资料的基础上，按照对立统一的辩证关系和相互依赖的必要条件，根据具体骨折的病理、生理变化，选择合适的固定形式和练功术式，提出了中西医结合治疗骨折的原则：充分贯彻执行固定与活动的统一（动静结合）、骨与软组织并重（筋骨并重）、局部与整体兼顾（内外兼治）、医疗措施与患者的主观能动性密切配合（医患合作）的治疗原则，辨证地处理好整复、固定、功能锻炼、内外用药的关系，尽快地促使骨折愈合，恢复肢体功能。

以韦以宗为主的中医同人们创立的中医整脊学来源于祖国传统医学，来自骨科，是现代中医骨科的新流派。所以中医整脊学在中医学术思想整体观念和辩证论治为指导的基础上，总结了几千年的整脊理论，是现代科学和现代医学科学相结合的产物。所以在治疗骨折四大原则"医患合作""动静结合""筋骨并重""内外兼治"的基础上，根据脊柱四维弯曲体圆运动规律、圆筒枢纽学说、脊柱轮廓应力平行四边形平衡理论和椎曲论，结合脊柱劳损病及脊柱相关疾病的临床特点，创造性地提出"上病下治""下病上治""腹病治脊""腰病治腹"四个原则，合称中医整脊学治疗的八大原则。即是在临床上，脊柱轮廓应力是平行四边形平衡的，平行四边形的数学法则是对边相等、对角相等。因此，在临床上寰枢关节错位调腰骶角；颈曲变直、反弓的颈椎病，调胸椎和腰椎；胸椎侧凸，调腰椎。根据脊柱圆运动规律，脊柱骨关节紊乱、侧弯或椎曲改变，都维持在一中轴线上。脊柱颈段、胸段、腰段三个节段中，活动度最大者，颈段是颈 1-4 椎；胸段是胸 1-5 椎；腰段是腰1-3椎。韦教授在临床上，实行对于腰下段的病变，纠正腰上段的侧弯；颈下段的病变，纠正颈上段的侧弯，从而达到调曲复位的目的。腹病治脊，指脊源性疾病源自下段胸椎及上段腰椎骨关节紊乱，导致支配该脏器的脊神经紊乱而产生功能性病变。所以，通过整脊恢复其脊神经功能，这是整脊治疗脊源性疾病的具体措施。"腰病治腹"也是根据脊柱运动力学的客观规律，按平行四边形的数学规则发挥腹肌、腹内压对腰椎的稳定性作用调整。

三、以疗效事实为依据，创立面向国际的疗效评定金标准

尚天裕教授在世界AO学派"解剖对位、广泛坚强固定、完全休息"的学术观点风靡世界骨科学术界的时候，以临床为基础，认为中西医都是整复、固定、功能锻炼，再加以内外用药，中西医结合是汇集了两医之长，破除了中医之间的门户之见及中西医的界限，取百家之长，走创新之路，举一反三融会贯通，通过实践上升为理论，再用理论去指导实践，如此循环往复，逐步提高，由刚开始时中医和西医在表面上的捏合，中西医两种治疗方法的简单混合，到两种治疗思想，原则的融合，应用现代科学方法和现代医学方法使中西医结合治疗骨折疗法条理化，形象化，标准化，科学化，从生物力学，生物化学，病理组织学及免疫学等学科来阐明中医的基本理论，提出医患合作""动静结合""筋骨并重""内外兼治"是治病又治人的科学道理，使骨折治疗发生了根本性的变化，特别是提出从解剖复位到功能复位治疗原则的巨大转变。功能复位是指骨折整复后虽尽最大努力但仍有某种移位未纠正，如在此位置

第二章　整脊学习心得

上骨折愈合后，肢体功能可以恢复到满意的程度，不影响日常工作和生活。

韦以宗研究发现：颈腰椎曲的形成是从出生后6-7个月开始坐，到1岁站立行走出现，至25岁的成长发育过程中。因此，椎曲决定了椎管大小、神经根孔的大小、方位以及颈椎椎动脉的走向。椎曲一旦发生变异，是因椎体及关节突关节产生位移。如此带动椎间盘纤维环的扭曲或撕裂，椎间盘突出，神经根、椎动脉受损，严重的椎管狭窄压迫脊髓。观察颈腰椎曲已成为临床诊断的客观指标。在治疗上，如果能调整椎曲恢复，症状体征随之消失，而且，复发率也低。颈腰椎曲既是生理的表现，也是病理的基础，诊断的依据和治疗目标。惟椎曲论，明确了整脊学的治疗原则是以调曲为主。调曲即使骨关节复位，对位、对线、对轴，这是引进了骨折整复的观点。椎曲论的发现和应用，使整脊临床产生质的变化，审因论治，整体提高了整脊临床的诊断水平和治疗效果，为非手术疗法提供影像学的诊断和疗效评定的客观指标。改变了整个世界骨科界在非手术治疗脊柱劳损病及脊柱相关疾病没有疗效评定的客观指标的混乱局面，这就是面向国际的疗效评定"金标准"。

综上所述，韦以宗教授学术思想发展的整体脉络和内在规律是继承和发扬了尚天裕教授的学术思想。中医整脊学是与尚天裕教授学术思想一脉相承的，同时在新形势下在新的方面赋予了新的内涵。并且在新时期，新的疾病谱发生改变的形势下，韦以宗教授对骨科的脊柱劳损病和脊柱相关性疾病领域进行了大胆创新和探索，取得了脊柱劳损理论和实践方面的伟大成就，创立了21世纪的骨科新流派。

第九节
宋晓光治疗颈椎病思路与经验

按：本文介绍宋晓光教授治疗颈椎病的思路与经验。宋晓光教授认为颈椎病发病原因是肝肾虚损、气血不足、督脉痹阻、经络瘀滞，或颈椎受力的前后失衡。在治疗方法上根据局部与整体相兼顾，内服与外用相结合的系统治疗思路，创造出"骨刺软化膏"、智能熏蒸床、颈椎力学平衡枕治疗局部，中医膏方、心理调护、生活预防整体治疗方案。

笔者有幸从师宋晓光教授学习近20年，言传身教，蒙师垂训，受益终生。在此仅将宋晓光教授治疗颈椎病经验介绍如下，以飨同人。

一、传统医学和现代医学相结合认识颈椎病病因病理

宋晓光教授从传统医学角度认为，颈椎病主要是由肝肾虚损所致，人到中年以后，肝肾精血衰少，骨髓生化乏源，无以滋养筋骨，势必出现骨痿、筋弱而发生退行性变；再加风、寒、湿邪侵袭而发病。可见，肝肾虚损、气血不足、督脉痹阻不通、经络瘀滞不畅为本病的发病基础。不论何型颈椎病，其病机核心均为气血瘀结、经络痹阻。从而引起经脉受损，肌肉、筋膜、骨髓失荣，并互为因果，引起颈椎病的发生。

宋教授从现代生物力学角度入手，认为颈椎病"易治难防"，颈椎病病因贯穿于人们的生活当中，与人们的不良姿势有关，从颈椎负重功能讲，它承受的重量是前大于后；从运动

功能上讲，颈椎前屈（低头）大于后伸（仰头），这样就导致了颈椎受力的前后失衡，颈椎的生理曲度变直或反向，从而出现颈肩部疼痛不适、头疼、头晕、手麻等一系列临床症状。

二、治疗经验

宋教授依据颈椎病的发病原因，在治疗方法上根据局部与整体相兼顾，内服与外用相结合的系统治疗思路，创造出"骨刺软化膏"、智能熏蒸床、颈椎力学平衡枕治疗局部，中医膏方、心理调护、生活预防整体治疗方案。

(一) 注重局部治疗

宋教授经常教导笔者，治疗该病的一个核心思想是多掌握治疗本病的方法，扩大治疗的适应证，减少治疗疾病的禁忌证。他先后研制出"骨刺软化膏"持续局部给药，智能熏蒸床针对性渗透间断给药，颈椎力学平衡枕纠正棘突偏歪，改善紊乱椎曲。

宋教授研制出的"骨刺软化膏"，为河南省中医院院内制剂。他精心挑选出外敷使用的胶布，蜂蜜现场调治，贴于颈部。方中西红花、血竭活血化瘀、软坚散结；乳香、没药行气活血、消肿止痛；威灵仙祛风除湿、蠲痹止痛；乌梢蛇祛风除湿、通络镇痛；冰片芳香走窜，行走入经。诸药合用，共奏祛风除湿、温经通脉、活血化瘀、软化骨刺、消肿镇痛的作用。从而改善局部血液循环，消除组织水肿、充血，减轻颈部肌肉痉挛，松解肌纤维粘连，缓解疼痛，帮助颈椎生理功能快速改善和恢复。并且多次根据临床实际需要改进工艺和技术，至今临床骨刺软化膏已改进到第五代。

宋教授主持研制的智能型中药熏蒸床采用先进全自动变频

温度调控，经过长时间的使用观察和反复多次的技术改进，具有非常优越的性能。温度显示采用数字显示新技术，温度控制系统采用先进的微处理芯片线性处理新技术。把活血化瘀、温经通络、祛风除湿类药物放入该设备蒸气发生器中煎煮，有效成分溶出形成药物蒸气，含有多种生物碱、苷类、植物抗生素、鞣质和各种微量元素及芳香类挥发性物质，在温热蒸气的作用下，可直接通过肌肤孔窍，经穴位的渗透、吸收而深入腠理，达到化瘀止痛、除湿通络的功效。该熏蒸设备已在郑州5家医院使用，并系统观察治疗352例颈肩腰腿痛患者，取得较好疗效，总有效率达95%以上。

宋教授带领笔者研制的颈椎力学平衡枕，根据颈椎病发病的原因，采用力学纠偏原理，在仰卧位或坐位颈椎后部加上一个力学支点，该支点的高度不同，就决定了作用大小的差异。因此，设计出的颈椎力学平衡枕有三种不同的高度供选用。支点高度的确立，依据颈椎病颈椎生理曲度改变的程度不同，参考颈椎生物力学参数，经过周密测算而得出，保证了产品的安全可靠。靠头部自身的重量，使颈椎产生一个与颈椎病发病相反的作用力，从而调整颈椎受力平衡。

（二）注重全身调理

宋教授认为颈椎患者属本虚标实之证，肝主筋，肾主骨。肝肾亏虚，气血不足为本，风寒湿邪客居经脉，气血瘀滞为标。一般认为肝肾亏虚、筋骨劳损，复加风寒湿邪侵袭，气血运行不畅，瘀血、痰浊痹阻经络产生痛、麻、酸、重是本病主要的病因病机；肾精亏虚，脊髓不充，骨骼退变，而发生骨赘，压迫刺激神经、血管、韧带等而发生僵痛、麻木诸症。

针对颈椎病的发病原因，宋教授在30多年前进修时学习上海膏方经验，大胆拓新，把苏浙沪一带膏方运用到颈椎病患者治疗中。一方面突破膏方养生的概念，大力运用膏方治疗骨科及内科疾病；另一方面突破只有冬季服用膏方的传统，一年四季运用膏方，寓攻于补，补攻兼施，不仅补虚，也能疗疾，标本兼治。

根据病人的不同病情和具体情况，研制出含糖膏方、低糖膏方、无糖膏方、对胃无刺激膏方、无嘌呤膏方等类别，满足临床需要。他开出治疗颈椎病的膏方"一人一病一方"，针对个人的情况量身定制，因人而异，因病而异，因时而不同，在运用膏方治疗颈椎病时，兼顾治疗疾病与调理体质、四季阴阳变化等多方面的因素。体现出中医学辨证论治的特点，药性缓和持久，对于颈椎病的防治，疗效显著。

（三）宋晓光教授注重颈椎病人的心理调护

宋教授认为颈椎病病因复杂、症状反复以及发病时间持续较长，为"慢性病"。治疗周期长、临床治愈后复发普遍等现状，会造成颈椎病患者心境抑郁，丧失乐趣，精力衰退、易疲劳或缺乏自信，思维能力减退，注意力不集中，精神运动性改变、激越或迟滞，睡眠障碍和食欲改变等。宋教授接诊中注重开导患者，对于临床中病人的种种疑虑和刁难，他都十分耐心地解释颈椎病的发病特点及治疗现状，让患者消除不必要的焦虑和担心，并在中药膏方中运用开郁安神药物。让颈椎病患者主动治疗、主动预防、主动锻炼，达到事半功倍的效果。

（四）重视颈椎病的预防

宋教授在临床实践中，总结出了一系列颈椎病人的注意事项。认为此病"难治难防"，因为颈椎病患病贯穿于人们的生活当中，与人们的不良姿势有关，颈椎受力的前后失衡，从而导致颈椎生理曲度变直、反弓。椎曲一旦紊乱，其内涵之脊髓、神经、血管则因受压迫而损伤，出现病理改变，从而又加快椎间盘以及小关节的增生和退变，进一步会刺激椎动脉、神经引起临床症状。宋教授总结了颈椎病的注意事项，以求病人得到痊愈后不复发。如：不要躺床上、沙发背上看书、看电视、看报纸、看杂志；低头的活如打牌、打毛衣等尽量少做；颈椎尽量不要受凉，天凉尽量穿圆领衣服；颈部不要受外伤，如坐长途汽车不要睡觉等；睡觉时枕头要适当。锻炼时一定注意动作要柔和，避免锻炼损伤，等等。宋教授注重颈椎的功能锻炼，他强调锻炼动作一定要力量柔和，时常教导病人做缓和的下颌画圆运动，扩胸运动等。

三、病案举例

患者张某，女，39岁，财务人员，2017年7月12日就诊，18年前无明因时出现头疼，时好时坏，低头劳累后加重，15年前产子后，头痛进行性加重，晚上睡眠受到影响，在多家医院做过头颅CT、MRI，未发现异常，TCD示基底动脉供血不足。经常服用阿司匹林、布洛芬、消炎痛等药，各医院进行不间断理疗，效果不佳，易复发。易出现头胀、双颞部眶周疼痛，工作效率下降、注意力和记忆力降低、情绪低落、烦躁、易怒、易疲劳等，生活和工作质量都受到影响。经人介绍到宋教授处就诊。现症见：头疼头昏，面色苍白，气短乏力，纳差，胃酸，大便干，脉细无力，舌质淡。查体：颈肩部压痛（+），活动受限，压顶试验（+）。颈椎X线正侧位、双斜位片、张口位示：颈椎曲度变直并反弓、前椎体缘有骨刺形成、颈椎第3、4、5椎间隙不同程度变窄、棘突有偏歪、各椎间孔不同程度缩小，寰枢关节不对称。诊断1. 颈椎病（椎动脉型），2. 颈源性头疼，中医诊断：眩晕。给予中药熏蒸法一日一次，骨刺软化膏外敷一日一贴、颈椎力学平衡枕一日两次。中医辨证为气血亏虚证，内服膏方补益肝肾、健脾益气、通经活络。药用：党参100g，山药200g，薏苡仁200g，白术100g，茯苓100g，黄芩100g，黄柏100g，栀子120g，夏枯草100g，柴胡50g，郁金60g，三棱100g，莪术100g，陈皮100g，鸡内金100g，桑寄生100g，菟丝子100g，仙鹤草100g，石决明100g，竹茹120g，龙骨100g，牡蛎100g，功劳叶60g，葛根150g，川芎60g，枸杞100g，菊花60g，当归60g，白芍100g，熟地150g，酸枣仁100g，柏子仁100g，乌贼骨100g，瓦楞子100g，益母草120g，远志100g，火麻仁300 g，以上药物用膏方机制成膏方40袋，每袋40毫升，每日两袋开水冲服。教患者自我点按枕后三角区，嘱咐患者进行扩胸、下颌划圆功能锻炼。2017年8月6日二诊头疼几乎消失，大便稍干、口苦。前方加决明子100g，桃仁60g，鳖甲100g，嘱患者加强锻炼。2019年6月9日回访，头疼基本消失，患者对疗效满意。

颈椎病作为临床常见病、多发病，宋晓光教授对于诊治本病的思路与治疗方法，涉及多个领域，并在膏方治疗颈椎病方面可谓成就显著、独树一帜，值得我们学习推广。

第三章 整脊临床技术

整脊影像检查技术

掌握现代影像诊断检查方法是我们整脊医师基本功之一。临床中不同成像方法（X线、CT、磁共振）的优选和综合应用也是整脊医师必备的素质。

骨骼肌肉系统疾病主要还是以X线平片检查为主，它不仅能显示病变的范围和程度，而且还可能作出定性诊断。但X线平片不能直接显示肌肉、肌腱、半月板和椎间盘等软组织病变，亦不易发现骨关节和软组织的早期病变，而CT在此方面则具有优势。CT还能多方位显示骨关节解剖结构的空间关系，它常用于X线平片检查之后，或亦可首选。MRI在显示软组织病变，如肿块、出血、水肿、坏死等方面优于CT，但在显示骨化和钙化方面不及CT和X线平片。超声在显示软组织病变和骨关节脱位方面有一定的优势，但图像分辨力不及CT和MRI，亦缺乏特异性，但其价廉、无创，故可作为筛选方法。血管造影仅用于骨关节及软组织恶性肿瘤的介入治疗。

各种影像学方法的成像原理不同，其组织学特点在图像上的表现亦不同。X线成像和CT显示出的是组织器官间、正常组织与病理组织间的密度差异；MRI则体现的是它们之间的信号强度不同；超声则是以它们之间因不同的声阻抗和衰减差别产生的不同回波构成图像。它们的共同点都是以不同的灰度构成解剖图像，如同一张黑白照片。但对于不同的成像方法而言，相同的组织或病变则表现为不同的灰度，如骨骼组织在X线平片和CT上呈白影，而在MRI上则呈黑影，这是因骨骼组织含钙多，而含氢质子少的原因。由此可见，只有在了解了各种影像学方法的成像原理后，才能正确解读各种图像。

关节疾患病因多而复杂，临床确诊存在一定困难。X线检查作为一种对关节骨性结构进行直观观察的手段，为临床提供了进一步的诊断信息，但由于对软组织的分辨力不高，观察受到较大的限制。对X线平片的观察重点，在于关节间隙和关节骨端，如关节间隙有无变窄，变窄即提示为关节软骨的破坏，结合是急性或慢性进程，对判定病因有一定的帮助。关节疾患常侵犯骨端引起骨质破坏，骨破坏区是局限还是广泛，邻近有无骨质增生硬化，患骨有无持续性的骨质疏松等，可为病因的鉴别提供重要参考。CT能对骨性关节面作更精确的评估，发现骨性关节面的破坏比平片敏感。由于CT的软组织分辨力高于X线平片，能很好地区分关节肿胀是由于关节积液还是关节囊增厚或囊外软组织水肿，为分析病因提供了准确的资料。MRI作为对关节疾患进一步检查的影像学手段，能为临床诊断提供更多的信息。由于MRI对软组织具有很高的分辨力，能分别直接观察关节囊、滑膜、关节软骨等结构，准确地对病变的定位、定量作出判断，但对定性诊断仍有一定的限度，必须结合临床表现，实验室检查结果和 X 线平片所见，综合作出诊断。有时还需做病理活检才能确诊。

与骨和软组织病变的影像诊断一样，在实际工作中平片是关节疾病首选的影像学检查方法，但更应重视 CT 尤其是 MRI 在关节疾病影像诊断中的作用。如临床高度怀疑某关节病变而平片未能发现异常征象或征象不明确时，应及时考虑 CT 和 MRI 检查。

一、X 线检查

X 线诊断，在脊柱的正常 X 线显像和临床常用的测量方法、常见的病理改变、颈腰椎曲测量及分级和先天发育畸形的 X 线片，在整脊学科诊疗中是必不可少的。中医整脊学科临床核心理论椎曲论认为，脊柱结构力学、运动力学紊乱，脊柱骨关节结构紊乱，椎曲异常而易产生病变。中医整脊学科治疗目的也是通过恢复脊柱的力学关系和正常的椎曲，达到紊乱骨关节的对位对线对轴，最终达到临床治愈。X 线片能够提供脊柱整体的客观影像，X 线片既是中医整脊学科诊断的客观依据，也是整脊学科辨证施法的重要参考依据和疗效评定的客观凭据。

骨骼含有大量钙盐，密度高、同其周围的软组织有鲜明的对比。而在骨骼本身的结构中，周围的骨皮质密度高，内部的松质骨和骨髓比皮质骨密度低，也有鲜明的对比。由于骨与软组织具备良好的自然对比，因此，一般摄影即可使骨关节清楚显影。而骨关节疾病也易于在 X 线片上显示出来，经观察、分析可做出诊断。

X 线平片摄影要注意以下几点：①任何部位，包括四肢长骨、关节和脊柱都要用正侧两个摄影位置，某些部位还要加用斜位、切线位和轴位等；②应当包括周围的软组织；四肢长骨摄片都要包括邻近的一个关节；在行脊柱摄影时要包括相邻部位，例如摄照腰椎应包括下部胸椎，以便计数；③两侧对称的骨关节，病变在一侧而症状与体征较轻，或 X 线片上一侧有改变，但不够明显时，应在同一技术条件下摄照对侧，以便对照。

阅读脊柱病检查中的 X 线平片内容：

（一）正位片

在颈椎观察有无寰枢关节脱臼，齿状突骨折或缺失（张口位片）；第七颈椎横突有无过长，有无颈肋。钩椎关节及椎间隙有无增宽和狭窄。在颈胸腰椎都应该观察棘突有无偏歪情况。

（二）侧位片

1. 曲度的改变

颈腰椎发直、生理前突消失或反弯曲，除病人的投照位置、投照角度等技术因素之外，可能会有几种原因：

1.1 颈腰部软组织发生急性扭伤或纤维织炎，疼痛剧烈或有肌肉紧张时，可以影响颈腰部的正常姿势及活动。

1.2 颈腰椎间盘突出或颈腰椎病有神经根刺激症状者，病变节段的脊椎固定不动或椎间隙有前窄后宽而出现后突现象。

1.3 由于颈腰椎间盘变性部位不同，程度不一，也可发生曲度的改变及局部旋转或偏歪现象而表现为局部棘突偏歪；关节突、椎根切迹及椎体后缘呈双影现象。在侧位片，以下三种情况有临床意义：

1.3.1 一个或两个颈腰椎椎间小关节突呈有双影，称为双凸现象；椎根切迹呈有双影，称为双凹现象；椎体后缘呈有双影，称为双边现象，而上下颈腰椎却显影正常，表示其颈腰椎有旋转现象。

1.3.2 上部颈腰椎显影正常，而下部颈腰椎呈现双凸、双边、双凹现象；或下部正常而上部有类似的变化，表示其交界部有旋转现象。

1.3.3 颈腰脊椎的一个或两个脊椎显影正常，而其部分有双凸、双凹、双边现象，表示显影正常的颈腰椎有旋转现象，如全部颈腰脊椎的后部呈现双凸、双凹、双边现象，则为投照不当的原因，无临床意义。

2. 有异常活动度

在颈腰椎过伸过屈侧位 X 线片中，可以见到椎间盘的弹性改变，弹性好者，相对稳定，其活动度小并与上下椎间盘相似；严重者可见有滑椎现象，表现为各颈腰椎前后缘排列不齐。这种现象对病变的椎间盘的定位诊断及了解手术以后植骨情况有帮助。

3. 骨赘

椎体前后接近椎间盘的部位都能产生骨赘及韧带钙化。后方的骨赘容易引起症状。但骨赘的大小并非与临床症状的严重程度成正比，因而骨赘不大明显而脊髓受压迫明显、骨赘大而临床症状不明显者均可发生。

4. 椎间盘变窄

椎间盘因为髓核突出、椎间盘含水量减少而发生纤维变性而变薄，表现在 X 线平片上椎间盘变窄。

5. 半脱位及椎间孔变小

椎间盘变性以后，椎体间的稳定性较差，椎体发生半脱位，或称为滑椎。椎体的半脱位引起椎间孔的横径和椎管的前后径变小而产生临床症状。

6. 项韧带钙化

临床上当项韧带钙化时，与其相对应的椎间盘早已出现退行性的变化。这是因为椎间盘变性以后，相应节段的项韧带负荷较多的缘故。项韧带骨化之前，局部韧带组织经历退变及软骨化的阶段，临床上可以触及局部有硬化，而 X 线平片却不能显示出来。

（三）斜位片

拍颈腰椎双斜位片，主要用来观察椎孔的大小和钩椎关节的骨质增生情况。钩椎关节增生以后，使椎间孔变小，在颈腰椎斜位片能显示出来，它是产生神经根刺激及椎动脉供血不全的原因。但是，临床上有些骨质增生明显，并占据椎间孔横径的 2/3 者也无任何症状。

二、CT 检查

骨与软组织疾病一般先用 X 线检查以发现病变，估计病变性质与范围。当临床和 X 线诊断有疑难时可选用 CT 做进一步检查。对软组织病变和骨骼解剖较复杂的部位如骨盆和脊柱，也可首选 CT。

（一）平扫检查

检查时尽量将病变部分及其对侧部分同时扫描，以便做两侧对照观察。一般行横断面扫描，根据病变的可能性质和范围决定层厚，一般为 2~5mm。由于骨和软组织的 CT 值相差很大，一般对同一层图像需用较低的窗位和较窄的窗宽（如

L60，W300）来观察软组织，并用较高的窗位和较大窗宽（如 L400，W1500）来观察骨组织。

（二）增强检查

对于软组织病变和骨病变的软组织肿块常须进行增强扫描以进一步了解病变是否强化、强化的程度和有无坏死等。增强扫描常对确定病变的范围和性质有较大的帮助。

（三）造影检查

疑有椎管受累时，可向硬膜囊内注射专用的非离子型有机碘对比剂，再作 CT 扫描，即脊髓造影 CT（CTM）。

（四）CT 观察与分析

在观察分析 CT 图像时，应先了解扫描的技术与方法，是平扫还是对比增强扫描。应指出，在观察电视荧屏上的 CT 图像时，需应用一种技术，即窗技术，包括窗位（L）和窗宽（W）。分别调节窗位和窗宽，可使某一欲观察组织，如骨骼或软组织显示更为清楚。窗位和窗宽在 CT 照片上则是固定的并均有显示。对每帧 CT 图像要进行细致观察，结合一系列多帧图像的观察，可立体地了解器官的大小、形状和器官间的解剖关系。凡病变够大并与邻近组织有足够的密度差，即可显影。根据病变密度高于、低于或等于所在器官的密度而分为高密度、低密度或等密度病变。如果密度不均，有高有低，则为混杂密度病变。发现病变要分析病变的位置、大小、形状、数目和边缘，还可测定 CT 值以了解其密度的高低。如行对比增强扫描，则应首先明确检查技术，是单期或多期增强扫描，还是动态增强扫描，并分析病变有无密度上的变化，即有无强化。如病变密度不增高，即为不强化；密度增高，则为强化。

强化程度不同，形式各异，可以是均匀强化或不均匀强化，或只是病变周边强化即环状强化。对强化区行 CT 值测量，并与平扫的 CT 值比较或行各期 CT 值比较，可了解强化的程度及随时间所发生的变化。此外，还要观察邻近器官和组织的受压、移位和浸润、破坏等。

综合分析器官大小、形状的变化，病变的表现以及邻近器官受累情况，就有可能对病变的位置、大小与数目、范围以及病理性质作出判断。和其他成像技术一样，还需要与临床资料结合，并同其他影像诊断综合分析，才可作出诊断。

CT 在查出病变、确定病变位置及大小与数目方面较为敏感而且可靠，但对病理性质的诊断，有一定的限度。

三、MRI 检查

MRI 也是检查骨和软组织疾病的重要手段，对各种正常软组织如脂肪、肌肉、韧带、肌腱、软骨、骨髓等，病变如肿块、坏死、出血、水肿等都能很好显示。但是 MRI 对钙化和细小骨化的显示不如 X 线和 CT。因此，对多数骨和软组织病变的 MRI 检查应在平片的基础上进行。

（一）平扫检查

MRI 检查需要根据受检部位选择不同的体线圈或表面线圈，目的是提高信噪比（SNR），使图像更清晰。自旋回波和快速自旋回波的 T1WI 和 T2WI 是基本的扫描序列。脂肪抑制 T1WI 和 T2WI 也是常用的序列，由于脂肪组织的高信号受到压抑，病变组织与正常组织的信号差别可更加明显，也可用于检测组织和病变中的脂肪成分。层面方向可根据部位和病变选用横断、冠状、矢状或各种方向的斜切面。一般而言，对一个部位至少应有包括了 T1WI 和 T2WI 在内的两个不同方向的切面检查。

(二) 增强检查

骨和软组织 MRI 增强扫描的目的和意义与 CT 增强扫描相同。MRI 动态增强扫描，可以显示不同的组织以及病变内不同成分的信号强度随时间的变化情况，据此可以了解它们的血液灌注，有助于对病变性质的判定。

磁共振的原理是某些物质的原子核内具有单数的原子或中子，有可被测量出来的微量磁力。当这些有磁力的原子核被置于强磁场时，它们就围绕磁力线做旋转运动，其周期则根据磁线的强弱和核的类型而异，出现一定的强度。因而可以通过数据处理使组织的磁共振图像呈现不同的台阶，按其明暗度呈现以下顺序，即脂肪、脑及脊髓、内脏、肌肉，液体充盈的体腔，韧带及肌腱，有迅速血流的血管，骨密质，空气等，从而可产生明显的对比。磁共振的应用范围与计算机 X 线体层摄影相似，可用于检查脊髓、椎间盘、膝关节、韧带病变、滑膜肥厚、软组织肿瘤和原发性肌肉疾患等。但由于设备昂贵，目前还未广泛应用。

(三) MRl 观察与分析

病变在 MRI 上通常有四种信号强度的改变：①等信号强度：指病变与周围组织呈相同灰度，平扫无法识别病灶，有时需借助 MRI 对比剂的顺磁性效应以增加病变信号强度，使之与周围组织产生对比差别；②低信号强度：MRI 片上病灶信号强度不及周围组织亮；③高信号强度：MRI 片上病变组织的信号强度高于周围组织；④混杂信号强度：病变区包括以上二种或三种信号强度改变,例如肝癌伴出血坏死时在 T2WI 片上可呈现混杂信号强度改变。

在进行 MRI 诊断时,首先必须明确病变的部位、形态、数目,分析病变在各个序列中的信号强度、强化特征、周围水肿以及相邻结构的改变,再结合临床病史及必要的实验室检查,一般均能作出较为准确的定位和定性诊断。

(四) MRI 诊断时应遵循的一般规律:

1. 仔细观察各扫描方位,每个序列的每帧图像,如矢状位、冠状位、轴位等,以便获得病变的立体感,这是判断病变的起源及定位诊断的主要依据。

2. 病变在每个序列中的信号强度和强化方式是定性诊断的关键,如肝癌表现为稍长 T_1 和稍长 T_2 信号;肝血管瘤表现为稍长 T_1 和极长 T_2 信号;肝囊肿表现为极长 T_1 和极长 T_2 信号;某些病变如脂肪瘤的信号强度更具特征性,呈短 T_1 高信号,在脂肪抑制序列上其与脂肪信号同步降低。病变是否强化以及强化方式有重要诊断价值。一般认为,肿瘤性病变绝大多数有明显强化,而非肿瘤性病变一般不出现强化。又如,肝血管瘤增强后自周边呈向心性强化,直至充填整个病灶,这种强化方式是肝血管瘤的特征。

3. 病变的大小、形态、数目、部位及其毗邻关系,有助于病变的定性诊断。一般来讲,恶性肿瘤易多发,形态不规则;良性肿瘤多单发,呈类圆形。某些病变有特定的发病部位,对定性诊断有帮助,如室管膜瘤易发生在脑室内,生殖细胞瘤多位于松果体区,颅咽管瘤多发生在鞍区。

对部分病变而言,MRI 表现缺少特异性,定性诊断仍很困难,必须密切结合临床病史及相关实验室检查,如在 MRI 上发现两侧基底节区尤其是豆状核对称性信号异常，临床见到眼K—F环及血清铜蓝蛋白降低，则可确诊为肝豆状核变性。

四、医学影像学结果

医学影像学有三种情况：

①肯定性诊断，即通过检查可以确诊；

②否定性诊断，即通过影像学诊断排除了某些疾病，此时要充分注意到检查方法的局限性和某些疾病的特殊性，以及它们的动态变化过程；

③可能性诊断，即经过检查发现了某些征象，但并不能根据这些征象确定病变性质，而列出几个可能性，遇到这种情况，除综合应用其他影像学方法外，同时可结合其他临床检查资料，如内镜、活检等，或者可进行随访，试验性治疗后复查等措施来得出最终诊断结果。

五、脊柱与椎间盘的影像学表现

（一）脊柱的影像学表现

脊柱由脊椎和其间的椎间盘所组成。除第1颈椎外，每个脊椎分椎体及椎弓两部分。椎弓由椎弓根、椎弓板、棘突、横突和关节突组成。同侧上下两个关节突组成脊椎小关节，有关节软骨和关节囊。

在正位片上，椎体呈长方形，从上向下依次增大，主要由松质骨构成，纵行骨小梁比横行骨小梁明显，周围为一层致密的骨皮质，密度均匀，轮廓光滑。椎体两侧有横突影。在横突内侧可见椭圆形环状致密影，为椎弓根横断面影像，称椎弓环。在椎弓根的上下方为上下关节突的影像。椎弓板由椎弓根向后内延续,在中线联合成棘突,投影于椎体中央的偏下方,呈尖向上类三角形的线状致密影,大小与形状可有不同。

在侧位片上,椎体也呈长方形,其上下缘与前后缘成直角,椎弓居其后方。在椎体后方的椎管显示为纵行的半透明区。椎弓板位于椎弓根与棘突之间。棘突在上胸段斜向后下方,不易观察,在腰段则向后突,易于显示。上下关节突分别起于椎弓根与椎弓板连接处之上、下方,下关节突在下个脊椎上关节突的后方,以保持脊椎的稳定,不向前滑。脊椎小关节间隙为匀称的半透明影。颈、胸椎小关节侧位显示清楚,腰椎者则正位清楚。椎间盘的纤维软骨板、髓核及周围的纤维环系软组织密度,故呈宽度匀称的横行半透明影,称为椎间隙。椎间孔居相邻椎弓、椎体、关节突及椎间盘之间,呈半透明影,颈椎斜位显示清楚,胸腰椎侧位清楚,呈类圆形。

在脊椎 CT 的横断像上,椎体在骨窗下显示为由薄层骨皮质包统的海绵状松质骨结构。在椎体中部层面上有时可见松质骨中的"Y"形低密度线条影,为椎体静脉管。由椎体、椎弓根和椎弓板构成椎管骨环,硬膜囊居椎管中央,呈低密度影,与周围结构有较好的对比。黄韧带为软组织密度,附着在椎弓板和关节突的内侧,正常厚 2~4mm。腰段神经根位于硬膜囊前外侧,呈圆形中等密度影,两侧对称。侧隐窝呈漏斗状,其前方是椎体后外面,后方为关节突,侧方为椎弓根内壁,其前后径不小于 3mm,隐窝内有穿出的神经根。椎间盘由髓核与纤维环组成,其密度低于椎体,CT 值为 50~110HU,表现为均匀的软组织密度影,但由于层厚和扫描位置的原因常见椎体终板影混入其中。

在 MRI T_1W_1 和 T_2W_1 上脊椎各骨性结构的皮质呈低信号,

而骨髓呈高或等－高信号。椎间盘在 T_1W_1 上信号较低且不能区分纤维环和髓核，在 T_2W_1 上纤维环为低信号、髓核为高信号。脊髓在 T_1W_1 上呈中等信号，信号高于脑脊液；在 T_2W_1 上则脑脊液信号高于脊髓。在分辨力高的 MRI T_2W_1 上可见神经根穿行于高信号的脑脊液中。位于椎体前、后缘的前纵和后纵韧带在 T_1W_1 和 T_2W_1 上均为低信号，一般不能与骨皮质区别。

(二) 椎间盘影像学表现

1. X 线平片

X 线平片可见：①椎间隙均匀或不对称性狭窄，特别是后宽前窄。②椎体边缘，尤其是后缘出现骨赘，系因椎间盘退行性变所致，诊断需与临床资料结合。此外，脊椎排列变直或有侧弯现象。髓核向椎体脱出称为 Schmorl 结节，可于椎体上或下面显示一圆形或半圆形凹陷区，其边缘有硬化线，可对称见于相邻两个椎体的上下面，并累及几个椎体，常见于胸椎，临床上多无症状。

椎间盘结构属软组织密度，X 线不能直接观察，仅靠椎间隙和椎体骨质改变等间接征象，推测病变的存在，诊断受到较大的限制。因此，临床拟诊椎间盘突出的患者，一般都应行 CT 或 MRI 检查。

2. CT 检查

CT 上椎间盘的密度低于椎体但高于脊膜囊。据椎间盘变形的程度由轻到重可分为椎间盘变性、椎间盘膨出、椎间盘突出。椎间盘膨出的 CT 表现为椎间盘的边缘均匀地超出相邻椎体终板的边缘，椎间盘后缘与相邻椎体终板后缘形态一致即向前微凹，也可呈平直或对称性均匀一致的轻度弧形。椎间盘突出时，直接征象是突出于椎体后缘的局限性弧形软组织密度影，其内可出现钙化；间接征象是硬膜外脂肪层受压、变形甚至消失。硬膜级受压和一侧神经根鞘受压。CT 显示颈椎间盘突出要比腰椎困难，主要是由于颈椎间盘较薄，颈段硬脊膜外脂肪少，对比差的缘故。

3. MRI 检查

各部位的椎间盘部可在 MRI 上良好显示。正常椎间盘的髓核和纤维环的内侧部的水分较纤维环外侧部和后纵韧带为多，在 T1W1 上前两者呈稍高信号而后两者呈低信号，在 T2W1 上前两者呈高信号而后两者仍是低信号。椎间盘变性时其水分丢失，T2W1 上其高信号消失，矢状面上还可见椎间盘变扁。椎间盘膨出时除有椎间盘变性的改变外，矢状面上可见椎间盘向前后隆起。在横断面上膨出的椎间盘均匀地超出椎体边缘，也可表现为椎体后缘光滑的弧形影，突向椎管，此时与轻度椎间盘突出很难区分，但脊膜囊和神经根鞘受压不明显。在矢状面图像上，突出的椎间盘呈半球状、舌状向后方或侧后方伸出，其信号强度与其主体部分一致。横断面图像上，突出的椎间盘呈三角形或半圆形局限突出于椎体后缘，边缘规则或略不规则。CT 所能显示的硬膜外脂肪层受压、变形、消失以及硬膜囊受压和神经根鞘受压等均可在 MRI 上获得很好地显示，此外，MRI 还能直接显示脊髓受压，上述改变在 T2W1 上表现更明显。

六、脊柱区 X 线解剖

（一）颈椎 X 线解剖

正位：寰枢椎以下椎体形态相似，呈扁长方形。椎体上缘两侧斜向外上方的致密小突起为钩突，与相邻椎体后外下缘构成钩椎关节。椎弓根呈环形致密影，位于椎体阴影内两侧，其上、下、外侧方致密性突起分别为上、下关节突及横突。横突两侧对称，棘突呈倒"人"字形致密影投影于中线上。

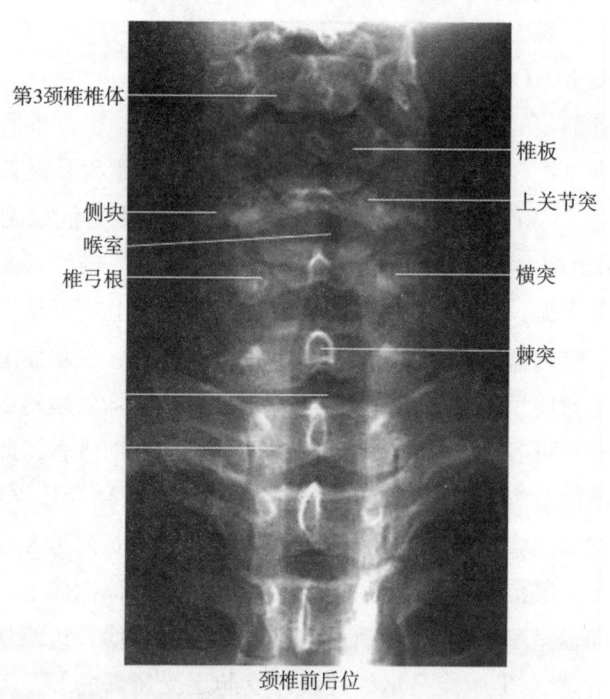

颈椎前后位

侧位：各椎体顺序排列呈稍前凸的自然曲度颈曲。椎体前后缘连线光滑，椎体呈四方形，相邻椎体上、下缘之间透亮间隙为椎间隙。椎体后上缘向后延续为椎弓根及上、下关节突，相邻椎体的上、下关节突构成椎间关节，关节间隙表现为关节突稍下方的短条状透亮影。两侧椎板汇成棘突，其周围致密，中央较透亮，第2颈椎棘突粗大，向下呈钩突状，第7颈椎棘突最长。椎间孔由相邻椎体的后缘、上位椎体椎弓根下缘、下位椎体椎弓根上缘及上下关节突的前缘围成，呈纵向长卵圆形透光区。

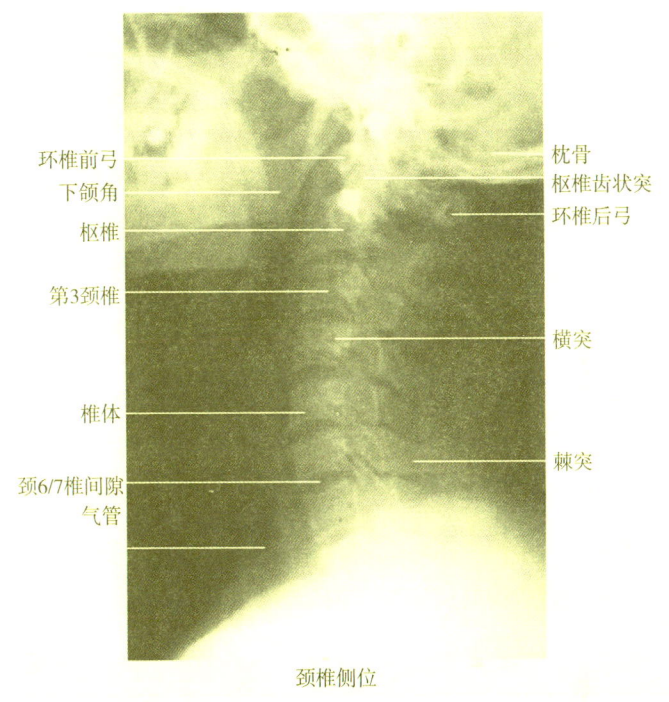

颈椎侧位

（二）胸椎 X 线解剖

正位：胸椎椎体呈四方形，椎体上下面平坦，椎间隙宽度均匀，椎弓根投影于椎体阴影内两侧，呈环形致密影。棘突呈叠瓦状投影于中线上，呈水滴状致密影。椎弓根与棘突间斜方形稍致密影为椎板，两侧椎板上缘共同形成一凹面向上的弧形阴影，上关节突在此弧形两侧外上缘于椎弓根上方形成致密影。下关节突在椎板下方椎体下角处形成突出的致密影。椎体两侧水平伸出的圆钝状阴影为横突。上 8 个椎体两侧与两对肋骨构成关节，下 4 个椎体两侧仅与一对肋骨构成关节；上 10 个胸椎的每一个横突均与肋骨构成关节，分别称为肋椎关节与肋横突关节。

侧位：胸椎顺列稍后突，椎体呈长方形，第12胸椎略呈楔形，椎体后缘略凹。椎体附件除横突外均可显示。

（三）腰椎X线解剖

正位：腰椎椎体呈长方形，椎弓根投影于椎体阴影内两侧，呈纵向卵圆形环状致密影。椎板上缘于椎弓根上方形成的致密突起阴影为上关节突，椎板向外下方形成的致密突起阴影为下关节突。相邻椎体的上、下关节突形成椎间关节，由于椎间关节面呈矢状位，所以关节间隙表现为垂直透亮影。由椎体两侧向外水平伸出的圆钝状致密影为横突，棘突呈水滴状致密阴影。

侧位：腰椎顺列稍前突。椎体呈四方形。第5腰椎与骶骨间隙稍窄，第4椎间隙略宽，其余各椎间隙大小相等。椎间孔大而清晰，椎弓根向上方突起的致密阴影为下关节突，横突呈轴位投影于上下关节突间的椎板阴影中，椎板后方向后下延伸的斜方形略致密阴影为棘突。

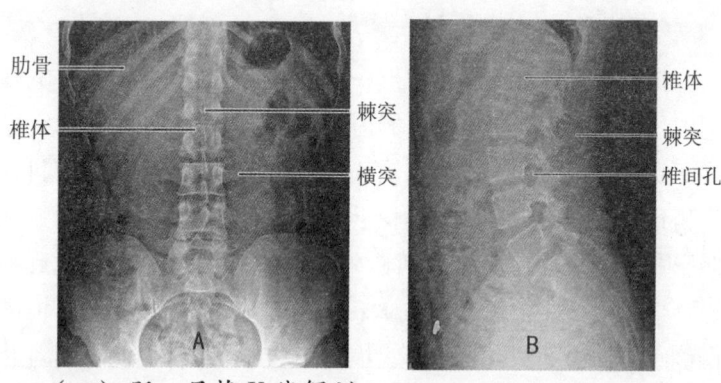

（四）骶、尾椎X线解剖

骶椎共5个，从18~25岁，自下而上逐渐骨性融合形成骶骨。骶骨呈倒置的三角形，由中间部分及两侧翼部组成。中间部分可见纵行致密阴影为椎骶棘突愈合后形成的骶中嵴，两侧翼部可见4条成对横行致密线影及4对透亮的骶孔影。翼部的耳状关节面与髂骨构成骶髂关节。骶骨下端连接尾骨，18岁后尾骨由4个尾椎组成，各尾椎间由软骨连接，约40岁后才消失，除第1尾椎由椎体、尾骨角及外侧突组成外，余尾椎仅留椎体部分。

七、脊柱正常生理曲度

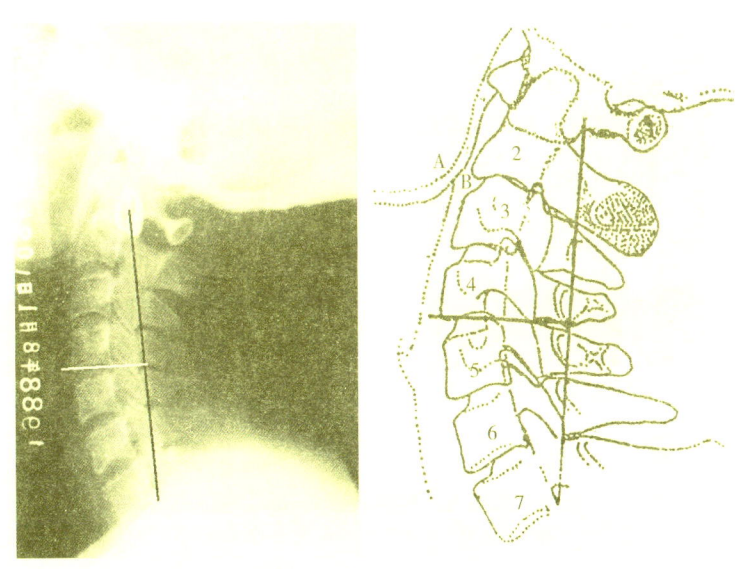

颈椎标准侧位像生理曲度

（A、X线片测量法，图中示正常椎曲；B、图示下颌角A平C2下缘，示第1椎棘突基底部向下至第7颈椎后下缘连线，其中点连线经过C4、5间为正常椎曲）

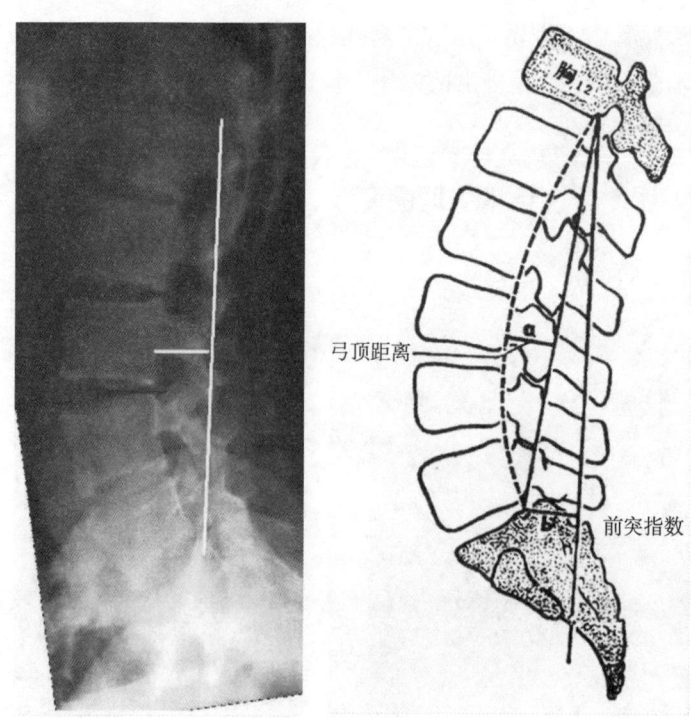

腰椎弓顶距离及前突指数（Seze 测量法）

（A、X 线片测量法；B、弓顶距离测量图示 12 胸椎后下缘向第 1 骶椎后上角连线正常 a 线为 1.8~2.2cm，前突指数 b 线正常 2.5cm 以内。

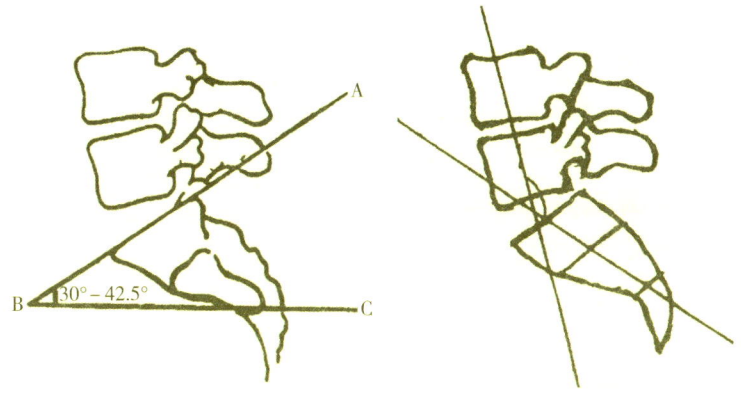

腰骶角测量法（水平角）腰骶角测量法（轴交角）
正常为30°～42.5°。正常为130°左右。

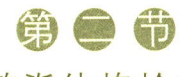

整脊体格检查

一、神经系统检查法

神经损伤是脊柱疾病中的重要内容，诊断或处理不当常会给患者带来不可挽回的后果。因此，准确判断有无神经损伤和损伤的部位尤为重要，临证时应了解损伤原因、受伤部位、麻痹发生时间（伤后立即发生或逐渐发生）和伤后有否恢复现象等。具体检查应包括感觉检查、运动检查和反射检查等方面。

（一）感觉检查

1. 触觉：患者闭目，医者以棉絮或棉签轻轻触其皮肤，并比较不同部位的触觉变化。触觉强度可分为正常、敏感、迟钝和消失 4 级。

2. 痛觉：用针刺皮肤以检查痛觉，操作时应掌握刺激强度，可从无感觉区向正常区检查。检查要有系统性，自上而下，注意两侧对比。痛觉分为正常、敏感、迟钝和消失 4 级。

3. 温度觉：用玻璃试管盛 5～10℃冷水或 40～50℃的温水检查皮肤温度觉。

4. 位置觉：患者闭目，医者将患者末节指（趾）关节做被动活动，并询问其所处位置。

5. 振动觉：用音叉柄端放在被检者骨突或骨面上，如踝部、髌骨、髂嵴、棘突、胸骨或锁骨，检查振动感觉。检查时，患者应闭目。

检查出的感觉改变应做详细记录，并以图示其区域。

（二）运动检查

1. 肌容积：注意肌肉的外形有无萎缩和肿胀。测出肢体的周径，按部位与健侧对比。

2. 肌张力：张力增强的肌肉，静止时肌肉紧张，被动活动关节有阻力，见于上运动神经元损伤。张力减低，肌肉松弛，肌力减退或消失，见于下运动神经元损伤。

3. 肌力：检查肌力时，必须将神经损伤水平以下的主要肌肉一一检查，并与健侧或正常人做对比，以估计其肌力。通常将完全麻痹至正常的肌力分为 6 级，其标准如下：

0 级：肌肉完全麻痹，完全无收缩力者。

1 级：肌肉动力微小，不能带动关节活动者。

2 级：肌肉动力可带动水平方向关节的活动，但不能对抗地心引力。

3 级：能在抗肢体重力而无抗阻力的情况下使关节活动。

4级：能抗较大阻力，但比正常者为弱。

5级：正常肌力。

（三）反射检查

检查时应使患者体位适当，肌肉放松，避免紧张。医者叩击位置要准确，用力均匀，并注意两侧的对比。

1. 浅反射

刺激体表感受器引起的反射，消失则表明体表感受器至中枢的反射弧中断。临床上常用的浅反射及其相应的脊髓节段为：

（1）腹壁反射：用钝器或手指轻划腹壁两侧上、中、下部皮肤，可见到该处腹肌有收缩反应。上腹壁反射消失提示胸髓第7~8节损伤，中腹壁反射消失提示胸髓第9~11节损伤，下腹壁反射消失提示胸髓11节~腰髓1节损伤。

（2）提睾反射：用钝器轻刮大腿内侧皮肤，引起提睾肌收缩，睾丸上升，反射消失提示腰髓1~2节损伤。

（3）肛门反射：用钝器轻刮肛门周围皮肤，引起括约肌收缩。反射消失提示骶髓1~5节损伤。

2. 深反射

是刺激肌肉、肌腱、关节内的本体感受器所产生的反射，临床上常用的深反射及其相应的脊髓节段为：

（1）肱二头肌反射：患者前臂置于旋前半屈位，医者将其拇指放在肱二头肌腱上，用叩诊锤叩击拇指，引起肱二头肌收缩，由颈髓5~6节支配。

（2）肱三头肌反射：患者前臂置于旋前半屈位，医者以手握住其前臂，用叩诊锤叩击其肘后肱三头肌腱，引起肱三头肌收缩，由颈髓6~7节支配。

（3）桡骨膜反射：患者肘关节半屈，前臂旋前，叩击其桡骨茎突，引起其前臂屈曲和旋外动作，由颈髓7～8节支配。

（4）膝反射：检查时应使患者放松肌肉，用叩诊锤叩击其髌韧带，引起伸膝动作，由腰髓2～4节支配。

（5）跟腱反射：用叩诊锤叩击跟腱引起足的跖屈。检查时患者仰卧，膝关节半屈曲，足跟向内。医者左手持握足部（拇指在下，余4指在足背部，使足呈背伸位），右手叩击跟腱引起小腿三头肌的收缩和足的跖屈，由骶髓1～2节支配。

3. 病理反射

（1）霍夫曼（Hoffmann）征：医者左手托住患者手掌，右手的食指和中指夹住患者的中指，再用拇指轻弹患者中指指甲。如引起患者拇指及其余各指出现屈曲动作为阳性反应，提示上运动神经元损伤。

（2）巴宾斯基（Babinski）征：以钝器划患者足底外侧，引起拇趾伸直背屈，其他4趾扇形分开为阳性反应，这是锥体束损伤所表现的最重要的一个病理反射。

（3）髌阵挛：患者仰卧，下肢伸直。医者以手指按在髌骨上缘，骤然向下推动髌骨，并将推下的髌骨继续保持于这个位置。如股四头肌腱有节律地阵阵收缩而使髌骨急速阵阵上下移动，则为阳性。

（4）踝阵挛：患者仰卧，医者用右手握住其足部，使膝关节处于半屈曲位，猛力推足使踝关节背屈。若引起踝关节有节律地出现屈伸动作，则为阳性。

二、整脊体格特殊检查

（一）脊柱检查

1. 头顶叩击试验：患者端坐，医者一手平按患者头顶，用另一手握拳叩击按在患者头顶的手掌掌背。患者若感觉颈部疼痛不适或向上肢窜痛、麻木，即为阳性。用于颈椎病或脊柱损伤的检查。

2. 椎间孔挤压试验：患者端坐，头部略向患侧的侧后方倾斜，医者两手交叉，按住头顶向下施加压力。患者若感觉颈痛并向上肢放射，即为阳性。用于颈椎病的检查。

3. 臂丛神经牵拉试验：患者端坐，医者一手握患者病侧手腕，另一手按住患者头部，两手反方向推拉。若患者感到疼痛并向上肢放射，即为阳性。用于颈椎病的检查。

4. 直腿抬高试验：患者仰卧，两腿伸直。分别做直腿抬高动作，然后再被动抬高。正常时两侧下肢抬高幅度相等且无疼痛。若一侧抬高幅度降低，同时又有下肢放射性疼痛即为阳性，表示神经根有压迫现象。应记录两腿抬高的度数。用于腰椎间盘突出症、坐骨神经痛的检查。

5. 直腿抬高加强试验：又称足背屈试验，体位同直腿抬高试验。当患者抬高下肢发生疼痛后，略放低患者下肢使其不感疼痛。医者一手握住患者足部突然使其背屈。若患者突感疼痛加剧或引起患肢的放射性疼痛即为阳性。用于腰椎间盘突出症和坐骨神经痛的检查。

6. 屈髋伸膝试验：患者取仰卧位，医者使患者下肢尽量屈髋、屈膝，然后逐渐伸直膝关节。若在伸膝时出现下肢放射痛即为阳性。多用于坐骨神经痛的检查。

7. 髋膝屈曲试验：患者取仰卧位，医者用两手握住患者两膝部使其髋、膝关节尽量屈曲，并向头部推压，使臀部离开床面。若腰骶发生疼痛即为阳性。如果腰部筋伤、劳损或腰椎间关节、腰骶关节、骶髂关节有病变或腰椎结核等均可以出现阳性，但腰椎间盘突出症做此试验常为阴性。

8. 骶髂关节分离试验：又称"4"字试验。患者取仰卧位，医者将患者伤肢屈膝后做盘腿状放于对侧膝上，然后一手扶住对侧髂嵴部，另一手将患膝向外侧按压。若骶髂关节发生疼痛即为阳性。用于骶髂关节病变的检查，但事先应排除髋关节本身病变。

9. 分腿试验：又称床边试验。患者仰卧于床边，健侧在床上，患侧垂于床边。医者一手握住健侧膝部使其屈膝、屈髋，另一手扶住患侧大腿用力下压，使髋关节尽量后伸，若骶髂关节发生疼痛即为阳性。说明骶髂关节有疾患。

（二）上肢检查

1. 肩关节外展上举试验（疼痛弧试验）：患者上肢外展0°~60°不痛，外展60°~120°疼痛，再上举120°~180°反而不痛即为阳性。

提示冈上肌腱炎。

2. 冈上肌腱断裂试验：冈上肌腱断裂后，上肢不能维持良好的外展位。患侧越用力外展，肩就越高耸。

3. 网球肘试验：患者前臂在旋前位并将桡腕关节屈曲再伸肘时，由于桡侧腕伸肌张力增大引起肱骨外上髁处疼痛，即为阳性。

4. 握拳尺偏试验：患侧握拳，拇指握于掌心内。医者一手握患腕，一手将患腕向尺侧倾斜，如桡骨茎突部疼痛即为阳性。用于检查桡骨茎突腱鞘炎。

5. 屈腕试验：医者将患者伤侧手腕屈曲，同时压迫正中神经 1~2 分钟。如掌侧麻木感加重，疼痛放射至食指、中指即为阳性。用于检查腕管综合征。

(三) 下肢检查

1. 髋关节屈曲挛缩试验：又称托马斯征。患者取仰卧位，尽量屈曲健侧髋膝关节，使大腿贴近躯干，腰部紧贴于床面。如果患髋不能伸直平放于床面或虽能伸直但腰部出现前突即为阳性。用于髋关节僵硬、强直或髂腰肌痉挛的检查。

2. 单腿站立试验：又称臀中肌试验。患者健肢单足站立，抬起患肢，患侧骨盆及该侧臀皱褶上升，即为阴性。再令患者以患肢单足站立，健肢抬起，则健侧骨盆及臀皱褶下降，即为阳性。此试验检查髋关节脱位或臀中、小肌麻痹，任何使臀中、小肌无力的疾病，这一体征均可出现阳性。

3. 浮髌试验：患者仰卧，患侧膝关节伸直，令其放松股四头肌。医者一手在髌骨上方压挤，将髌上囊区的关节液挤压到髌骨下方，另一手食指向下压髌骨。若出现髌骨有浮动感即为阳性，说明膝关节内有积液。

4. 膝关节分离试验：又称膝关节侧副韧带牵拉试验。患侧膝关节伸直，医者一手握住小腿下端，将小腿外展，另一手压住膝关节外侧向内侧推压。如膝关节内侧发生疼痛和侧方活动即为阳性，说明胫侧副韧带损伤或断裂。检查腓侧副韧带时，方法与之相反。

5. 推拉试验：又称抽屉试验。患者取仰卧位，患膝屈曲。医者两手握住患侧膝部下方，向前后推拉。若小腿有过度前移，表示前十字韧带断裂或松弛，反之，表示后十字韧带松弛或断裂。

6. 回旋挤压试验：又称麦氏征。患者取仰卧位，医者一手握膝，另一手握足。先使患肢尽量屈膝，然后使小腿充分外展、旋外或内收、旋内，并逐渐伸直。在伸直过程中患膝出现疼痛和弹响声即为阳性，检查时小腿外展、旋内伸膝出现疼痛和弹响者，多提示外侧半月板损伤，小腿内收、旋外伸膝出现疼痛和弹响者，多提示内侧半月板损伤，但临床中也可能有与之相反的结果。

7. 研磨试验：患者取俯卧位。医者两手握住患肢踝部，屈膝90°，然后用力沿小腿纵轴向下挤压膝关节，并做内、外旋转活动。如患膝关节内外侧疼痛即为阳性，说明内、外侧半月板损伤。此外，如将小腿向上牵拉，做内、外旋转活动引起疼痛，则说明膝胫、腓侧副韧带有损伤。

8. 半月板重力试验：又称膝伸屈试验。患者侧卧位，患肢离开床面。令患者做膝关节伸屈活动，用小腿的重力挤压内、外侧半月板牵张侧副韧带。如出现响声或疼痛，提示半月板或侧副韧带损伤。

三、韦以宗特殊检查

此是作者1995年报道诊断上段颈椎损伤，颈2、3、4钩椎关节紊乱的体征。检查方法类似臂丛牵拉试验，但检查者首先摸到桡动脉（中医切脉部位），然后用另一手推头颈往对侧。如颈椎上部有关节错缝，桡动脉减弱或消失，即为阳性。多见于颈椎寰枢椎错缝或颈2、3、4钩椎关节紊乱，椎间盘突出，椎曲紊乱。

此体征阳性是颈上段钩椎关节紊乱、椎曲变异、颈1—4

神经受损伤。当推拉头颈时，颈神经损伤加重，颈上交感神经节，颈动脉神经节同时受刺激，抑制了动脉搏动，因此出现桡动脉减弱或停顿。

锁骨高低征

锁骨位于胸廓上第一肋上缘，是连接上段颈椎横突前缘的斜角肌和连接颅骨乳突的胸锁乳突肌的止点。内与胸骨上端构成胸锁关节，外与肩峰构成肩锁关节。此二关节可随胸廓及上肢运动而蠕动。

上段胸椎侧凸，则胸廓倾斜性上移，出现锁骨上突；上段颈椎的旋转、侧弯也可因斜肌角牵拉，也可致锁骨上突。胸椎侧凸与颈椎旋转、侧弯是因果关系。临床从双锁骨高低是否一致，可以了解胸椎和颈椎有否侧弯。因此，锁骨高低不对称是颈椎病易见体征。

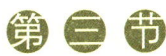

整脊常规治疗技术

中医整脊治疗学，是韦以宗根据中医历代脊柱伤病的诊疗技术和他近半个世纪的临床经验，在中医脊柱生物力学理论指导下，于2002年首先提出了"理筋、调曲、练功"整脊三大治疗原则。后又运用整体方法论研究，围绕三大治疗原则，提出正脊调曲、针灸推拿、内外用药和功能锻炼四大疗法以及医患合作、筋骨并重、动静结合、内外兼治、上病下治、下病上治、腰病治腹、腹病治脊八大策略。同时，通过科学研究筛选出安全实用的十大正脊骨法和六大牵引调曲法以及健脊强身十八式。构建了独具中医特色的脊柱伤病治疗体系，成为《中医整脊常见病诊疗指南》的规范化治疗措施，并贯彻到脊柱每个伤病的治疗中。

笔者在整脊临床工作中，根据临床运用技术情况，把运用的技术分为力量型治疗技术和非力量型治疗技术。非力量型治疗技术又分为侵入式治疗和非侵入式治疗，非力量型治疗技术非侵入式治疗主要以中药熏蒸、膏药、中药外洗、艾灸、拔罐、中西药内服及一些理疗为主，这些治疗方法一般不会加重病情，适合疾病诊断不明确的情况，先进行对症治疗，非力量型治疗技术侵入式治疗以刺络拔罐、电针、小针刀（刃针）、银质针等为主，这些根据病情虚实，辨证选配，规范治疗，一般作为治疗方法的第二梯队选用。力量型治疗技术主要以点穴、推拿、正脊骨法、牵引疗法为主。这是病情诊断明确后，根据临床体征和影像学判断，患者局部及整体受力改变情况，针对病因而选用的调整脊柱生理曲度的主要治疗方法。现将以上治疗方法分述如下。

一、非力量型治疗技术

（一）中药熏蒸

目前随着科技发展与深入研究，中药熏蒸疗法作用机制有了全新认识：现代医学认为皮肤温度高到40℃以上时，机体毛孔张开，毛细血管网开放，在蒸汽环境内，机体内邪外出，中药有效成分经皮肤吸收，对患病部位和经络病变区进行有效渗透，药力直达病灶，能有效改善微循环、松弛骨骼、镇痛及活络关节等作用，利用中药熏蒸时的温热和药物双重效应，有效地将患者体内有毒物质排出体外。中药熏蒸疗法集中了中药医疗、热疗、超声波雾化、气疗、中药离子渗透等多种疗法，集热度、湿度、药度于一体，具有很高的实用和推广价值。对其机制的研究方式也从早期的理论探讨，发展到目前的动物实验和临床研究水平。一批很有影响的专著如《理论骈文》、中国民间疗法丛书《熏洗疗法》等有关中药熏蒸洗浴疗法的书籍相继出版，师承前人，为中药外治和中药熏蒸疗法的不断发展推陈出新。

我2002年临床跟师宋晓光教授，学习中医骨科疾病诊疗，因此熟悉了中药熏蒸疗法。当时也是宋晓光教授采用先进全自动变频温度调控，研制智能型中药熏蒸床刚上市不久，经过长时间的使用观察和反复多次的技术改进，具有非常优越的性能。温度显示采用数字显示新技术，温度控制系统采用先进的微处理芯片线性处理新技术。把活血化瘀、温经通络、祛风除湿类药物放入该设备蒸气发生器中煎煮，有效成分溶出形成药物蒸气，含有多种生物碱、苷类、植物抗生素、鞣质和各种微量元素及芳香类挥发性物质，在温热蒸气的作用下，可直接通过肌肤孔窍．经穴位的渗透、吸收而深入腠理，达到化瘀止痛、除湿通络的功效。在当时已在郑州5家医院运用该熏蒸设备，并系统观察治疗352例颈肩腰腿痛患者，取得较好疗效，总有效率达95%以上。每当看到病人获得良好疗效，心中更加深对此疗法的认可与理解。

1. 中药熏蒸常用处方

根据临床经验，运用熏蒸药物一般大致分为三类处方：

处方一：风寒型：

伸筋草30克　透骨草30克　徐长卿15克　艾叶30克 制草乌15克　制川乌15克　透骨草30克　杜仲15克　牛膝

15克　红花10　土虫10克　干姜10克　花椒10克

功能：祛风除湿，舒筋活血，温经补肾止痛。

处方二：风热型：

海桐皮、伸筋草、络石藤、威灵仙、鸡血藤、草薢、忍冬藤各30g，桂枝10g，黄柏20g，木瓜、三棱、刘寄奴、莪术、牡丹皮、苍术、丹参、川牛膝、天花粉各15g

处方三：气滞血瘀型：

伸筋草30克　透骨草30克　徐长卿15克　艾叶30克　泽兰15克　红花10克　透骨草30克　杜仲15克　牛膝15克　三棱10克　红花10　土虫10克　干姜10克　花椒10克

2. 中药熏蒸注意事项

2.1 舒适度：人体舒适温度是43℃左右，人体体温最高是38℃，43℃以上人的皮肤毛孔是张开的，下面的中药会顺着毛孔达到局部。中药具有温经散寒、活血化瘀的作用，让肌肉的张力降下来，让紧张的肌肉松弛下来，开关机器时注意，温度向上加时比较好加，降不好降。熏蒸过程中如出现不适及时告知护士。

2.2 消毒：每日消毒一次熏蒸床，消毒记录放在显眼位置，每人起身后，更换一次消毒巾，所用物品需清洁消毒，用具一人一份一消毒，避免交叉感染。

2.3 时间：一般熏蒸时间为半小时，根据实际情况可延长几分钟，开关机器时，一定要注意时间，在熏蒸的半小时内不宜出现机器报警，引起不必要的误会。

2.4 隐私：在病人没有脱衣服之前，第一次熏蒸时应给病人讲明注意事项，比如要说如果温度过高先侧身再喊人。中药熏蒸治疗过程中应适当饮水；老人和儿童应有专人陪护；

2.5 紧急处理：如果温度过高，先让病人起身，放出蒸汽，检查温控是否生锈，或者是否需要加水。中药熏蒸过程中应注意有无恶心、呕吐、胸闷、气促、心跳加快等不适，严防出汗虚脱或头晕，若有不适，立即停止熏蒸；

2.6 熏蒸前后：熏蒸前要饮淡盐水或温开水 200ml，避免出汗过多引起脱水。餐前餐后 30 分钟内，不宜熏蒸。熏蒸完毕，注意保暖，避免直接吹风。

3. 中药熏蒸禁忌证

3.1 高血压、心脏病、急性脑出血、重度贫血、动脉硬化症等患者；

3.2 饭前饭后半小时内、饥饿、过度疲劳；

3.3 妇女妊娠及月经期；

3.4 急性传染病；

3.5 有开放性创口、感染性病灶、年龄过大或体质特别虚弱的人；

3.6 对药物过敏者。

（二）中药外敷

中药外敷又称中药热熨敷，是一种常见的中医治疗方法，广泛应用于中医整脊临床实践中。将中药加热后装入布袋，在人体局部或一定穴位上移动，利用温热之力使药性通过体表透入经络、血脉，从而达到温经通络、行气活血、散寒止痛、祛瘀消肿等作用的一种操作方法。

适用范围：适用于风湿痹证引起的关节冷痛、酸胀、沉重、麻木；跌打损伤等引起的局部瘀血、肿痛；扭伤引起的腰背不适、行动不便；脾胃虚寒所致的胃脘疼痛、腹冷泄泻、呕吐等症状。

(三) 外用膏药

1. 外用膏药概述

外用膏药古称薄贴。膏剂是祖国医学的一类古老剂型，其渊源久远。魏晋时期炼丹术盛行，黑膏药已经出现。唐宋时黑膏药的制备逐渐完善，医药大为兴盛，膏药的种类随之越来越多，治疗的范围也越来越广，有的用于跌打损伤的止痛散瘀，有的用于脓肿疖子的"抽脓拔毒"，得到广泛使用。

早在《山海经》中就记载了羯羊脂，用于涂搽皮肤以防皲裂，可以说是最原始的膏药；《黄帝内经》中记述了"豕膏"，"痈发于嗌中……合豕膏，冷食，三日而已。……涂以豕膏，六日已。"《内经至真要大论》："摩之、浴之、薄之、劫之、开之、发之，适事为度。"其中所指的"摩之、薄之都是后代膏药的滥觞"。南北朝时称膏剂为"膏方"或"薄"。唐代也有"摩膏"的称谓。明清时代将唐代的"煎"改称为"膏滋"或"膏"，并纳入了膏剂的范畴。这样，膏剂的品种更加丰富了。随着历史的发展，膏剂的用途逐渐扩大，不但治外病用膏，治内病也用膏。到清代，膏药已经发展成为普遍的民间医药，是常用的外治措施之一。清吴师机《理沦骈文》，对膏剂的方药、应用和制备工艺均进行了专门的论述，并创造出了白膏药、松香膏药等膏剂类型。到了近代，随着透皮给药系统（TDDS）的研究迅速发展，外用膏剂的应用范围也更为广阔。现代工艺的橡胶膏出现后，加上药品监管措施加强，黑膏药已几乎从医院中绝迹，只流传在民间。

膏剂作用比较广泛，无论是内服还是外用，由于其具有一定的稠度，故而具有：有效成分含量高、析出速度缓慢、作用长期持久、局部疗效切实等优点。徐灵胎说："今所用之膏药，古人谓之薄贴，其用大端有二：一以治表，一以治里。治表者，如呼脓祛腐，止痛生肌并遮风护肉之类，其膏宜轻薄日换。治里者，或驱风寒，或和气血，或消痰癖，或壮筋骨，其方甚灵，药亦随病加减，其膏宜重厚久贴。"

顾名思义，膏就是黏稠之物。膏剂是常温下为固体、半固体、半流体的一类剂型。由药物和基质两个部分组成（也有不用基质的）。具体制法：根据不同病情，选用相应药物，浸于植物油内，浸泡一定时间，入锅煎熬，等药物枯黑后去渣，再熬，至滴水成珠时再按油之比例（视当时不同季节）加入适量的铅丹，拌匀，将锅离火（或先离火后放丹）。候药凝厚如膏，切成大块，投放于冷水中去火毒。待用时加热熔化，摊于布片或厚纸或薄油纸片上，贴于患处体表皮肤即可。临证有用以治里者，如关节疼痛，僵直，深部肌肉酸困，肌肤麻木，深部脓肿，骨折，伤筋等症。取其祛风化湿，行气活血，续筋接骨之作用，如万应膏、接骨膏等。有用以治疗表者，如体表痈、疖、疽、疔等疮疡诸疾，具有消肿定痛，去腐生肌，收口，保护疮口等作用，如太乙膏、独角莲膏、阳和解凝膏、冲和膏等。

膏药之优劣，疗效是根本。膏药属于外治，从而避免了内服药物的毒副作用，再加上疗效确切，受到患者信赖。膏药中的药物直接贴敷于体表穴位上，药性透过皮毛腠理由表入里，渗透达皮下组织，一方面在局部产生药物浓度的相对优势；另一方面可通过经络的贯通运行，直达脏腑失调经气失调的病所，发挥药物"归经"和功能效应，从而发挥最大的全身药理效应。而传统的注射及口服疗法除损伤神经、血管、肌肉等组织和肠道反应，使病人不易接受外，这些方法都易使药物通过全身的血液循环及肠道破坏，而真正到达疾病局部的药物少之甚微，所以用药量极大，并且疗效极差。而膏药的外治疗法彻底解决了这一难题，药物直接作用于患处，使药效数倍提高，而且不易产生耐药性。

2. 家传膏药

河南省平舆县后刘乡（现为阳城镇）黎庄大队，有一自然村叫殷浅村，殷宝玉祖上为殷浅村名门望族。清朝末年，各种战乱纷生，民不聊生。殷庄村东临洪河（淮河重要支流），村中人们依靠河流孕育出的自然资源（如各类农作物、河中鱼类等）得以世代延续。殷宝玉祖上又以修石磨盘的手工技艺而闻名乡里，生活富足。

清末民国初（1910年前后），一僧人打扮的病人敲开殷府大门化缘。此人是开封人士，出家在中兴禅寺，法号方明，得了喘证，不愿累赘寺人，云游四方。方明大师原在少林寺常住，深得少林跌打伤科之妙。殷宝玉祖人不因病而拒供奉，供其在偏房，并派专人照料，邀请当地良医为其治病。释方明大师甚为感动，将自己跌打伤科经验倾囊传授给殷宝玉祖辈，并传授黑膏药熬制技艺。多年后，殷宝玉祖人治疗跌打伤科与疼痛，名声大噪。与其同时成名的有枕头河、驻马店段庄，以殷庄治疗骨伤病最为出名。当时缺医少药的条件下，跌打伤科患者，只求功能恢复，殷氏祖上简单处理骨折后，外敷上膏药，就地取材，把竹子做成竹廉进行伤部外固定，等一月左右取下，伤病基本痊愈。甚至许多百里之外的病人慕名而来求医。

传至殷宝玉一代，宝玉的大哥英年早逝，宝玉的母亲和宝玉本人传承了跌打伤科与黑膏药技艺。宝玉大哥膝下一子，至

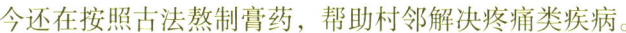

今还在按照古法熬制膏药,帮助村邻解决疼痛类疾病。

随着时代发展,人们对于跌打伤科传统技艺已基本放弃,因为人们要求的是解剖复位。

殷宝玉是我的舅姥爷,因他的下一代无人传承跌打伤科与黑膏药熬制的技艺,他打破密不外传、传男不传女等先例,愿将古秘方传授与我,并传授我熬制的流程。我当时对这些传承没有太在意,或者说没有什么概念,但这对于我报考河南中医学院骨伤本科专业,具有一定影响。

1999年后,舅姥爷常年居住天津,很多人求膏药无门。很多跌打损伤患者得知我在河南中医学院学习骨伤专业,前来咨询,时问有没有殷庄黑膏药,为殷庄膏药不能传承而惋惜。我的父亲经常参与熬制黑膏药,并见证他的姥姥、舅舅用黑膏药治病效如桴鼓,所以鼓励我传承黑膏药的制作。2001年在父亲的帮助下,我开始进行膏药的熬制,同时将自学中医理论转化为实践。我在高中同学处筹集经费支持,用于黑膏药的熬制。当时在舅姥爷的指导下,我按照古方古法熬制黑膏药。这里面有很多讲究。比如:药物的选择配制粉碎过程中,不能见铁器;熬制膏药必须用芝麻秆;黑膏药老嫩的把握;黑膏药药物下药次序;膏药熬好减毒,减毒必须深藏水内不能见光等等。经过7次试验才达到理想水平。为提高古方疗效,我又进行十几次的小规模的反复熬制,每次用植物香油5斤,多次探究、改进,并免费赠与乡亲进行贴敷,疗效深受好评,终于传承了古方古法熬制黑膏药。

2003年起跟师河南省中医院宋晓光教授学习,他主张药物有效成分浓缩提取,包括饮片化工工艺的冷萃取,运用现代科技做成散剂,运用蜂蜜进行现场调制,外敷患部,疗效显著，深受好评。按照这种思路，我把提取的有效成分，倾洒在古方膏药上，使古方膏药疗效得以提升。

2010年我在少林寺少林禅医功夫学院工作任教务长，有幸接触到跌打伤科很多方剂，并跟随国内骨伤名师韦以宗教授整理出《少林寺武术伤科秘方集释》，任编委。整理出版针对跌打伤科的《少林正骨》一书，任编委（2版任副主编）。对于跌打伤科、少林正骨、黑膏药的用法有了进一步的学习与领悟。

跌打伤科、少林正骨、黑膏药二百多年的传承，来源少林，我又带着他回归少林，也许一切因缘，在冥冥之中早已注定。所以我将此膏药命名为少林功夫膏，有人说现在是商标的社会，应该注明商标以便市场区分，所以我命名为奇宁功夫膏。

（四）中药汤剂

内外用药是中医整脊学四大疗法之一，中药汤剂内服是内外用药重要组成部分，是防治脊柱病的重要方法。

临床中总结出脊柱伤病为"本虚标实"，肝主筋，肾主骨。肝肾亏虚，气血不足为本，风寒湿邪客居经脉，气血瘀滞为标。一般认为肝肾亏虚、筋骨劳损，复加风寒湿邪侵袭，气血运行不畅，瘀血、痰浊痹阻经络产生痛、麻、酸、重是本病主要的病因病机；肾精亏虚，脊髓不充，骨骼退变，而发生骨赘，压迫刺激神经、血管、韧带等而发生颈僵痛诸症。

1. 颈椎病中医辨证分析

1.1 寒湿痹阻型

证见头痛或后枕部疼痛，颈僵，转侧不利；或头疼牵涉至上背痛，肌肤冷湿，畏寒喜热，颈椎旁可触及软组织肿胀结节。舌淡红，苔薄白，脉细弦。

证候分析：患者平素体虚，阳气不足，卫外不固，腠理空虚，复外感寒邪、湿邪，痹阻经脉、肌肉，而致营卫行涩，经络不通，发生疼痛，麻木，活动欠利，且患者舌淡红，苔薄白，脉细弦为寒湿痹阻之征。

治法：温经活血，祛寒除湿，通络止痛

方药：羌活胜湿汤加减，水煎取450ml，150ml/次，每日三次，口服。

1.2 痰瘀阻络型

证见颈项痛如锥刺，痛势缠绵不休，按之尤甚，痛有定处，夜间加重，伴上肢麻木、头晕、欲呕。舌黯，舌体有少许瘀点，舌边有齿痕，苔白腻或白滑，脉弦涩或弦滑。

证候分析：邪痹经脉，络道阻滞，气血津液输布失施，血滞为瘀，津停为痰，瘀阻经脉，而致关节疼痛，屈伸不利，且患者舌黯，舌体有少许瘀点，苔白腻或白滑，脉弦涩、弦滑为痰瘀阻络之征。

治法：祛湿化痰，通络止痛

方药：桃红四物汤加减，水煎取450ml，150ml/次，每日三次，口服。

1.3 脾肾亏虚型

证见颈项酸软胀痛，四肢倦怠乏力，或双下肢软弱无力，行走吃力，头晕，耳鸣，舌淡或有齿痕，或舌干红少苔，脉细弱或虚而无力。

证候分析：患者素体自虚，先天肾精亏虚，不足以濡养经脉；后天脾气化生不足，气血生化乏源，血不上荣，经脉失养而发生疼痛，活动不利，且患者舌干红少苔，脉细弱、虚而无力为肝肾不足之征。

治法：治以补肾健脾，温经和阳，强筋健骨。

方药：天麻钩藤饮加减（《杂病证治新义》），水煎取450ml，150ml/次，每日三次，口服。

偏于阴虚+龟板、菟丝子、女贞子；偏于阳虚+鹿角胶、肉桂、苁蓉。

2. 腰椎病的中医辨证分析

对本病辨证应首辨虚实，虚证多为肝肾亏虚，实证多见风寒、湿热、瘀血为患，还应结合病史与舌脉，详细检查，方能准确辨证。

2.1 肝肾亏虚型：

证见腰酸痛，腿膝乏力，劳累更甚，卧则减轻。偏阳虚者面色㿠白，手足不温，少气懒言，腰腿发凉，或有阳痿、早泄，妇女带下清稀，舌质淡，脉沉细。偏阴虚者，咽干口渴，面色潮红，倦怠乏力，心烦失眠，多梦或有遗精，妇女带下色黄味臭，舌红，少苔，脉弦细数。

治法：治以滋补肝肾、强壮筋骨。

方药：补肾壮筋汤加减，偏阴虚者加六味地黄丸，偏阳虚者加金匮肾气丸。水煎取450ml，150ml/次，每日三次，口服。

2.2 气滞血瘀型：

证见腰腿痛如刺，痛有定处，日轻夜重，腰部板硬，俯仰旋转受限，痛处拒按。舌紫暗，或有瘀斑，脉弦紧或涩。

治法：活血化瘀、通络止痛。

方药：桃红四物汤加减。疼痛剧烈者加乳香、没药；瘀血化热者加丹皮、知母。水煎取450ml，150ml/次，每日三次，口服。

2.3 风寒闭阻型：

证见腿痛重着，转侧不利，静卧痛不减，受寒及阴雨加重，肢体发凉，口舌淡，舌苔白或腻或黄腻，脉沉紧或濡缓。

治法：疏风散寒、通络止痛。

方药：方用独活寄生汤加减。腰腿冷痛者加桂枝、川乌；兼湿邪者加车前子、川草薢。水煎取450ml，150ml/次，每日三次，口服。

2.4 湿热壅滞型：

证见腰疼重着而热，热天或雨天疼痛加重，活动后或可减轻，遇冷痛减，口干口渴，尿色黄赤，或午后身热，微汗出，舌红苔黄腻，脉濡数或弦数。

治法：清热利湿、通络止痛。

方药：方用四妙丸加减。热邪重者加栀子、泽泻、木通；湿邪偏盛加泽兰、茯苓、防己。水煎取450ml，150ml/次，每日三次，口服。

（五）艾灸

灸法又名灸疗。它使用艾绒或其他药物放置体表的腧穴或疼痛处烧灼、温熨。借灸火的温和热力及药物作用，通过经络的传导，以温通经脉、调和气血、协调阴阳、扶正祛邪，达到治疗疾病、防病保健、养生美容之功效，《黄帝内经》的《灵枢·官能》说"针所不为，灸之所宜"，《医学入门》亦说："药之不及，针之不到，必须灸之。"

在脊柱劳损病临床治疗中，我们经常应用艾灸温经散寒、行气通络的作用。

温经散寒：人体的正常生命活动有赖于气血的作用，气行则血行，气止则血止，血气在经脉中流行，完全是由于"气"的推送。各种原因，如"寒则气收，热则气疾"等，都可影响血气的流行，变生百病。而气温则血滑，气寒则血涩，也就是说，气血的运行有遇温则散，遇寒则凝的特点。所以朱丹溪说："血见热则行，见寒则凝。"因此，凡是一切气血凝涩，没有热象的疾病，都可用温气的方法来进行治疗。《灵枢·刺节真邪》篇中说："脉中之血，凝而留止，弗之火调，弗能取之。"《灵枢·禁服》亦云："陷下者，脉血结于中，血寒，故宜灸之。"灸法正是应用其温热刺激，起到温经通痹的作用。通过热灸对经络穴位的温热性刺激，可以温经散寒，加强机体气血运行，达到临床治疗目的。所以灸法可用于血寒运行不畅，留滞凝涩引起的痹证、腹泻等疾病，效果甚为显著。

行气通络：经络分布于人体各部，内联脏腑，外布体表肌肉、骨骼等组织。正常的机体，气血在经络中周流不息，循序运行，如果由于风、寒、暑、湿、燥、火等外因的侵袭，人体或局部气血凝滞，经络受阻，即可出现肿胀疼痛等症状和一系列功能障碍，此时，灸治一定的穴位，可以起到调和气血，疏通经络，平衡机能的作用。

艾灸的穴位选择与所要治疗的疾病密切相关。在进行艾灸前一定要确保穴位的准确性，并根据具体的病症选择相应的穴位。

艾灸的禁忌证

皮肤破损病变：如溃疡、烧伤、破溃等，这些情况容易引起感染。皮肤敏感：对艾草过敏或皮肤非常敏感的人不适合进行艾灸。孕妇和月经期：孕妇和来月经的女性应该避免进行艾灸，以免影响胎儿或加重症状。高热和中暑：身体发热过高、中暑的人不适宜进行艾灸，以免加重病情。

隔物灸也称间接灸、间隔灸，是利用药物等材料将艾炷和穴位皮肤间隔开，借间隔物的药力和艾炷的特性发挥协同作用，达到治疗虚寒性疾病的一种操作方法，属于艾灸技术范畴。

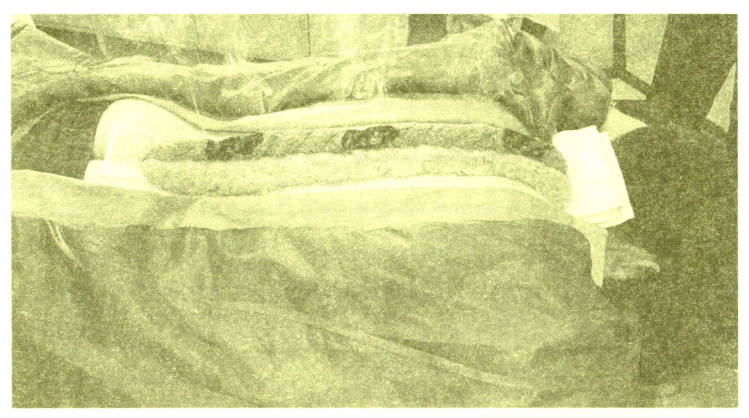

整脊临床常用的隔姜灸，是选取背腰部督脉段施灸，如长蛇状，故也称"长蛇灸""督灸"。其艾炷大、火力足、灸治时间较长，在灸温、灸量上都有所增强，而且施术面广，施灸部位可涉及多个腧穴，功效非一般灸法所及。主要治疗脊椎病、强直性脊柱炎等风湿骨关节疾病。

施隔姜灸前，应告知患者：施灸过程中出现头昏、眼花、恶心、颜面苍白、心慌出汗等不适现象，及时告知护士。施灸后如出现轻微咽喉干燥、大便秘结、失眠等现象，无须特殊处理。个别患者艾灸后局部皮肤可能出现小水疱，无须处理，可自行吸收。如水泡较大，遵医嘱处理。灸后注意保暖，饮食宜清淡。

隔姜灸于督脉处，可用于治疗风、寒、湿邪侵袭，或阳虚寒凝所致的疾病，如颈椎病、腰痛、痹证、风湿性关节炎、强直性脊柱炎、经行身痛、产后身痛等。对局部气滞血瘀者，也可于局部施灸而温经通络，活血止痛。

（六）拔罐

拔罐疗法是中医传统疗法，是以罐为工具，利用燃烧、抽吸、蒸汽等方法形成罐内负压，使罐吸附于腧穴或相应体表部位，使局部皮肤充血或瘀血，达到温通经络、驱风散寒、消肿止痛、吸毒排脓等疗效的中医外治技术，包括留罐法、闪罐法及走罐法。

1. 适应范围：颈肩腰腿痛、关节痛、软组织闪挫扭伤等局部病证，也可用于外感咳嗽、哮喘、头痛、消化不良、泄泻、月经不调、痛经等病证，以及目赤肿痛、麦粒肿、丹毒、疮疡初起未溃等外科病证。

2. 常用拔罐手法：

2.1 闪罐：

以闪火法或抽气法使罐吸附于皮肤后，立即拔起，反复吸拔多次，直至皮肤潮红发热的拔罐方法，以皮肤潮红、充血或瘀血为度。此法多用于局部皮肤麻木、疼痛或功能减退的疾病。适用于皮肤麻木、面部病症、中风后遗症、感冒或虚弱病症。

2.2 走罐：

又称推罐，先在罐口或吸拔部位上涂一层润滑剂，将罐吸拔于皮肤上，再以手握住罐底，稍倾斜罐体，前后推拉，或做环形旋转运动，如此反复数次，至皮肤潮红、深红或起痧点为止。适用于急性热病或深部组织气血瘀滞之疼痛、外感风寒、神经痛、风湿痹痛及较大范围疼痛等。此法适用于病变范围较广、肌肉丰厚而平整的部位，如背部脊柱的两旁、下肢股四头肌处、腰骶部、腹部及肩关节等。

2.3 留罐：

又称坐罐，即火罐吸拔在应拔部位后留置 5～15 分钟。适用于临床大部分病症。

3. 其他拔罐方法

3.1 煮罐法：一般使用竹罐，将竹罐倒置在沸水或药液中，煮沸 1～2 分钟，用镊子夹住罐底，提出后用毛巾吸去表面水分，趁热按在皮肤上半分钟左右，令其吸牢。

3.2 抽气罐法：用抽气罐置于选定部位上，抽出空气，使其产生负压而吸于体表。

3.3 刺血拔罐

先用三棱针或皮肤针、滚刺筒等，按病变部位的大小和出血量要求刺破皮肤，然后拔以火罐，以此可加强刺血法的疗效。此法适应于急性或慢性软组织损伤、神经性皮炎、皮肤瘙痒等。此法不可在大血管上刺血拔罐，以免出血过多。

刺血拔罐调血法，在整脊临床应用较多，特别针对肌筋膜粘连、硬结，应用此法能很好松解肌筋粘连。待针刺出血自然停止后，再加拔火罐，一般采用闪火法，此法安全，不受体位限制。加拔火罐的目的，一是以此控制出血量，加强针刺放血的医疗作用。二是更可以拔出针刺伤口局部的瘀血，减轻针口伤处疼痛。拔火罐时注意不要烧伤皮肤。

拔罐法的作用还随其使用拔罐法的不同而有所侧重和区别：留罐主吸拔阴冷痼寒；水罐温经散寒；闪罐法主祛风疏筋；推罐主宣卫驱邪，通经活血；药罐促进药物的直接吸收；

多罐适用于病变范围较大的病症；单罐则适用于病变范围较小的病症；拔罐法与针刺放血相结合，其临床治疗效果也将增加。

（七）针刺

特定穴是十四经穴中具有特殊治疗作用，并以特定称号概括的腧穴。包括在四肢肘、膝以下的五输穴、原穴、络穴、郄穴、八脉交会穴、下合穴；在背腰部、胸腹部的背俞穴、募穴；在四肢躯干的八会穴以及全身经脉的交会穴。在这里，我们重点介绍五输穴在颈腰痛疾病中的应用。

1. 五输穴简介

五输穴是十二经脉各经分布于肘膝关节以下的五个重要腧穴，即井、荥、输、经、合，简称"五输"。《灵枢·九针十二原》指出："所出为井，所溜为荥，所注为输，所行为经，所入为合。"是对五输穴经气流注特点的概括。

五输穴表

阴经经脉	五输穴				
	井（木）	荥（火）	输（土）	经（金）	合（水）
手太阴肺经（金）	少商	鱼际	太渊	经渠	尺泽
手厥阴心包经（火）	中冲	劳宫	大陵	间使	曲泽
手少阴心经（火）	少冲	少府	神门	灵道	少海
足太阴脾经（土）	隐白	大都	太白	商丘	阴陵泉
足厥阴肝经（木）	大敦	行间	太冲	中封	曲泉
足少阴肾经（水）	涌泉	然谷	太溪	复溜	阴谷

续表

阳经经脉	五输穴				
	井（金）	荥（水）	输（木）	经（火）	合（土）
手阳明大肠经（金）	商阳	二间	三间	阳溪	曲池
手少阳三焦经（火）	关冲	液门	中渚	支沟	天井
手太阳小肠经（火）	少泽	前谷	后溪	阳谷	小海
足阳明胃经（土）	厉兑	内庭	陷谷	解溪	足三里
足少阳胆经（木）	足窍阴	侠溪	足临泣	阳辅	阳陵泉
足太阳膀胱经（水）	至阴	足通谷	束骨	昆仑	委中

2. 五输穴在颈腰痛疾病中的应用

五输穴的不同作用，对临床有一定的指导意义，尤其是五输穴当中的输穴，对关节的疼痛有很好的治疗效果。如《灵枢经·邪气脏腑病形篇》所说："荥输治外经，合治内府。"这条是说荥穴、输穴适于治疗各经所过的体表和所属经脉病变，合穴则适于治疗体内各自所属六腑的疾病。《难经》详论五输穴，也有这样的论述："井主心下满，荥主身热，输主体重节痛，经主喘咳寒热，合主逆气而泄。"由此可见，五输穴当中的输穴对关节的疼痛有很好的治疗效果。这几条所论述的是五输穴的取穴原则，如在治疗落枕时，经常会使用到中渚透液门的方法，往往有很好的疗效。

在五输穴的应用当中，还有一种很重要的方法，就是子母配穴法。这对关节的疼痛也有很好的疗效。其使用原则按《难经》六十九难"虚者补其母，实者泻其子"的理论，和五输穴五行属性"以生我者为母，我生者为子"的原则进行选穴，虚证选用母穴，实证选用子穴。如肩后手太阳小肠经所过之处疼痛，若属于虚证可以取后溪穴治疗，实证可以取小海穴治疗。

在临床应用当中，局部取穴法和五输穴经常配合使用，对提高针灸疗效有着不可替代的作用。

3. 电针疗法

电针疗法是针刺疗法之一，即针刺结合电流刺激以治病的方法，近年来在针灸临床上应用非常广泛。该疗法是在留针过程中，于相关穴组（两穴为一组）上通以由电针机输出的脉冲电流，电流的组合方式有连续波、疏密波、断续波、起伏波、锯齿波等等。临床操作时，选择一定的波型和刺激强度，至预定时间达到刺激量时，即可停止通电，然后出针。

4. 银质针疗法

我国古代使用银针治疗骨伤病历来已久，相传是从古代"九针"中的提针和长针发展而成。20世纪70年代，上海市宣蛰人在开创人体软组织松解手术治疗严重腰腿痛和腰椎间盘突出症失败病例的认识基础上，以软组织损害性压痛点分布规律，即严格按照人体软组织外科解剖，采用民间流传使用的银质针（白银制作）作密集型针刺疗法，取得了意想不到的疗效。既有强烈的镇痛作用，又有远期的治痛效果。更为惊奇的是，发现凡经针刺的部位均产生持久的肌肉松弛效应，即人们难以对付的因痛而致的肌痉挛现象神奇地获得解除。这是传统的银质针针刺疗法在软组织外科学理论指导下取得的一次疗效上的突破。从某种意义上讲，银质针疗法看似行针，依然遵循"宁失其穴，毋循其经"原则，实为松解手术，已成为现代针刺疗法中的一个独特的分支。

（八）穴位注射

穴位注射技术又称水针，是将小剂量局部麻醉作用和局部营养作用药物注入腧穴内,通过药物和穴位的双重作用,达到治疗疾病的一种操作方法。

注射药物剂量:视损伤部位的深浅和范围的大小而定,一般1%利多卡因3~5ml各配以当归针、丹参针各2~4ml、红花注射液0.5~1ml、维生素$B_1$100mg~200mg,B_{12}100~500μg。生理盐水一般用量为10~18ml。疗程:每2~3天1次,或视病情而定,一般不超过10次。

基本操作流程:核对医嘱,评估患者,做好解释,嘱患者排空二便。配制药液。备齐用物,携至床旁。协助患者取舒适体位,暴露局部皮肤,注意保暖。遵医嘱取穴,通过询问患者感受确定穴位的准确位置。常规消毒皮肤。再次核对医嘱,排气。一手绷紧皮肤,另一手持注射器,对准穴位快速刺入皮下,然后用针刺手法将针身推至一定深度,上下提插至患者有酸胀等"得气"感应后,回抽无回血,即可将药物缓慢推入。注射完毕拔针,用无菌棉签按压针孔片刻。观察患者用药后症状改善情况,安置舒适体位。

(九)小针刀

1. 小针刀疗法

小针刀疗法是将中医传统针刺疗法与现代手术疗法结合在一起的一种医疗技术。该疗法具有见效快、损伤小、操作简单、患者痛苦小等优点,是疼痛临床常用的治疗方法之一。

针刀治疗真的比西医手术要好吗?可以替代开放性手术吗?临床观察骨科临床颈腰椎疾病的大手术过程中,发现了大手术治疗所带来的许多弊端,病人所受痛苦大,费用高达数万元,术后并发症多,有20%的病人完全无效,还有30%的病人出现不同程度的后遗症,并且一旦手术失败,则再无更好的办法治疗。手术,是解决患者部分疼痛症状的方法之一,只是解决了部分压迫造成的疼痛及手足麻木症状,手术后脊柱的正常结构遭到了巨大的破坏,不能胜任中、重体力活动,并且容易再次发病。在上述情况下,许多患者都不愿意做手术,但针刀不能完全替代手术。比如个别椎间盘突出症患者,髓核已经溢出,必须尽快进行开放性手术。

2. 治疗特点

2.1 肌筋膜在骨骼上的附着点(区),而非一般针刺的涉及穴位的概念。所以,银质针针刺要比普通针灸部位深在而且范围大。

2.2 针体较粗。直径为 1.0~1.1mm,不会因为肌肉的过度收缩而引起断针或滞针。

2.3 质地较软。以白银为主体原料的银质针质地较柔软,此特点决定该针可以沿着骨膜的骨凹面弯曲推进而不折断,有利于较远距离的针刺,以扩大治疗面,且容易准确地刺到发痛部位。

2.4 传热作用快。银质针针刺也需用艾绒燃烧加热,由于白银的传导热能快,电阻小,而针体针尖温度并不很高,患者仅感觉局部温热比较舒适。根据中国科学院生理研究所动物实验的测定结果,银质针的尾处艾球燃烧时测得体外的针体温度为大于100℃,刺入皮内的针体温度为55℃,针尖温度为39~41℃。这种热能传导到深层发痛部位且扩散到周围病变软组织,依据针数的多少,密集程度形成深层的穿透肌肉组织直达骨膜的热反应,这是一般物理疗法所不能比拟的。

3. 操作步骤

3.1 依针刺治疗需要采取相应舒适的体位,如头颈背部采用坐位，并取颈部前屈位。腰部或臀部则采取俯卧、侧卧体位，股内侧部或膝踝关节部取仰卧位，以利于操作而且可以避免晕针的发生。

3.2 依据病情的需要确定针刺部位与范围。在软组织痛的特定病变组织中选取压痛点，一般压痛点之间的针距为 1.0～2.0cm。故称谓"密集型"针刺法。压痛点多为肌肉或肌筋膜与骨膜的连接处，具有严格的解剖学分布，同手术松解的部位和范围相一致。选取痛点须正确仔细，切勿遗漏，否则尚需"补课"重新治疗。

3.3 选择高压消毒的长度合适的银质针分别刺入皮丘，对准深层病变区域方向作直刺或斜刺。经皮下肌肉或筋膜直达骨膜附着处（压痛点），引出较强烈的酸沉胀麻针感为止。通常软组织病变严重，其针感愈强，往往合并有痛觉。每一枚针刺入到位后，不必提插捻针，这与一般针刺方法不同。

3.4 进针完毕后，在每一枚银质针的圆球形针尾上装一直径约 1.5cm 的艾球，点燃后徐徐燃烧。此刻患者自觉治疗部位深层软组织出现舒适的温热感，痛觉全然驱走。由于皮丘的麻醉作用，针体的发热作用不会使皮肤产生灼痛。

3.5 艾火熄灭后针体的余热仍有治疗作用，须待冷却后方可起针。逐一起针后在每一针眼处涂碘伏。用纱布覆盖，三天内不与水接触，这样可以避免进针点感染。

4. 注意事项

4.1 在同一个病变区域通常仅作一次针刺治疗，多个病变区域的治疗，间隔时间以 2～3 周为宜。因银质针针刺后人体软组织会进行一次应力调整，特别是邻近部位表现为明显的肌紧张，而针刺部位则往往处于肌松弛状态。

4.2 对颈椎和胸椎病变伸肌群，尤其是肩胛骨脊柱缘附着的软组织针刺要特别谨慎，切勿刺伤胸膜或脊髓神经。颈椎、胸椎的其他部位及锁骨上窝软组织病变区域禁忌作银质针治疗。

4.3 银质针治疗不需用针刺手法产生补泻作用，也不需用强刺激手法产生镇痛作用。因为密集型的针刺方法能够产生显著的镇痛作用和肌肉松弛效应。

4.4 若艾球燃烧加热值高峰时，因针体选择欠长会使针眼周围皮肤产生灼痛难忍，此时可用备好的装满凉水的20ml注射器将生理盐水从针头喷出直至高热的针柄，瞬间即可降温而消除灼痛。

（十）理疗

1. 直流电药物离子导入疗法

利用直流电使药物离子通过皮肤和黏膜进入人体以达到治疗疾病的方法。

2. 干扰电刺激疗法

干扰电刺激治疗仪的工作原理是将两路不同频率的中频电流交叉导入人体，在体内产生动态干涉治疗场，形成引起具有生物学作用的内生动态干扰电流。

干扰刺激电流能改变细胞膜的离子通透性，导致细胞膜内外极性的改变，使膜电位去极化，形成动作电位，因此兴奋神经肌肉，产生肌肉收缩，促进血液循环和淋巴循环，刺激交感神经使血管收缩，改善静脉淋巴回流从而消除水肿，加速局部代谢产物和炎性产物的排泄。干扰电流能够促进细胞内环磷酸腺苷（cAMP）的形成，促进中枢神经系统内源性类吗啡质的释放从而达到消炎、止痛、促进损伤恢复和加速骨痂钙化作用。

3. 红外直线偏振光疗法

红外直线偏振光治疗仪发射波长为 600nm～1700nm 的红光和近红外光，经治疗头内的偏振镜后产生红光和近红外直线偏振光，这段光线属人体光学窗口内的最佳红光和近红外光谱，该波段的光谱不易被人体水和血红蛋白吸收，能有效地穿透皮下软组织。

通过照射神经节、神经干、神经丛、痛点和穴位，利用光作用于人体而产生的光热、光化学等作用可抑制神经兴奋、松弛肌肉、扩张血管、增加血流量，加速疼痛物质的代谢及改善植物神经系统功能，温经通络、行气活血、温阳散寒、化瘀止痛、促进血液循环从而阻断疼痛的恶性循环，达到解除肌肉痉挛、缓解疼痛的目的。

4. 中频疗法

定义将频率 1～100kHz 的脉冲电流称作中频电流，用中频电流治疗疾病的方法叫作中频电疗法。中频电疗法包括等幅中频电疗法、低频调制中频电疗法、干扰电疗法、音乐电疗法等。

5. 超声波治疗

频率高于 2kHz 的声波称为超声波。应用 500～5000kHz 的超声能作用于人体以治疗疾病的方法称为超声波疗法。

二、力量型治疗

（一）点穴束悗疗法

点穴治伤法是少林正骨伤科的重要内容。自明代异远真人传下《跌损妙方》"血头行走穴道歌"，创立十二致命穴的致伤和点穴解救的秘法，少林正骨伤科自成流派。点穴法，原为少林武术之特技。《少林武功医宗秘笈》卷五记载"点穴者，擒拿术之冠，技击法之妙，是少林家传武技之宝囊也""盖治患者必先认定其所伤之处，究属何伤，究属何穴，然后依其症而定其治法，或用手法治其外表，或用药物治其内伤，药到病除，手到复春也"。这就说明凡少林武僧，必熟练点穴特技，也需熟识解救治伤之秘法。这也说明了点穴法是以疏通局部经络血脉为主，而涉及气血内伤，还需配合药物调理。

1. 点穴基本功训练与运用

传统的少林点穴法是武术技击法的一种，能制敌、致残致伤。练武者点穴之法，不同于拳打脚踢，克敌制胜，全靠一指之功，所以必须有指功。劲有硬度，触于硬物，易于破伤皮肉，初学者，更是如此。初学练点穴之法者，不要心急，应在良师训教下，持之以恒，循序渐进。而医疗的点穴法是治病保健的方法。本节讨论的点穴法是指后者。

（1）点沙袋

袋中填入散沙，约一尺二寸厚，以手指点插之，每天点插300次左右。练功三年，倾出散沙，填入小石粒，约五寸厚。再练功三年，改填入铁砂，每天练点指单点380下。再练三年后，加至500下。继续练三年，再去掉铁砂，换成铁屑，加倍研练。铁屑多尖棱，易伤指头皮肉，应特别当心，但也不能因受皮肉之苦而停止研练。

（2）练顶劲

运一臂之全力，贯注于指端去按点硬物者，为顶劲也。顶劲的练法仍由软到硬。先运气变力，再点打其物。用力时，由轻到重，逐渐增之，至力尽而略停，继续进行。每天以300～

500下为宜,天天点练,不可中断。体弱者,可以戴指帽(用三层白粗布制成)点练,先点五谷、砂粒,再更换成腐木,逐渐变成点练硬木、墙壁、石头,甚至铁物。

(3) 练抓劲

抓劲即大拇指、食指和中指并用抓点制人的功法。其法是以食指为中点的重力,大拇指和中指先抓后点,辅助食指去点抓制人的方法,亦有独特之处。其练法是:拇、示、中三指的末节向内稍屈,似鹰嘴状,形如圆椎,可以用一小口缸坛,重约3kg,以五指抓住缸口,向上提起,反复演练,如开始抓不起3kg,可从小量逐步增加。

初练者可先练抓土块、水果,有一定功夫后,再研练抓握砖头、石头等硬物。体弱或可练抓砂、球(用白布缝成球形小袋,内填满砂粒,缝好),每日二至三次,每次30~50握。体壮者可练抓木棒、铁杆、酒罐等(内装铁砂或铁片)。

练点穴功夫,有时亦有误伤,练前有防护,练后有康复。练功之前后药水浸洗双手一次。其药方是:徐长卿、羌活、青皮、艾叶各30克,川芎、象皮、乳香、鹿角、五加皮、当归各45克,黄蜂窝6克,川椒30克,桑枝50克,老醋300克。以上诸药,置砂锅内同煎去渣。放温时,将两手放入盆内浸洗之,待药汁生效,自感温气巡行体内,出手擦干,然后练功。

点穴运用临床时,手握空拳,拇指自然伸直,并盖住拳眼。以拇指的指端、螺纹面或偏峰着力于施术部位或穴位上,沉肩,垂肘,悬腕,肘关节略低于腕关节。以肘为支点,前臂做主动摆动,带动腕摆动,掌指关节或指关节做屈伸活动。腕摆动时尺侧低于桡侧,使产生的力轻重交替,持续作用于施术部位。

2. 束悗法

束悗法的基本方法是根据人体损伤的不同部位，首先运用拍击法或按揉法，放松局部的肌肉组织，然后选择供给此部位的体表触摸到的动脉血管，用拇指或中指腹按压之，直到局部或稍远端的皮肤颜色改变，然后突然放开手指，再轻按揉病变部位，如此反复2~3次。使按压时局部的血管空虚，放开后血流阻力减小，形成一种冲击波，从而将致病物质排除。《素问·举痛论》曰："按之则热气至，热气至则痛止矣。"《灵枢·杂病》载有"痿厥为四肢束悗，乃疾解之，日二，不仁者，十日而知，无休，病已止"。

要减小血循环的外周阻力，促使慢性损伤性软组织疾病的病理变化向良性方面转变，必须改善循环的局部内环境，加速其输送养料、氧气、排出废物和二氧化碳的新陈代谢功率。根据修瑞娟微循环规律学说："微循环的自律运动是以波浪形式进行的，而微循环对器官和组织的灌注，如海涛的最后一搏，是一种强有力的跳跃和冲击。"运用束悗法，其原理就是在于通过暂时阻断动脉的搏动供给，人为地造成局部毛细血管缺血、缺氧，然后突然放开使动脉血流阻力减小，加速其跳跃和冲击作用，把病变局部的废物，通过急激的冲击波排出，从而达到"欲擒故纵"治疗疾病的目的。

3. 点穴疗法与束悗法结合运用

我在临床中把点穴疗法与束悗法结合运用，主要点穴束悗体表三角区，分为颈部点穴束悗，腰椎部位点穴束悗。

颈部点按体表三角区主要有以下几个部位：颈后三角区以风池穴为中心，肩前三角区以天鼎穴为中心，肩后三角区以天宗穴为中心，肘三角区以曲池穴为中心，手腕三角区以内关穴为中心,手拇指三角区以合谷穴为中心。

颈后三角区以风池穴为中心,束悗椎动脉入颅处。术者在施束悗前寻找锁骨上窝中点的锁骨下动脉。术者四手指搭于患者肩部,拇指腹向内向下按搏动的锁骨下动脉,把其压在第一肋骨上,至患者自觉头部闷热,肩背部胀闷为止。持续时间30~40秒,然后突然把手指放开。反复2次。

肩前三角区以天鼎穴为中心,束悗锁骨下动脉。步骤:患者取坐位。术者在施束悗前寻找锁骨上窝中点的锁骨下动脉。术者四手指搭于患者肩部,拇指腹向内向下按搏动的锁骨下动脉,把其压在第一肋骨上,至患者自觉头部闷热,肩背部胀闷为止。持续时间约30~40秒,然后突然把手指放开。反复2次。

肘三角区以曲池穴位为中心,束悗肱动脉。步骤:患者取坐位,以使肘部及前臂肌肉得以放松;然后令患肢外展90度,由锁骨中点到肘窝中点连线稍下部寻找腋、肱动脉,拇指腹将其按压于肱骨上,至肘部及前臂皮肤变色自觉闷热为止。持续时间大约30秒,然后突然放开。反复2~3次。

手腕三角区以内关为中心,束悗肱动脉。患者取坐位,以使前臂肌肉及腕部得以放松。然后令患肢外展90度,由肘窝中点到腕中点连线稍下部寻找桡动脉,拇指腹将其按压于肱骨上,至手部及手指皮肤变色自觉闷热为止。持续时间大约30秒,然后突然放开。反复2~3次。

手拇指三角区以合谷为中心,挤压第二掌骨。患者取坐位,取合谷穴,将拇指腹将其按压于第二掌骨上,至按压部位酸胀为度,持续时间大约30秒,然后突然放开,反复6~8次。

腰椎病点按体表三角区主要有以下几个部位：腰椎旁髂上三角区以肾俞穴为中心，臀后三角区，以环跳穴为中心。髂前三角区以冲门穴为中心，腘窝三角区以委中穴为中心，足腕上三角区以承山穴位为中心，足掌前三角区以涌泉穴为中心。

腰椎旁髂上三角区以肾俞穴为中心，向腰3棘突周围肘按，按压在肾俞穴，每次40～50秒钟，以局部酸沉涨为度，反复5次。

臀后三角区，以环跳穴为中心。患者取侧卧位，肘按环跳穴，每次40～50秒钟，以局部酸沉涨为度。反复5次。

髂前三角区以冲门穴为中心，束悗股动脉。步骤：患者取仰卧位，施术前选点太冲、三阴交、绝骨、阴陵泉、阳陵泉等穴以放松筋骨肌肉，然后在髂前上嵴和耻骨结节连线中点至大腿内侧中、下1/3交界处寻找搏动的股动脉，用拇指或中指将其按压在耻骨上40～50秒钟，由轻到重至足背动脉微弱，腿部皮肤改变，突然放开手指。反复5次。

腘窝三角区以委中穴为中心，束悗腘动脉。步骤：患者取俯卧位。施术前选点阴陵泉、阳陵泉、足三里、承山、丰隆、悬钟等穴，放松肌肉。然后在腘窝中点，寻找搏动的腘动脉，用拇指或中指腹用力将其向髌骨方向按压30～40秒钟，至小腿部皮肤颜色改变，患者自觉小腿闷热为止，再突然放开手指。反复5次。

足腕上三角区以承山穴位为中心，患者取俯卧位。放松小腿部肌肉。然后在胫腓肌肉远端结合处，用拇指或中指腹用力将其向足腕方向按压30～40秒钟，患者自觉足部闷热为止，再突然放开手指。反复5次。

足掌前三角区以涌泉为中心，点按30～40秒钟，患者自觉局部酸沉涨为度，再突然放开手指。反复5次。

点穴束惋注意事项：束惋按压的时间和用力的大小应视患者情况，严格掌握，以免引起晕厥，对脑血管疾病、高血压、糖尿病患者，慎用或不用。掌握拇指束惋的时间和力量，勿令拇指活动。

4. 少林点穴治疗腰椎病总结

跟从恩师韦以宗教授学习少林正骨和我在少林禅医功夫学院工作期间，有幸得恩师和高僧指点少林点穴功夫精要。其中少林点穴是我主要学习的一个方面，我将其总结梳理运用到我的临床工作中，受益匪浅，深深悟道少林跌打伤科之妙，屡获奇效，不敢独享，下面谈一谈少林点穴治疗腰椎病探秘。

少林点穴治疗腰椎病，有"七穴治腰"之说，借"七"之势，昔日释迦牟尼在菩提树下打坐七七四十九天，终于参破人的生老病死，悟得人生的规律。又暗含佛意：救人一命，胜造七级浮屠。

七穴如下。

肾俞穴：位于腰部，当第二腰椎棘突下，左右二指宽处。

腰眼穴：经外奇穴，第四腰椎棘突下，旁开约3.5寸凹陷处。

尾闾：尾闾部位为长强穴，位于尾骨端与肛门之间，不仅可以疏通带脉和强壮腰脊，而且还能起到固精益肾和延年益寿的作用。

血海穴：位于大腿的内侧。这个穴位非常的好找，站直两腿并拢，膝盖上方靠内侧有一明显酸痛点就是血海穴。当然，你也可以屈膝，大腿内侧鼓起的地方就是，按压有明显的酸痛感。

委中穴：经穴歌诀里有"腰背委中求"。

承山穴：伸直小腿或足跟上提时腓肠肌肌腹下出现尖角凹陷处。布有腓肠内侧皮神经，深层为胫神经，有小隐静脉和深层的胫后动、静脉。

足外踝尖穴：是经外奇穴，足外侧面，外踝的凸起处。

平时做手法过程中，要结合患者实际情况进行辨证施治。除点穴束悗外还应结合手法、正脊骨法等。

（二）推拿

1. 概述

我在学习手法时，首先学习了基础手法和少林指法，然后得到了韦以宗教授的教育和指点，参合众高师以及师兄弟们手法的经验，我经过二十多年临床，自己总结出治疗脊柱类疾病行之有效的手法。本章节我主要总结前辈基本手法，我的师父韦以宗教授手法概要。

《医宗金鉴·正骨心法要旨·手法总论》中指出："伤有重轻，而手法各有所宜，其痊可之迟速，及遗留残疾与否，皆关乎手法之所施得宜，或失其宜，或未尽其法也……故必素知其体相，识其部位，一旦临证，机触于外，巧生于内，手随心转，法从手出……法之所施，使患者不知其苦，方称为手法也。"又曰："按其经络，以通郁闭之气，摩其壅聚，以散疲结之肿。"

手法作为脊柱劳损病的治疗方法之一具有肯定疗效，但是在手法具体实施方面，无论是理筋手法还是正骨手法由于流派纷呈，各家技巧、作用力及点、面、线不尽相同，尚缺乏统一、量化的评定标准和指标。所以陈金梯医师在运用各种方法治疗的同时，应对各方法之间进行疗效比较，以确定治疗脊柱劳损病的最佳治疗手段，以此建立规范化体系。

2. 施行手法原则

2.1 明确诊断

这是施行手法的基础，即《正骨心法要旨》"知其体相，识其部位"，这就要求每个施法者要全面准确地掌握病情，熟练掌握系统解剖中的运动系统与神经系统，掌握骨关节正常活动范围，明确诊断，以便排除手法禁忌证，避免损伤脏腑及重要神经、血管。

2.2 手法治疗步骤做出合理安排

选择合适的体位后，先选用一些具有行气活血、镇静止痛的轻柔手法，使患者放松紧张情绪，适应手法需要，以达到松弛肌肉、关节，缓解痉挛，减轻疼痛的作用，如按法、拿法、揉法等。

然后在轻柔手法的基础上，适当加重用力，给损伤局部以适当重的刺激，如拨络法、弹筋法等，并可根据患者病情，针对病症选用正骨手法，如旋转屈伸手法及扳动类手法等。

最后患者往往有一些施法后的刺激反应，此时运用一些较缓和的舒筋手法，以减缓局部反应刺激，从而起到整理收功的作用，如捋顺手法及抖、散、拍打手法等。

2.3 熟练掌握各种手法

病有轻重缓急，手法也有轻重巧拙、得法与不得法。

2.4 根据施法部位不同，恰当安排选择体位一方面能够使患者感到舒适，便于患部肌肉放松，另一方面也便于医者进行手法操作。

2.5 根据病情及患者体质状态，选择好手法的轻重程度

一般局部用力应先轻后重，对局部损伤肿胀者手法宜轻，

对慢性劳损者手法可重，并根据患者耐受程度，随时调整手法强度。关节被动活动时，活动范围应由小渐大。

3. 手法运用原则

手法治疗是骨伤科治病的的关键手段之一，中医骨伤科历来重视手法在治疗中的作用。《医宗金鉴·正骨心法要旨》指出"是则手法者，诚正骨之首务哉。"说明古代医家早就认识到手法是决定疾病转归的关键因素，现代医家在古人的认识基础上提出了手法的五个基本要求——柔和、均匀、持久、有力、深透。

"柔和、均匀"指出了手法柔性的一面，"有力"表达了刚性的一面，"持久、深透"则是在刚柔相济基础上达到高层次的功力。

3.1 柔和

柔和是指手法动作的轻柔，灵活及力量的缓和而不强烈。柔力并非软弱无力，即使最轻柔的手法，也要求"轻而不浮"；柔也不等同于"轻"，柔和的手法有轻也有重，轻者如抚法、摩法，徐缓而不带动皮下组织；重者如揉法，着力深沉而缓和，带动皮下组织将力量渗透进深部组织。近代骨伤名家杜自明、刘寿山先生皆认为手法以柔和为贵，并提出了"筋喜柔，不喜刚"的观点。

3.2 均匀

手法的均匀是指手法操作时的节律、速率和压力等能够保持均匀一致，动作要具有节奏性，手法的频率、幅度不能时快时慢、时大时小。操作中必须控制力量的稳定性，不可轻重不一、忽轻忽重，应当把能使用的力量均匀不断的分配到每次手法动作中，控制好每次手法的频率与幅度的一致。

3.3 持久

手法的持久指单一手法持续运用一定的时间而不间断、不乏力，始终保持动作和力量的连贯性，持久性是手法深透与疗效的基础，手法的持久来源于力量，只有源源不断的力量才能保持动作和力量的连贯性；但再强壮的人其力量也是有限的，而技巧则指导、使用和分配着力量，使其运用更加合理，用最小、最少的力量产生出最长的持久力。

3.4 有力

手法的有力是指手法必须具有一定的力量、力度，做到"轻而不浮，重而不滞"。缺乏力量的手法是软弱无力和无用的，而没有控制的一味强调力量就是暴力和蛮力。因此，认为手法中强调力量越重，对组织的松解越有利的理解是错误的。要在思维控制下，使用技巧娴熟地运用力量，使得"力由心生，劲随手至"，手法运用时不要用滞劲蛮力、暴力，发力做到"蓄劲缓发"。

3.5 深透

深透是指"力"达到所要治疗的部（穴）位，也就是古人所指的"适达病所"，手法治疗的力量要透过浅层组织深入到深层组织的病变，过之与不及均不可取。"深透"既为手法"持久、均匀、有力、柔和"的最终目的，也是手法治疗的高深境界。

4. 辨证应用手法

辨证论治是中医诊疗疾病的一大特色，在手法治疗当中亦强调这一点。针对病人我们要辨其年龄、体质、性别与刚柔手法运用，一般年老的、体质瘦弱者或女性等，宜多用柔性手法，适当运用刚性手法。即所谓柔中带刚，刚柔相济，强调

"以柔为贵"。一般年轻的、体质强壮的男性,宜多用刚性手法,但也应与柔性手法交替运用,即所谓刚中带柔,强调手法深透到体内,另外对体胖者需分清是实胖还是虚胖。实胖,即体质强壮者,宜多用刚性手法,使手法的力度深透到体内,达到调节脏腑、经络、气血的作用。虚胖者,即皮下脂肪较多,肌肉并不结实,宜多用柔性手法,适当运用刚性手法。

4.1 要辨疾病的虚实。朱春霆老先生提出:"人虚证虚,用柔和手法处理自不待言,人虚证实,也应以柔和的手法为主,即使人实证实,也不能多用刚强的手法取快一时,如果一味蛮用刚强的手法对付实证,反而会造成气动而成的病证,甚至无形中转为痼疾,实证变为虚证。"从中强调了手法治疗过程中要重视疾病的虚实,并强调了柔和手法在治疗疾病的重要性。

4.2 要辨病变部位及病程。在施术过程中,不论是肌肉或韧带的损伤、粘连、肿胀,均应根据肌肉韧带的走行及深浅采用不同强度的手法。由于肌肉比韧带表浅,相对来说,施用的手法应轻。病变位置较为深在的应强调深透性,将力量直达病所。新近的损伤患者,由于损伤初期局部出血,有的甚至筋膜撕裂,故手法宜轻,以免加重局部症状。陈旧性损伤及麻痹废萎者,因其病程长,局部肌肉韧带粘连,经脉壅滞,气血流通不畅,故手法宜重,否则难以获得满意效果。

5. 手法治疗的适应证与禁忌证

5.1 手法治疗的适应证

筋伤手法治疗的范围相当广泛,关键在于掌握施法原则,并能熟练、巧妙地运用手法。

5.1.1 急性闭合性筋伤,包括骨错缝、肌腱滑脱等。

5.1.2 慢性筋伤,包括继发性筋伤及慢性劳损性疾患。

5.1.3 骨折、脱位、筋伤等引起的关节僵直。

5.1.4 各种原因引起的肌肉萎缩。

5.1.5 退行性骨关节病、痹病等原因所引起的疼痛、关节活动不利等。

5.2 手法治疗的禁忌证

5.2.1 肿胀严重者,肿胀局部慎用手法治疗。

5.2.2 骨折、脱位及肌腱、韧带等软组织大部或完全撕裂者禁用。

5.2.3 诊断尚不明确的急性脊柱损伤,特别是伴有脊髓损伤体征者禁用。

5.2.4 伴有严重脑、心、肝、脾、肺、肾疾患者慎用。

5.2.5 有出血倾向的血液病患者禁用或慎用。

5.2.6 施法部位有严重皮肤损伤者慎用。

5.2.7 肿瘤、骨关节感染性疾病、骨质疏松症等患者禁用或慎用。

5.2.8 妊娠妇女及各种传染病、精神病患者及对手法治疗有恐惧心理、不愿合作者慎用。

6. 基本手法

基本手法在医学高等教育教材已详细描述,见于各版推拿教材中,现简单总结介绍如下基本手法。

6.1 一指禅推法

以拇指指端、指面或偏峰着力于一定的部位或穴位上,通过前臂及腕关节的协调摆动,从而带动拇指间关节作屈伸活动的手法,称为一指禅推法。

该手法具有接触面积小,渗透性强的特点,适用于全身各部的穴位及压痛点,常用于循经推拿,局部穴位点按。

6.2 滚法

以小指掌指关节背侧着力,通过前臂的旋转摆动及腕关节的屈伸活动,作连续不断地往返滚动的手法,称为滚法。

滚法接触面积较大、刺激平和,多用于颈项部、肩背部、腰臀部及四肢关节。

具有舒筋活血、祛瘀止痛、缓解痉挛、滑利关节的作用。也是常用的保健手法之一。

6.3 揉法

用指面或掌面吸定于一定部位或穴位上,并带动被操作部位一起作回旋转动的手法,称为揉法。

揉法是临床常用手法之一,其特点是轻柔缓和,刺激量小,适用于全身各部。

揉法能缓解强刺激反应,常与强刺激手法组成复合手法,如按揉、点揉、拿揉、掐揉等。是常用的保健推拿手法之一。

6.4 推法

用指、掌、或肘部在体表作缓慢地单方向直线推动。推动应单方向,线路要平直,不可偏歪;速度要缓慢均匀,不可过快。施术时需借用介质,以润滑保护皮肤,防止推破皮肤。推法平稳着实,是临床常用手法之一,适用于全身各部。

6.5 擦法

用指、掌紧贴一定部位作快速的直线往返摩擦的手法,称为擦法。擦法温热之性较强,可用于全身各部。操作部位应涂擦介质,擦动的速度宜快,线路尽可能拉长。擦法是保健常用的手法之一,如直擦腰府、横擦腰骶。

6.6 摩法

用掌面或指面贴附在体表作环形摩动的手法。常用的有指摩法和掌摩法。摩法与揉法都是环形操作，应注意区别：摩法操作时不带动皮下组织；揉法要吸定于一定部位，并带动该部位的皮下组织。临床应用中，两者可结合起来操作，摩中带揉，揉中兼摩，根据具体情况而灵活变化。

摩法轻柔缓和，刺激量较小，适用于全身各部。常用于胸腹、胁肋及颜面部。

摩法是保健推拿的常用手法之一。

6.7 搓法

用双手掌面挟住肢体一定部位，相对用力做快速的上下盘旋搓揉。搓动的速度要快，在肢体的移动要缓慢，操作柔和、均匀、连续不断。本法轻快柔和，舒适放松，适用于腰、背、胁肋及四肢部，尤以上肢最为常用。本法常与抖法、捻法一起用于四肢治疗的结束阶段，特别是上肢部。

6.8 抖法

抖法轻快柔和，适用于四肢、腰部，以上肢最为常用。本法是临床常用辅助手法，多与搓法、捻法一起用于四肢部治疗。用于特定治疗目的时，可与拔伸法组成拉抖和牵抖的复合手法。拉抖法多用于治疗肩周炎，常配合肩关节的摇法；牵抖法多用于腰部，治疗腰椎间盘突出症、腰椎后关节紊乱症等。

6.9 振法

以指或掌在一定的部位或穴位上，作高频率、小幅度振动的手法，称为振法。可分为指振法和掌振法。振法是内功推拿流派的代表手法之一，在局部会产生温热、疏松的效应。

6.10 按法

以指、掌在一定部位或穴位上逐渐用力下压、按而留之。力度的大小一般以局部有得气感为度,并根据病情维持最大力度1~3分钟。用力应平稳、持久,不可偏歪、移动。按法是最古老的推拿治疗手法之一,按法的刺激量较强,常作为重点治疗手法用于全身各部。

6.11 点法

用指峰或屈指后的指间关节突起着力于一定穴位或部位,用力按压。

用力应平稳、持久,不可偏歪、移动。发力、撤力都应缓慢进行,不可变化太快。

力度的大小一般以局部有得气感为度,并根据病情维持最大力度1~3分钟,不可久点。点法与按法的操作及要领相似,区别在于点法作用面积小,刺激量大,感应强。点法接触面积小、刺激量大,适用于全身各部位的经络穴位。常与揉法组成点揉的复合手法。

6.12 拿法

用拇指和其余手指相对用力,以前臂发力,带动腕关节,做提拿或对称挤捏。用于急救而拿取某些穴位时,应缓慢用力、对称挤压,以酸胀感为度,而不必"捏而提起",如拿合谷、拿内关。拿法是推拿常用的手法之一,适用于颈项、肩背、四肢。

6.13 捏法

用拇指与其余手指相对用力,捏住一定部位的皮肉,做连续捻转挤捏。用力对称、平稳、均匀、柔和。捻转的动作要连贯而有节律性,不可断断续续或跳跃。本法轻快柔和,多用于头部、颈项、四肢及背脊部。

6.14 捻法

用手指捏住一定部位，以掌指关节的活动为主，作快速捻转搓揉。捻法轻快柔和，适用于四肢小关节。

6.15 拍法

以虚掌或拍子在体表进行拍打。腕关节应充分放松，在前臂的带动下协调活动。

拍法轻快柔和，是临床常用的辅助手法，适用于腰背及四肢。常配合其他手法用于治疗风湿酸痛，各种劳损，局部感觉迟钝及肌肉痉挛等病证。拍法具有兴奋、放松作用。

6.16 击法

以指端、掌侧、拳背及特制的工具在体表有节律地击打。腕关节应充分放松，活动要连续、协调，接触面应平整。击打的动作要均匀、灵活、连贯、快起快落。击法和拍法动作相似，不同的是拍法以虚掌拍击、击法以实体击打，击法的刺激量强于拍法。

6.17 摇法

以两手分别固定关节的远近端或同时固定一端，以关节的近端为中心，做环转活动。摇法从容和缓，常用于四肢关节、颈项及腰部。

6.18 拔伸法

用手分别固定关节的远、近端，或两手同时固定关节的一端，由助手固定另一端。沿关节的纵轴缓缓牵拉，使之间距扩大。被操作关节要充分放松。拔伸的动作要平稳而柔和，用力要均匀而持续。拔伸力量由小到大，不可突然发力、猛力牵拉。拔伸力量和时间以受术者的关节生理活动范围或耐受程度而定。拔伸法是临床常用手法，多用于脊柱及四肢关节部。起到舒筋活血、松解粘连、滑利关节、理筋整复、矫正畸形的作用。常用于治疗颈、腰椎疾病，四肢关节损伤而出现的功能障碍、粘连、挛缩、以及骨折、脱位、小关节错位等病症。

(三) 正脊骨法

1. 概述

韦以宗教授创造正脊骨法，传统称"正骨法"，泛指对错位的骨关节施以手法使其恢复正常解剖位置。正骨法包括对脊柱、四肢骨关节的复位手法，中医整脊科主要是复位脊柱的骨关节错位，故名"正脊骨法"，临床常用以下10大法。其依据中医整脊基础理论"一圆一说两论"，我随韦以宗教授学习其点线面结合的手法，如《韦以宗整脊图谱》所论述，临床常用以下正脊骨法和原理。

1.1 肌肉的等长收缩是维持脊椎关节，在阻尼振动效应下的蠕动——相对稳定状态。

如果四维的肌肉其中一维或二维等长收缩力下降，椎体关节或关节突某一关节的蠕动失衡——振动反应——摆动回摆负数——关节位移——椎间孔变位——神经根位移或受压——椎间盘负压、失衡——向负摆一侧膨出或突出而出现病理改变，发生症状。

1.2 肌肉等张收缩失衡——点变

颈、腰的四维肌肉的等张收缩（即长度改变）则产生脊柱的伸缩，前后屈伸，左右侧屈，左右旋转的八个活动度，而一旦某一维肌肉等张收缩不作为或少作为，其关节活动失衡——错位——产生局部关节的病变——点变

1.3 脊椎骨关节骨牌效应——线变

由于其椎体关节和上下关节突关节结构的特性（三角力学关系），产生多米诺骨牌效应——与其关节突关节结构方向相似的多个关节的同向位移——旋转——侧弯——椎曲改变——轴线改变＝线变

现代整脊临床应用的整脊法，以恢复曲度为主要治疗目标，调曲首先理筋。理筋除了应用手法之外，还可配合应用前述的针灸等外治法。

手法既是治疗方法，也是诊断方法。因此，临床应用手法治疗，就如应用方剂一样，既要辨证施法，也要随证加减，不宜拘泥某法，所谓："素知其体相，识其部位，一旦临证，机触于外，巧生于内，手随心转，法从手出。"（《医宗金鉴·正骨心法要旨》）

2. 韦以宗十大正脊骨法

2.1 按脊松枢法

2.1.1 定义：指按压脊柱双侧椎板，并叩击枢纽关节，以松解脊椎骨关节粘连的方法。

2.1.2 操作方法

术式一：患者俯卧位，医者用双拇指指腹自大椎穴开始，自下而上，垂直按压在脊柱双侧椎板上，反复3~5遍；然后让患者侧卧，屈曲脊柱，医者握拳，用小鱼际肌侧拳叩击颈胸枢纽、胸腰枢纽及腰骶枢纽。

术式二：患者俯卧，医者将患者下肢提起过伸牵拉，用另一足跟沿大椎往下各个椎体轻轻踩压。又称"过伸足蹬法"，本法适用于青壮年，不宜用于中老年患者。

2.1.3 适应证：需要理筋、调曲的各种脊柱伤病。

2.1.4 禁忌证

（1）脊柱骨结核；

（2）脊柱骨肿瘤；

（3）脊柱骨髓炎；

（4）严重骨质疏松患者；

（5）腰椎滑脱不宜在腰椎按压者。

2.1.5 注意事项

（1）按压时缓慢移动；

（2）力度因人而异，逐渐增加；

（3）对枢纽关节处叩击注意力度，以患者无痛苦为宜。

2.2 寰枢端转法

2.2.1 定义 通过端提寰椎横突，并提转头部，使寰枢关节复位的方法。

2.2.2 操作方法

患者端坐，医者站在患者侧后方。医者一手拇指、食指分别置于寰椎两侧（相当于两侧风池穴位置），另一肘托起患者下颌，两手同时稍用力将患者头颅轻轻向上提，然后轻轻向突出一方旋转10°以内，稍旋即放下，每次端转不超过1分钟，作3~5次欲合先离手法后，再反向端转，即可感到突出的侧凸下有空虚感，无压痛，表明已复位。

2.2.3 适应证：寰枢关节错位

2.2.4 禁忌证

（1）寰枢椎先天畸形；

（2）外伤所致寰枢关节错位急性期。

2.2.5 注意事项

（1）端提时间不要超过1分钟，否则影响患者吞咽活动；

（2）端提时要持续用力，不可用暴力；

（3）旋转头颅不宜超过10°。

2.3 牵颈折顶法

2.3.1 定义 通过医者手掌牵引头部，并向上顶颈椎棘突，以调整颈椎曲度的方法。

2.3.2 操作方法

术式一：患者仰卧位，先对颈部施以理筋松筋手法，然后医者用双手掌抱住枕部对颈椎牵拉1到3分钟，再用四指指腹在颈项后背部，从第7颈椎往前随牵、随揉、随折顶颈椎棘突，反复牵、顶，约20分钟。

术式二：旋转解锁法：让患者自我高度旋转颈椎，医者一手牵拉后枕，另一手前臂提下巴，肘部按压对侧肩关节，两手对抗用力，将颈6、7椎和胸椎拉开

2.3.3 作用机制

（1）脊柱后伸时，椎间隙前宽后窄，椎间盘的前缘、前纵韧带和关节突关节囊伸张；同时，椎间盘后缘、后纵韧带以及关节突关节囊收缩。如利用外力加大其伸展度，上述组织伸张和收缩也同时加大。

（2）脊柱的伸展功能需要依靠竖脊肌，在颈椎靠头颈夹肌和项韧带以及附着于脊背的纵向排列的各肌群的收缩。因此，脊背的肌肉韧带是主要的动力组织。

2.3.4 适应证：颈椎曲度变浅、消失、反弓及成角类的颈椎病。

2.3.5 禁忌证

（1）各种颈部疾病急性期；

（2）颈椎结核；

（3）颈椎肿瘤；

（4）颈椎骨髓炎；

（5）颈椎曲度加大者。

2.3.6 注意事项

（1）在松筋后实施该法；

（2）急性颈椎间盘突出症和颈椎管狭窄症慎用。

2.4 颈椎旋提法（颈胸枢纽旋转法）

2.4.1 定义 旋转并提拉颈椎，以松解颈椎骨关节粘连的方法，又名颈胸枢纽旋转法。

2.4.2 操作方法

患者端坐，医者立于患者后方，先用推拿法松解颈肌（图5-120），嘱患者头颈屈曲，医者用四指按压后枕，嘱患者头颈旋转至最大，医者左肘兜住患者下颌，右手拇指按压患椎右侧，并轻轻兜颌向上，即可听到颈部"咯"的一声，表明复位成功。右侧与左侧操作相反。

2.4.3 作用机制

（1）脊柱椎体之间的关节是三角形组合，即前为椎体关节，后方左右各一关节突关节（颈椎为钩椎关节），在横轴面上在肌肉韧带力作用下作旋转运动。如果某一侧旋转肌力不平衡，轻者可导致关节突关节错位，重者可引起椎体关节旋转、椎间盘突出。另一方面，由于椎间盘突出或退化不全，导致椎体旋转、倾斜，二者均可出现病理性椎体旋转现象。

（2）旋转法即利用圆筒枢纽在旋转肌力及医者靠力作用下，以反向旋转（指病理旋转方向而言）方法纠正其病理性旋转，使之恢复脊柱力平衡。

（3）生物力学研究证实旋转法施术过程中椎间盘内压有

增加倾向,如果髓核已完全突出或已破裂,旋转手法会将髓核压向椎管,压迫硬脊膜。但对未破裂之突出椎间盘,通过椎体的反向旋转可带动其回纳,但大多是椎间盘还具备弹性的青壮年患者。

2.4.4 适应证

颈椎棘突偏歪的各类颈椎病

2.4.5 禁忌证

(1) 诊断不明确,未具备 X 线照片排除先天畸形及骨病者;

(2) 60 岁以上患者和 16 岁以下儿童,或合并脊椎骨质疏松者;

(3) 严重心脏病、甲亢患者;

(4) 椎间盘突出压迫硬脊膜囊大于二分之一者;

(5) 颈椎手术后;

(6) 颈椎陈旧性骨折脱位者;

(7) 牵引下禁用此法;

(8) 颈曲消失、反弓者慎用。

2.4.6 注意事项

(1) 切忌暴力旋转,超过颈部正常旋转范围的旋转,应视为暴力旋转;

(2) 旋转到位即可,不宜盲目追求"咯嗒"声;

(3) 旋转法慎用中立位,因为此法旋转剪力多在第 5 椎以上,容易造成骨折脱位。

2.5 提胸过伸法(挺胸端提法)

2.5.1 定义 使胸椎后伸,提拉胸廓使胸椎骨关节粘连得到松解复位的方法,又名挺胸端提法。

2.5.2 操作方法

术式一：患者骑坐在整脊椅上，面向前，双手十指交叉抱项部，医者站在患者后方，用一膝顶上段胸椎，双手自患者肩上穿过，伸向两侧胁部，然后双手抱两胁将患者向后上方提拉（图5－124）。

术式二：患者骑坐在整脊椅上，面向前，双手十指交叉抱项部，医者站在患者背后，双手自患者腋下穿过，向上反握其双前臂，用前胸顶患者胸背，然后双手用力，将患者向后上方提拉。

术式三：患者骑坐在整脊椅上，面向前，双臂前胸交叉，双手抱肩，医者坐在患者背后，从腋下双手拉患者对侧肘关节，使肩胛拉开，然后将患者向后上方提起。

2.5.3 适应证

（1）合并胸椎侧凸的各类颈椎病；

（2）胸椎侧弯症；

（3）脊椎骨骺软骨病；

（4）脊源性心律紊乱症；

（5）脊源性胃肠功能紊乱症。

2.5.4 禁忌证

严重骨质疏松患者。

2.5.5 注意事项

膝顶法向前的顶力不应过大。

2.6 胸腰旋转法（胸腰枢纽旋转法）

2.6.1 定义使胸腰枢纽旋转，以松解胸腰段骨关节粘连并使移位的椎骨复位的方法，又名胸腰枢纽旋转法。

2.6.2 操作方法

患者骑坐在整脊椅上，面向前，双手交叉抱后枕部，略向前屈至以胸12腰1为顶点。以右侧为例，助手固定患者左髋，医者立于患者右侧后方，右手经过患者右臂前、至颈胸背部（大椎以下），左手固定于胸腰枢纽关节左侧，右手旋转患者胸腰部，待患者放松后，双手相对同时瞬间用力，即右手向右旋转的同时左手向右推，可听到局部"咯嗒"声。左侧操作与右侧相反。

2.6.3 适应证

（1）胸腰椎小关节紊乱；

（2）腰椎滑脱症；

（3）腰椎间盘突出症；

（4）腰椎管狭窄症；

（5）脊柱侧弯症；

（6）脊源性月经紊乱症；

（7）脊源性下肢骨性关节炎；

（8）脊源性胃肠功能紊乱症；

（9）强直性脊柱炎脊柱畸形症。

2.6.4 禁忌证

（1）胸腰椎手术后；

（2）腰椎严重骨质疏松；

（3）孕妇；

（4）胸腰椎骨肿瘤；

（5）胸腰椎骨结核；

（6）胸腰椎骨髓炎；

（7）腰椎间盘突出症急性期慎用；

（8）腰僵未缓解者慎用。

2.6.5 注意事项

(1) 施法时需有助手固定髋部;

(2) 忌为强求响声而反复旋转。

2.7 腰椎旋转法

2.7.1 定义 使腰椎旋转以松解腰椎骨关节粘连并使移位的椎骨复位的方法。

2.7.2 操作方法

患者骑坐在整脊椅上,面向前,双手交叉抱后枕部,向前屈至棘突偏歪处为顶点。以棘突右偏为例,助手固定左髋,医者立于患者右侧后方,右手穿过患者右腋下至对侧肩部,左手掌固定于偏歪棘突右侧,右手摇动患者腰部,待患者放松后,双手相对同时瞬间用力,即右手向右旋转的同时左手向左推(图5-128),可听到局部"咯嗒"声。左侧操作与右侧相反。

2.7.3 适应证

(1) 腰椎后关节错缝;

(2) 腰骶后关节病;

(3) 腰椎间盘突出症;

(4) 腰椎管狭窄症;

(5) 腰椎侧弯症。

2.7.4 禁忌证

(1) 同胸腰枢纽旋转法禁忌证;

(2) 椎间盘突出压迫硬脊膜囊大于1/2者;

(3) 椎弓崩解、脊柱滑脱者慎用。

2.7.5 注意事项 同胸腰枢纽旋转法

2.8 腰骶侧扳法

2.8.1 定义 对腰骶枢纽关节侧位扳压,使腰椎后关节和骶髂关节错位得到复位、软组织粘连得到松解的方法。

2.8.2 操作方法

以右侧卧位为例。患者取侧卧位，医者面向患者站立，左手或前臂置于患者左腋前，右手前臂置于患者左臀部，在患者充分放松情况下，两手向反方向同时瞬间用力，力的交点在腰骶枢纽关节处。左侧卧位与此相反。

图5-129 腰骶侧扳法是 AB 力线往后，CD 力线往前，两力线剪力作用于椎弓峡部，如峡部有退变则容易造成误伤。

2.8.3 作用机制

斜扳是利用胸腰枢纽和腰骶枢纽的作用力，调整关节突关节的紊乱和椎体倾斜，其作用力主要在下腰段关节突关节。

2.8.4 适应证

（1）腰椎后关节错缝症；

（2）腰椎间盘突出症；

（3）腰骶后关节病；

（4）骶髂关节错缝症。

2.8.5 禁忌证

（1）不明确诊断，未排除骶骨、髂骨结核、肿瘤者；

（2）椎弓峡部不连、椎弓崩解、椎体滑脱者；

（3）骨质疏松患者；

（4）孕妇；

（5）胸腰椎手术后。

2.8.6 注意事项

（1）侧卧体位，躯体和下肢应在一中轴线上；

（2）如怀疑一侧椎间孔压迫神经根者，应取健侧卧位，而且不宜左右侧扳；

(3) 腰部僵硬者慎用。

2.9 过伸压盆法

2.9.1 定义 过伸患侧下肢，按压骶骨或髂骨使移位的骶骨或髂骨复位的手法。

2.9.2 操作方法

患者取俯卧位，医者立于患侧，用一肘托起患侧大腿，使其后伸，另一手与托腿手相握，肘部按压患侧骶髂关节处，后慢慢使患侧下肢后伸至极限，按压之手肘部稍用力往下按压，听到"咯嗒"声，复位成功。

2.9.3 作用机制

(1) 骶髂关节错缝后，其髂嵴出现高低不对称。

(2) 骨盆的旋转、倾斜都是骶髂关节韧带不平衡，用牵引法、侧扳法、屈髋法调整骶髂关节的韧带，使之恢复平衡。

2.9.4 适应证

(1) 骶髂关节错缝症；

(2) 腰骶后关节病；

(3) 骨盆倾斜者。

2.9.5 禁忌证

(1) 同腰骶枢纽侧扳法禁忌证；

(2) 有髋关节病变者。

2.9.6 注意事项

后伸下肢注意保护髋关节，防止过伸导致股骨颈骨折。

2.10 手牵顶盆法

2.10.1 定义 手牵下肢，推顶骨盆使向上移位的髂骨复位的方法。

2.10.2 操作方法

术式一：患者侧卧位，患侧在上，健侧屈膝，医者用一足跟蹬住健侧小腿，双手握住患侧踝部，待患者放松后，手足同时协调突然用力上牵下蹬动作。

术式二：让患者将双膝双髋屈曲，医者按压膝部，左右滚动骨盆。

2.10.3 适应证同过伸压盆法。

2.10.4 禁忌证

（1）诊断不明者；

（2）椎弓裂、脊椎滑脱者；

（3）孕妇；

（4）有下肢疾患者慎用。

2.10.5 注意事项

患者身体与下肢保持在同一水平位，手足用力协调。

（四）牵引疗法

1. 颈椎牵引

1.1 坐式牵引：坐式动态牵引法

1.1.1 定义

患者坐位于颈椎牵引椅上，用颌枕带固定下颌及头部，通过牵拉颌枕带，使其与躯体拮抗来牵引颈椎以调整颈椎骨关节紊乱的方法，又称"枕颌牵引"。

1.1.2 操作方法

患者坐于颈椎牵引椅上，用颌枕带固定下颌及头部，然后设置颈椎牵引力度和时间。设置范围：牵引力 30N~100N，步进 5N；牵引时间 1 分钟~10 分钟，步进 1 分钟；默认牵引力 50N，时间 5 分钟。（图 3-1、图 3-2）。

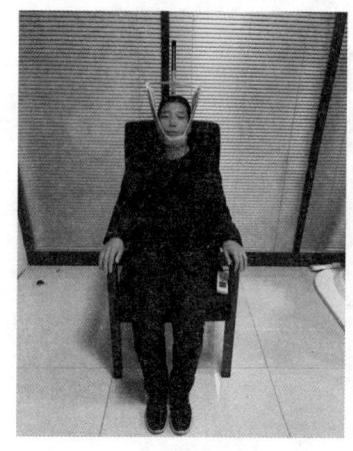 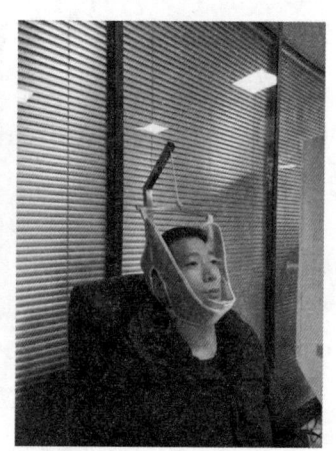

图 3-1 颈椎牵引椅正面观　　图 3-2 颈椎牵引侧面观

1.1.3 适应证：适用于颈椎病的牵引治疗。特别是在家庭医生指导下的家庭与办公场所的自助式使用。

1.1.4 禁忌证

（1）重度骨质疏松者、体质过于虚弱者。

（2）脊髓损伤，感染性疾患，脊柱肿瘤及肿瘤样疾者。

（3）严重心脑血管及内脏疾者。

（4）高烧及出血倾向者。

（5）其他骨折，精神疾患及不能配合该项治疗者。

1.1.5 注意事项

（1）牵引过程中一旦出现头晕、心悸或其他任何不适，请随时按下"停止牵引/急退"或"停止"按键或"急停开关"终止及解除牵引，视情况卧床休息或到医院检查。

（2）最好从小拉力、短时间开始，逐渐增加，并在牵引的同时配合背部按摩，亦可试行配合头颈部自主活动。

（3）随机提供的牵引带为前开口粘贴式颌枕牵引带，请务必注意调节各粘贴带的位置，以牵引时感觉舒适为度，牵引过程中，若有任何不舒适感觉，可随时撕开粘贴带，解除牵引。请随时检查牵引带的粘贴力，及时更新粘贴带或牵引带。

（4）有明显临床症状的颈椎病患者，务必在医师监护或指导下进行牵引。

本产品设计根据中医整体观念和治病求本的原则，着眼于颈椎连结紊乱，活动性与稳定性之间平衡失调，主要原因是相邻椎骨之间的位置错乱（骨错位），治疗原则为促使骨复位，方法源于中医"因势利导，欲合先离，离而复合，顺势牵引，摇摆抖动，回旋推挤"，即在活动中求平衡，运动中求稳定。提供一种新型的脊椎牵引装置，使其在作用原理上更加有利于恢复脊柱的正常生理状态，在牵引进行时具有更高的安全性、舒适性和易操作性。

该产品为一种可供家庭与办公场所使用的程控柔性颈椎牵引设备，用于颈椎疾患的预防、康复与辅助治疗，其特点和作用机理是采用微电脑程序化控制，缓冲按摩式柔性牵引，即一张一驰的纵向牵引力与横向按摩推移力可同时进行，以促使颈椎骨向正常解剖位置移动和脊柱生理曲度的恢复，解除对周围神经、血管等组织器官的刺激与压迫，以期从本源上治疗该类疾病。同时，内置的动态牵引模式源于中医推拿正脊手法，特别是提拉抖动与提拉旋转手法，由于产品的使用地点可能是在无医务人员监护的家庭或办公场所，可以长期反复自主应用，基于安全与舒适性要求，本产品限定的牵引力与振动按摩力都比较小，特别适用于颈椎疾患的预防保健和康复性治疗，解决颈椎病患者反复就医问题。

本产品结构采用了中华人民共和国发明专利："可嵌入家具中的脉冲振动式脊椎牵引装置，ZL201410662751.X 所述的技术。产品采用的牵引用椅外观与普通办公座椅无明显差异，椅架为实木材料，背靠外形按照人体工程力学设计，具有牵引装置嵌入与展开两种基本形态，两种形态的转换简单、安全。在牵引装置展开状态下，本品是一种标准的电动颈椎牵引医疗器械，用于颈椎疾患的预防保健与治疗康复；在牵引装置嵌入状态下，本品美观大方、乘坐舒适，即使牵引功能失效，本品仍不失为一件实用的单人座椅。

  电动微电脑颈椎牵引椅是同成医疗设备有限公司研发团队，经过18年研发，多次测试和临床观察、修正改进的一款电动颈椎牵引设备。该设备为颈椎牵引的迭代产品。主要解决当下颈椎病牵引三大痛点：①解决了颈椎牵引时需要人照看；②解决了颈椎牵引受场所限制；③解决了牵引时牵引力不稳定。一大优势：操作简单，安全性高。该设备融康复治疗器械与日用家具为一体，使脊柱病防治技术家庭化并智能化控制变成现实。

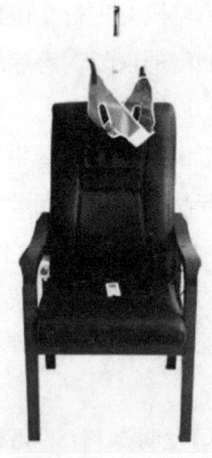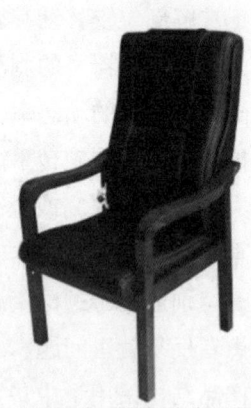

1.2 卧式牵引：颈椎布兜牵引法

1.2.1 定义

患者仰卧位，利用布兜固定下颌及枕部，通过牵拉头颅圆筒，使其与躯体拮抗来牵引颈椎以调整颈椎骨关节紊乱的方法，又称"枕颌牵引"。

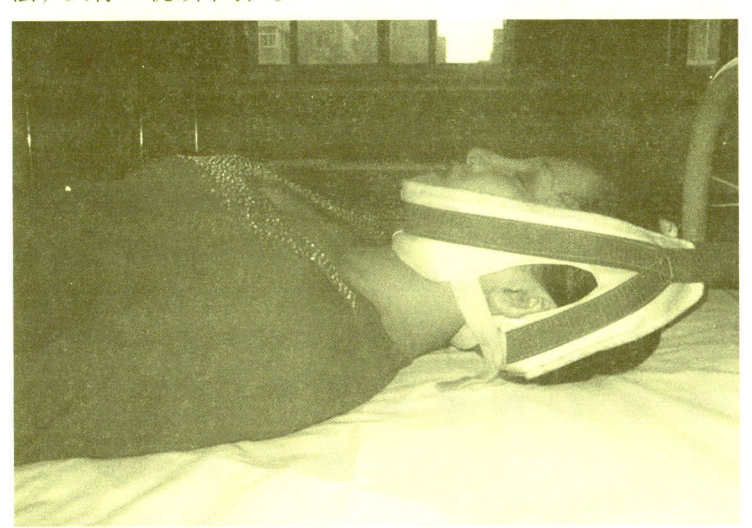

图3-3 颈椎布兜牵引法

1.2.2 操作方法

患者仰卧于倾斜约30度角的颈椎牵引床上，头高脚低，用牵引布兜固定好头部，然后悬挂重量进行牵引。牵引重量为3~6公斤，时间为30分钟左右（图3-3、图3-4）。

1.2.3 适应证

（1）颈椎骨折脱位。

（2）一切颈曲异常、椎体旋转移位的颈椎病变。

（3）颈椎间隙变窄者。

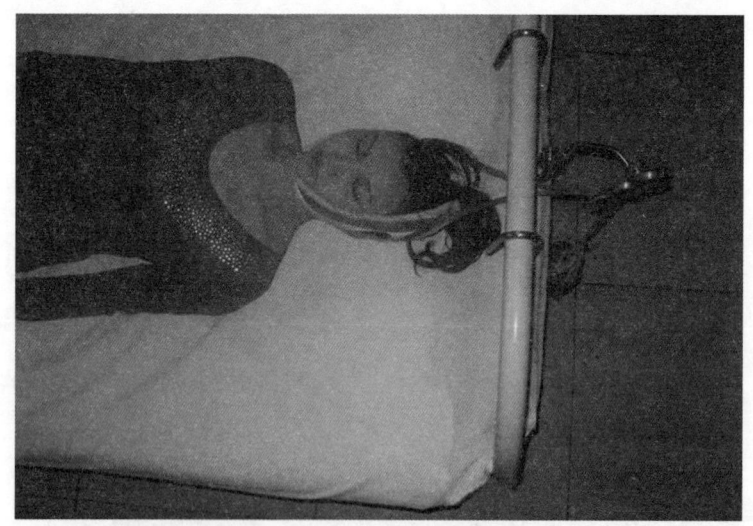

图 3-4 上面观

1.2.4 禁忌证

（1）诊断不明确者。

（2）以头晕为主诉颈椎病患者。

（3）颈椎曲度消失、反弓及老年、儿童患者禁用坐位颈椎牵引。

（4）颈椎曲度存在者慎用坐位颈椎牵引。

（5）各种颈部疾病急性期。

（6）颈椎半切综合征。

1.2.5 注意事项

（1）固定布兜时必须前额兜长，后枕兜短。

（2）牵引时患者仰卧位，两目平视，鼻尖、下颌尖在一水平线上。

（3）布兜安置不能压迫到颈动脉及男性喉结。

(4) 牵引重量以 3~6 公斤为宜，在此范围内视患者颈肌强弱而增减，不能超重牵引。

(5) 颈椎牵引时，密切注意病人自我感觉，患者出现头晕、胸闷等不适者，应立即撤除牵引。

(6) 撤除颈椎牵引后，需卧床休息 10 分钟左右。

(7) 颈椎牵引时禁用手法正骨。

2. 腰椎牵引

2.1 坐式牵引：坐式动态腰椎牵引治疗机

2.1.1 定义

患者骑坐于主机的座面上，面对立柱，由医护人员为其戴好束腰（胸）带，通过牵拉使患者腰椎间隙增大，使其与躯体拮抗来牵引腰椎以调整腰椎骨关节紊乱。

2.1.2 操作方法

首先让患者骑坐于治疗器的坐垫上，由医护人员用胸腰固定带和胯部固定带固定住腰部和胯部，然后设置腰椎牵引力度和时间。胸腰椎牵引设置范围：牵引力 80N~550N，步进 5N；牵引时间 1 分钟~30 分钟，步进 1 分钟；默认牵引力 300N，时间 5 分钟。（图 3-5）。然后根据患者个体病情情况施行下列方法：

牵引-摇摆抖动：若患者腰椎小关节异常，在维持腰椎牵引下，医者双手置于患者肩部或肩部上方的牵引带，向前后左右方向摇摆抖动数次。

牵引-屈曲推弹：若患者腰椎生理弯曲存在，则扳起治疗器后固定靠背，在患者腰腹部大致略低于病变椎体间隙下方，用束带固定腰部于靠背，在维持腰椎牵引下，术者双手掌分置于患者肩胛处，双手同时或偏重于病变侧向前推按，使其腰椎

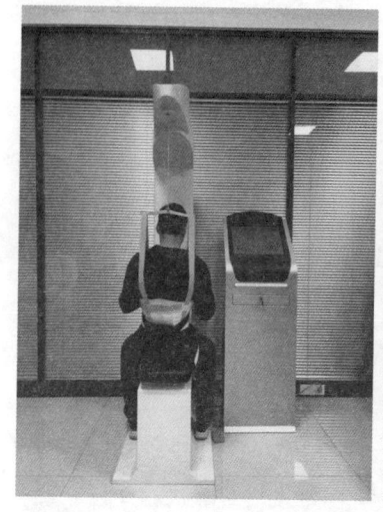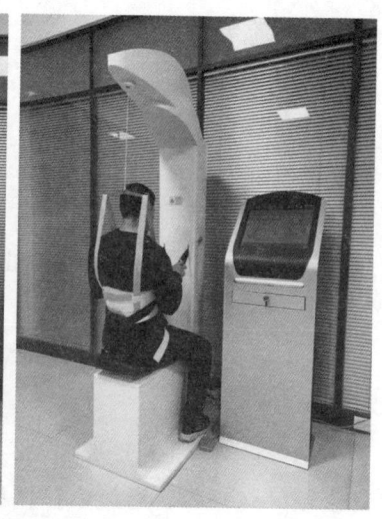

图3-5 坐式牵引治疗机-腰椎牵引

屈曲,而后松手,脊柱在弹性牵引状态下向后反弹。即按即松,反复推弹3~5次。

2.1.3 适应证:腰椎病患者的牵引及手法辅助治疗。

2.1.4 禁忌证

(1) 合并有腰椎骨折或局部皮肤有破溃者慎用;

(2) 妊娠或哺乳期患者慎用;

(3) 合并有心脑血管、肝、肾和造血系统等严重危及生命的原发性疾病以及精神病患者慎用;

(4) 疑有腰骶椎体良性肿瘤、恶性肿瘤、转移瘤、椎体结核、椎管内肿瘤、神经组织病、椎体周围炎症性疾病等尚未排除者禁用。

2.1.5 注意事项

(1) 本治疗机提供的是坐式垂直牵引,牵引时间不宜过长，不可作为普通腰椎牵引设备使用，全部治疗过程均应在医师的视线下完成；

（2）手法操作时，应由助手扶持好牵引挂架，特别是牵引－旋转捻压手法时，注意防止牵引挂架碰撞患者或/和操作者的头面部；治疗结束后，患者应避免剧烈活动，最好能卧床休息数小时至数天。

本牵引设备坐式垂直牵引，符合人类正常活动时腰椎的自然状态，本设备在治疗操作进行时，患者上半身处于弹性悬吊状态，具有良好的活动度，躯干四周具有广阔的空间，可以方便地进行各种手法操作。除腰椎间盘突出症外，我们还将其用于腰小关节紊乱、腰扭伤、腰肌劳损、非典型腰腿痛等，亦作颈椎牵引用，均显示出较好的前景。采用微电脑程序化控制，操作简单、规范，安全性强。

牵引可使上下椎体间隙加大，椎间负压增加，后纵韧带紧张，双侧关节突关节活动空间增加，在此条件下进行摇摆抖动和根据腰椎变形情况进行的前屈推弹、后伸扳弹及侧弯扳弹手法，目的是迫使粘连松解、关节活动，椎体向各相对正常方向偏移，在人体椎体结构自适应能力的调节下，达到调节椎体序列的顺应性、恢复生理曲度和解剖位置，打破突出椎间盘对神经根的压迫刺激与腰椎结构失稳、周围组织发炎水肿之间的恶性循环。而牵引－旋转－捻压联合手法则通过在牵引状态下使腰部前屈，小关节间隙及后半部椎体间隙加大，后纵韧带紧张，椎体间隙内形成负压，而后使腰部后伸、旋转－捻压，由于旋转使后纵韧带弹力进一步加大，突出物在椎间负压吸力、后纵韧带弹力、旋转剪力和手法最后瞬间的向下向后捻压推挤力的共同作用下，迫使突出物发生位移，因受自体重力作用位移后的突出物易于固定,从而解除或减轻对神经根的压迫。通过突出物的移位和腰椎生理曲度和解剖位置的恢复,起到消除或减轻临床症状的目的。由于采用快速牵引和手法操作,腰肌尚未产生疲劳,治疗结束后,腰肌对椎体的固定作用快而强,术后不必强调卧床,不必特别限制活动,缩短了

2.2 四维牵引:

牵引调曲法,是指通过对脊柱实施纵轴牵引(如骨盆、一维)、外展牵引(如二维)、屈曲牵引(如三维)和悬吊过伸牵引(四维),使移位的脊柱骨关节对位、对线、对轴,恢复(或改善)其正常生理曲度和中轴力线的方法。

2.2.1 一维调曲法

(1)定义

患者俯卧位,通过脊柱单一的纵轴方向对抗牵引,以调整下段腰椎骨关节紊乱的牵引法。因其操作是取俯卧位,因而又称"俯卧骨盆牵引法"。

(2)操作方法

①患者俯卧于四维脊柱牵引仪上,将上端牵引带束于胸下部,下端牵引带束于髂骨上。然后根据病情、体重等来调整重量进行纵轴牵引。

②牵引时间为30~40分钟,牵引重量为20~40公斤,每日1~2次。(图3-6)

(3)适应证

胸、腰、骨盆损伤;腰椎间盘突出症;腰椎管狭窄症;腰椎滑脱症;脊柱侧弯症;腰骶关节病;脊源性月经紊乱症;脊源性下肢骨性关节炎;强直性脊柱炎;脊柱畸形症。

(4)禁忌证同仰卧骨盆牵引法禁忌证。

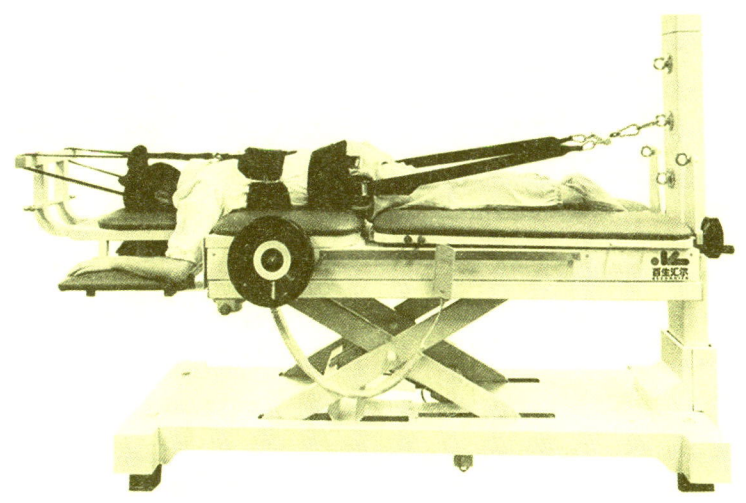

图 3-6 一维调曲法

(5) 注意事项

①牵引时密切观察患者病情,若有疼痛、麻木加重者,及时撤除牵引。

②临床上牵引时间和重量均从最小值逐渐增加,儿童患者据体重酌减,最大牵引力不能超过体重的二分之一。

③牵引重量不能过重。

④牵引后需卧床休息与牵引相同的时间。

⑤老年患者可选用腋下牵引带。

2.2.2 二维调曲法

(1) 定义

二维调曲法是指在一维调曲法的基础上,增加单一下肢外展牵引的调曲法,以达到调整腰椎痛侧椎间孔位移的目的。又称"俯卧骨盆加痛肢外展牵引法"。

(2) 操作方法

①患者俯卧于四维脊柱牵引仪上，按照一维调曲法固定好上、下两端牵引带，然后用单下肢牵引带束于有症状的下肢，并使其外展30°角。先按照一维调曲法调整好重量，牵引重量为20~40公斤，再调整痛肢牵引重量至6~8公斤，儿童患者重量酌减。

②牵引调整好重量后，根据患者腰椎曲度异常情况，进行加压调曲治疗。参照一维调曲法。牵引时间为30~40分钟，每日1次。(图3-7、图3-8、图3-9)

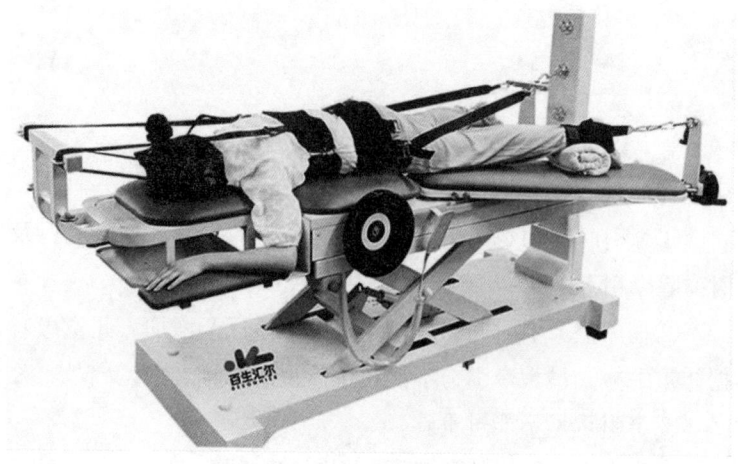

图3-7 二维调曲法

(3) 适应证

腰椎间盘突出症伴有单侧下肢麻木或疼痛者；腰椎滑脱症伴有单侧下肢麻木或疼痛者；腰椎管狭窄症伴有单侧下肢麻木或疼痛者；脊柱侧弯症骨盆倾斜者。

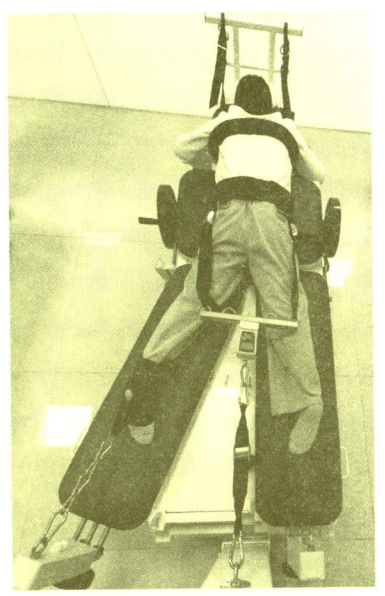

图 3-8 后面观

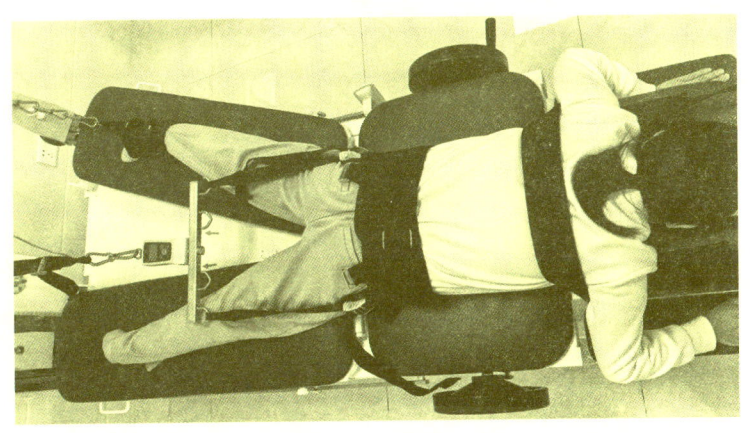

图 3-9 前面观

(4) 禁忌证同仰卧骨盆牵引法禁忌证。

(5)注意事项同一维调曲法。

2.2.3 三维调曲法

(1)定义

三维调曲法是指患者仰卧在四维脊柱牵引仪上,通过牵引,悬吊骨盆和双下肢三个力学关系,以调整腰骶角变小或腰骶关节粘连、移位的牵引法。又称"仰卧下肢悬吊牵引法"。

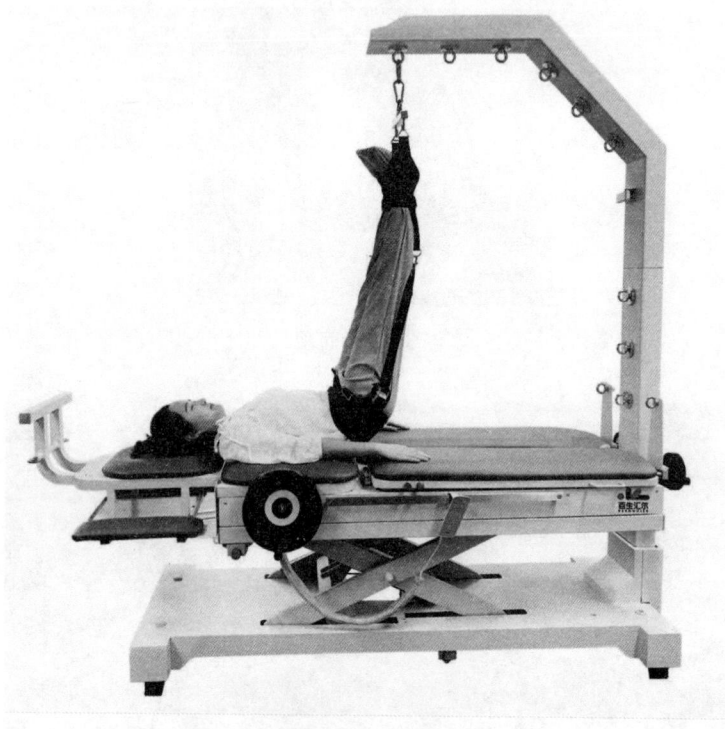

图 3-10　三维调曲法

(2)操作方法

①患者仰卧于四维脊柱牵引仪上,将双下肢牵引带束于膝关节上下端。

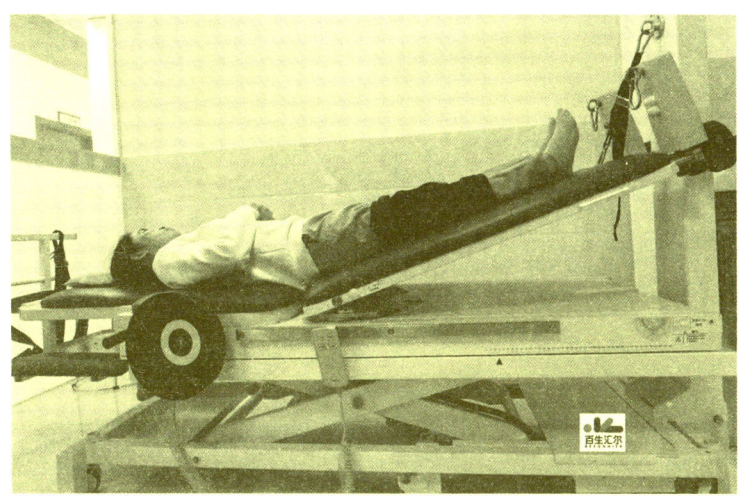

图 3-11 仰卧，双下肢牵引带束于膝关节上下端

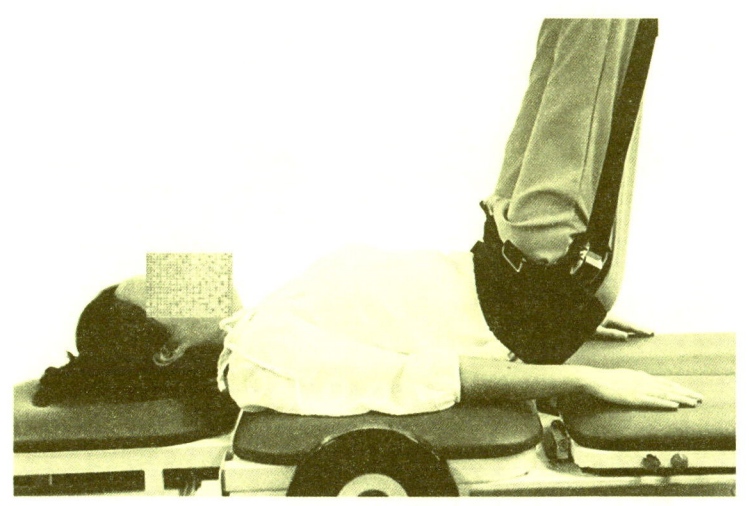

图 3-12 髋关节与躯干呈 90°角

②调整牵引仪，使双下肢缓慢逐渐升起，随时观察患者变

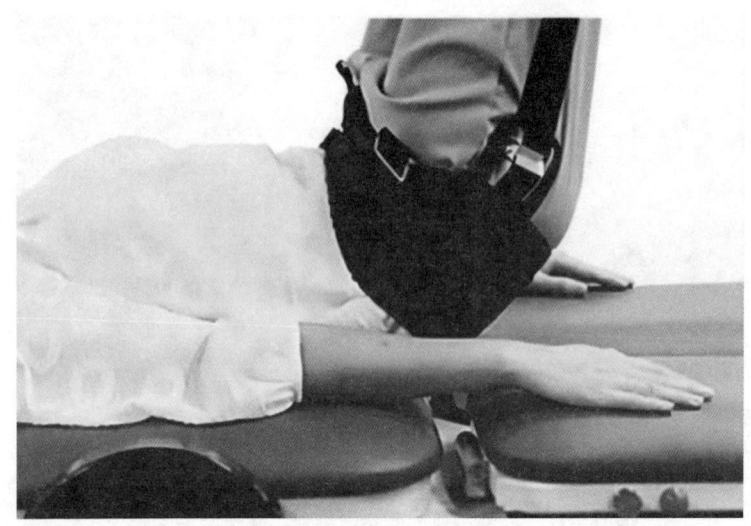

图3-13 细节观

化。角度以下肢伸直，髋关节与躯干呈90°角为标准。牵引时间为20~30分钟，以患者耐受为度。每日1~2次。

（3）适应证

①腰椎滑脱症。

②腰椎后关节错缝症。

③腰曲加大需要调曲类伤病。

④腰骶轴交角变小类伤病。

（4）禁忌证

①同仰卧骨盆牵引法禁忌证。

②严重下肢骨性关节病患者。

③严重静脉曲张患者。

（5）注意事项

①束于下肢的带子不能固定在髌骨上，而且要松紧适度，

不能太紧，以免影响血液循环。

②悬吊牵引需逐步升高，并随时观察患者病情变化。

③悬吊牵引力的支点在腰骶枢纽关节处。

④牵引时间以患者耐受为度，逐渐增加牵引时间。

⑤牵引时密切观察患者足背动脉搏动情况。

⑥撤除牵引时要匀速、缓慢。

2.2.4 四维调曲法

（1）定义

四维调曲法是指患者俯卧于四维脊柱牵引仪上，通过双下肢及下腰部过伸悬吊牵引，调整双侧腰大肌和双侧竖脊肌四个力的方向，以达到改善或恢复腰曲的目的的方法。又称"俯卧过伸悬吊牵引法"。

（2）操作方法

①患者卧于四维脊柱牵引仪上，将上半身用环套过腋下，双下肢牵引带束于膝关节上下端（图3-14、图3-15）。

②用升降板将下半身托起，胸腰段与上半身呈25°~45°角，调整牵引仪，使双下肢缓慢逐渐升起，下肢与下半身呈悬吊状，后将托板放至离下肢约30厘米处，以下腹部离开托板为宜（图3-16、图3-17）。

③下肢与牵引床的角度根据患者腰椎曲度进行调整，一般情况下力的支点作用在胸腰枢纽关节处。牵引时间为20~30分钟，以患者耐受为度。每日1~2次。

（3）适应证

①屈曲型胸腰椎骨折脱位。

②腰椎曲度变直、反弓的腰椎间盘突出症。

③腰椎曲度变直、反弓的腰椎管狭窄症。

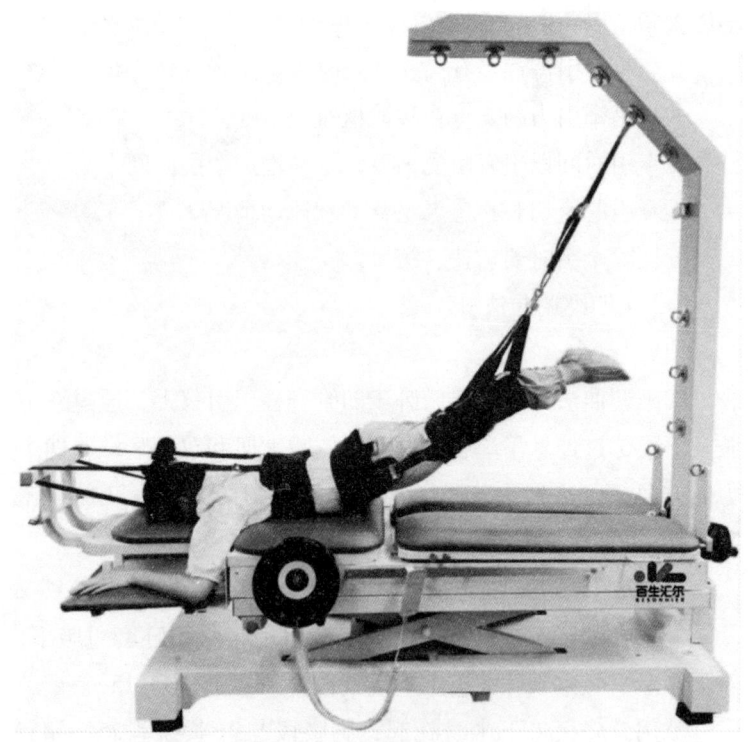

图3-14 四维调曲法

④腰椎曲度变直、反弓的腰椎后关节错缝症。

⑤脊柱侧弯症。

(4) 禁忌证同三维调曲法禁忌证。

(5) 注意事项

①束于下肢的带子不能固定在髌骨上,而且要松紧适度,不能太紧,以免影响血液循环。

②双下肢悬吊需逐步升高,并随时观察患者病情变化。

③牵引时间以患者耐受为度,逐渐增加牵引时间。

④牵引时密切观察患者足背动脉搏动情况。

第三章 整脊临床技术

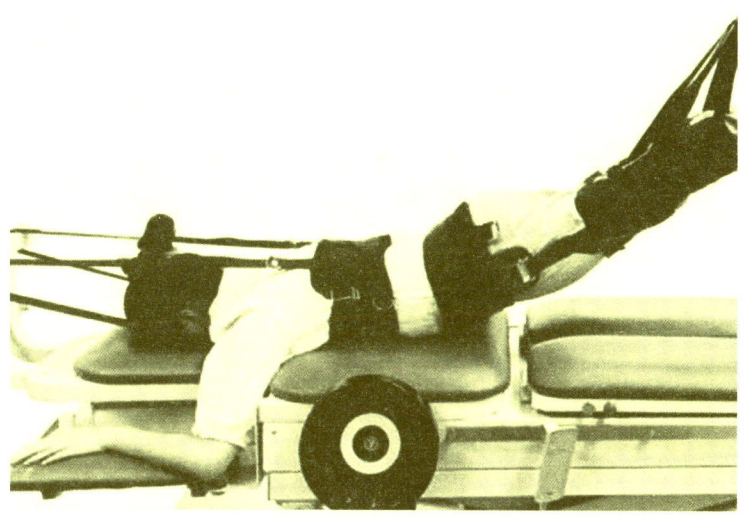

图 3-15　四维调曲法细节观

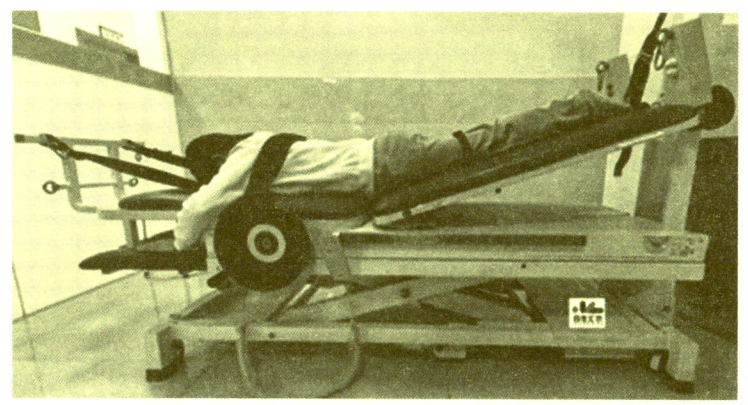

图 3-16　用升降板将下半身托起，胸腰段与上半身呈 25°～45°

⑤撤除牵引时要匀速、缓慢，解开下肢牵引带后缓慢将托板

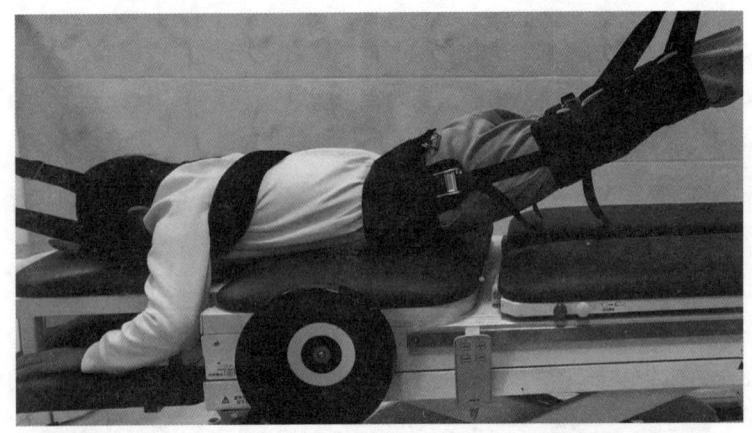

图3-17 将托板放至离下肢约30厘米处,以下腹部离开托板为宜;力的支点作用在胸腰枢纽关节处

3. 膝关节动态牵引法

3.1 定义

膝关节动态牵引法是指通过对处于半屈曲状态的膝关节施加围绕设定力度一张一弛的轴向牵引力以治疗骨关节炎等膝关节牵引适应证的牵引疗法。

3.2 操作方法

3.2.1 膝髋关节牵引床牵引

患者俯卧于膝关节牵引床上,操作电脑控制面板分别调整位于患者大腿与小腿部位的床板,使膝关节处于半屈曲状态,将小腿牵引固定带束于患肢的小腿部位,另一端连接到牵引挂架上。根据病情、体重等因素通过操作电脑控制操作面板上的相应按键设置牵引力度与牵引总时间,牵引力度一般以50N~150N为宜,牵引时间以5分钟~30分钟为宜,点击牵引按键进行牵引。

3.2.2 便携式膝关节牵引器

患者俯卧于床上,将便携式膝关节牵引器放置到患肢的下方,将小腿牵引带束于患肢的小腿部位,另一端连接到牵引挂架上。然后根据病情、体重等因素通过操作手持式控制面板上的相应按键设置牵引力度与牵引总时间,牵引力度一般以50N~150N为宜,牵引时间以5~30分钟为宜,点击牵引按键进行牵引。

3.3 牵引模式与作用机理

采用膝关节牵引床或膝关节牵引器,使膝关节处于半屈曲位,前后交叉韧带均为松弛状态下,围绕用户设置的牵引力度,在预置浮动范围内,一张一弛地对关节间隙产生类活塞式抽吸作用的牵引模式,即动态牵引模式,以增加关节间隙、改善关节软骨的淋巴循环,增加关节及周围的血液供应,促进关节积液的吸收,消除炎症,从而减轻疼痛,改善关节功能。

3.4 适应证

适用于腰椎间盘突出症有下肢神经压迫症状、下肢肌肉萎缩患者、膝关节骨关节炎等疾患。

3.5 禁忌证

3.5.1 重度骨质疏松者、体质过于虚弱者;

3.5.2 膝关节感染性疾患、肿瘤及肿瘤样疾者;

3.5.3 严重心脑血管及内脏疾者;

3.5.4 高烧及出血倾向者;

3.5.5 骨折、精神疾患及不能配合该项治疗者。

3.6 注意事项

3.6.1 牵引过程中若出现头晕、心悸或其他任何不适,请随时按下"停止牵引/急退"或"停止"按键或"急停开关"

终止及解除牵引,视情况卧床休息或做其他必要的处理;

3.6.2 最好从小拉力、短时间开始,逐渐增加。

4. 髋关节动态牵引法

4.1 定义

髋关节动态牵引法是指通过对处于半屈曲外展状态的髋关节施加围绕设定力度一张一弛的轴向牵引力以治疗轻型股骨头坏死、髋关节骨关节炎等髋关节牵引适应证的牵引疗法。

4.2 操作方法

患者俯卧于膝髋关节牵引床上,操作电脑控制面板分别调整位于患者大腿与小腿部位的床板,使膝关节处于伸直状态,髋关节处于半屈曲状态,调整牵引力线,摆放患肢体位,使髋关节处于外展位,将小腿牵引固定带束于患肢的小腿部位,另一端连接到牵引挂架上。根据病情、体重等因素通过操作电脑控制操作面板上的相应按键设置牵引力度与牵引总时间,牵引力度一般以100N~300N为宜,牵引时间以5~30分钟为宜,点击牵引按键进行牵引。

4.3 牵引模式与作用机理

采用膝髋关节牵引床使膝关节处于伸直位,髋关节处于半屈曲外展位,股骨头动脉与髋关节周围韧带均处于松弛状态下,围绕用户设置的牵引力度,在预置浮动范围内,一张一弛地对关节间隙产生类活塞式抽吸作用的牵引模式,即动态牵引模式,以增加关节间隙、改善关节软骨的淋巴循环,增加股骨头动脉及髋关节周围血管对股骨头及关节的血液供应,促进关节积液的吸收,消除炎症,从而改善关节功能。动态牵引模式示意图如图?所示。

4.4 适应证

适用于腰椎间盘突出症有下肢神经压迫症状、轻型股骨头坏死、髋关节骨关节炎等疾患。

4.5 禁忌证

4.5.1 重度骨质疏松者、体质过于虚弱者；

4.5.2 髋关节感染性疾患、肿瘤及肿瘤样疾者；

4.5.3 严重心脑血管及内脏疾者；

4.5.4 高烧及出血倾向者；

4.5.5 骨折、精神疾患及不能配合该项治疗者。

4.6 注意事项

4.6.1 牵引过程中若出现头晕、心悸或其他任何不适，请随时按下"停止牵引/急退"按键或"急停开关"终止及解除牵引，视情况卧床休息或做其他必要的处理；

4.6.2 最好从小拉力、短时间开始，逐渐增加。

临床治疗技术组合与适应证

整脊医师掌握治疗技术尽量多，扎实学习各项治疗技术。为我们在临床上所用。治疗技术掌握得多，开展临床工作时面对病人的疾病，我们可选择的搭配方案多，适应证多，禁忌证少。这样更有利于疗效保证、缩短病程、减轻患者痛苦。

一、按照治疗时间分技术适应证：

在整脊临床工作中，根据临床运用技术情况，如我在前章节介绍过的，把运用的技术分为力量型治疗技术和非力量型治疗技术。在选配治疗技术做治疗方案时，我一般做以下步骤：在各项检查没有出来之前，主要运用非力量型治疗技术非侵入式治疗，以中药熏蒸、中药热敷、膏药、艾灸、拔罐、中西药内服及理疗为主，这些治疗方法一般不会加重病情。适合疾病诊断不明确，先进行对症治疗。

根据病情虚实，辨证选配，规范治疗，一般作为治疗方法的第二梯队选用非力量型治疗技术侵入式治疗，以刺络拔罐、电针、小针刀（刃针）、银质针等为主。

病情诊断明确后，根据临床体征和影像学判断，患者局部及整体受力改变情况，针对病因而选用的调整脊柱生理曲度改变主要治疗方法。选用力量型治疗技术主要以点穴、推拿、正脊骨法、牵引疗法为主。

二、按照部位分治疗技术适应证：

神经根型颈椎病手麻为主的：中药外敷，直流电药物离子导入疗法，红外直线偏振光疗法，电针，熏蒸，中西药内服，坐位牵引，小针刀疗法。对于年龄大或血糖高患者，可以考虑把小针刀疗法换成刃针。椎动脉型颈椎病头疼晕为主的：手法，中药外敷，直流电药物离子导入疗法，红外直线偏振光疗法，中西药内服，电针，小针刀疗法等。对于年龄大或血糖高患者，可以考虑把小针刀疗法换成刃针。腰椎疾病，膝关节疾病：中药外敷，红外直线偏振光疗法，直流电药物离子导入疗法电针，中药熏蒸，中西药内服，小针刀疗法。

椎管外用银质针，椎管内用液体刀，也可银质针与液体刀同用。下肢有症状的可以做二维牵引。

颈肩关节疾病：银质针或小针刀，中药热敷，直流电药物离子导入疗法，红外直线偏振光疗法，外洗，电针，熏蒸体质差。

基础症状多：前期用中药汤剂、中成药、西药内服，症状缓解后中医膏方调养。

三、临床技术搭配

（一）外贴膏药与中药熏蒸

简单来讲外贴膏药主要作用有三个：1. 外固定，对骨与关节起到支撑作用，能持续给药。2. 保暖，膏药本身具有外贴剂型的作用，本身防寒。3. 药物本身就具有活血化瘀、通经活络止痛的作用。中药熏蒸主要作用有两个：1. 依靠体外温度透皮给药。2. 药物本身就具有活血化瘀、通经活络止痛的作用。这两项技术在临床中经常配合使用，既能持续不间断局部给药，又能让病位局部一直保持保暖状态，让局部受寒病变的肌张力高、僵硬、酸沉等症状改善。

（二）中药熏蒸（或中药热敷）与推拿（或点穴束悗）

中药熏蒸（或中药热敷）技术运用机器温热透皮把中药达到局部，能解决颈椎、腰椎、胸背部大面积肌张力高、僵硬、酸沉、疼痛、麻木。主要作用：1. 运用活血化瘀中药，通过张开的皮肤毛孔直达病灶和相关部位。2. 为做推拿点穴束悗做准备。通过第一步温热疗法治疗松筋理筋后，然后做推拿，相当于下雨后犁地松土，而不用蛮力而达到土软。就是医学的"筋柔骨正"。运用按摩通经活络，使离经之气血归位，点穴使气滞血瘀之处打通。

（三）小针刀疗法与红外直线偏振光疗法

小针刀疗法是将中医传统针刺疗法与现代手术疗法结合在

一起的一种医疗技术。所以小针刀疗法治疗后有针眼需要康复，特别是血糖高的患者，伤口易感染。红外直线偏振光治疗仪利用光作用于人体而产生的光热、光化学等作用可抑制神经兴奋、松弛肌肉、扩张血管、增加血流量，加速疼痛物质的代谢及改善植物神经系统功能，还可以干燥小针刀针口，促进愈合，避免感染。小针刀疗法与红外直线偏振光疗法联合运用治疗，具有协同增效作用。

（四）中药熏蒸（或中药热敷）与牵引疗法

中药熏蒸（或中药热敷）技术运用机器温热透皮把中药达到局部，能解决颈椎、腰椎、胸背部大面积肌张力高、僵硬、酸沉、疼痛、麻木。主要作用：1. 运用活血化瘀中药，通过张开的皮肤毛孔直达病灶和相关部位。2. 为做牵引做准备。通过第一步温热疗法治疗松筋理筋后，然后做牵引，使移位的脊柱骨关节对位、对线、对轴，恢复（或改善）其正常生理曲度和中轴力线。

第五节
整脊科临床治疗三连环方案

第1步：中医调理＋理疗松解

理筋：对症治疗（非力量型治疗）

以外用膏药、中药热敷、熏蒸、中药内服、中频、针灸、骨空针、小针刀、银质针等内外并治，疏通阻滞、解除粘连、改善微循环和组织新陈代谢；再辨证内服中医汤药、成药等调理，多管齐下，可激发气血运行，舒筋活络、活血化瘀，调压松筋、松解粘连、改善组织新陈代谢，迅速缓解痉挛和疼痛，恢复四维肌力平衡。

第2步：四维调曲+手法正骨

正骨：对因治疗（力量型治疗）

以"四维整脊调曲床"为依托，通过"四维悬吊牵引"充分调动腰大肌对脊柱的伸展应力，使位移的椎体得到复位，再辅之以手法正骨等独家治疗手段，可使紊乱的椎曲得到改善、恢复，达到"筋柔骨正"，从而对疾病进行对因治疗。

第3步：膏方养骨、功能锻炼

养骨：不复发，长治久安

膏方养骨为基础，辅以功能锻炼，局部达到力学平衡，整体对身体进行调养和修复，达到祛除病根，颈肩腰腿痛不复发。

养骨膏方具有整体调摄、攻补兼施的特点，其攻可祛实，活血化瘀、祛痹通络；补可养虚，调中保元、平衡阴阳、和顺脏腑；且养骨膏方口味宜人，服用方便，不仅可帮助解除颈腰四肢关节等病痛，巩固疗效，且肝脾肾亦可得滋养，整体健康水平明显提高。"以宗健脊18式"系由韦以宗教授创立的专门帮助脊柱康复的功法，通过练功自我保健，可辅助治疗和预防复发，让脊柱真正实现"长治久安"。

治疗过程中常见问题总结

一、我的疾病在扎针治疗后，为什么反而胀痛更厉害？

治疗部位有时有三天左右的加重反应，个别身体虚弱、糖尿病患者加重反应的时候可能会更长些，这是正常的。反应的出现和轻重与病程的长短有着密切的关系。

对腰腿痛病人来说，是最常见的下肢反应，严重的患者下不了床。这是下肢长期受压迫的神经突然兴奋性增加而导致的，这种反应有人有（如下肢疼痛时间较长的人），有人没有（如下肢疼痛时间短，症状轻），有人重，有人轻，自上而下的恢复时间，也因人而异，有快有慢，不必担心和误解。经治疗后如症状转移到小腿以下，而腰臀部无疼痛，可暂不复诊，继续休息，下肢症状会自然消退。

二、我的疾病为什么突然加重了？

突然加重一般是以下几种原因：（一）天气要变化。很多颈肩腰腿痛、骨关节疾病是由于风寒湿邪导致的，在天气突然刮风、下雨、下雪等变化时，身体受到影响会加重病情。（二）劳累。虽然症状开始有缓解，身体在治疗过程中比较虚弱，易反复。（三）受凉。治病过程中，还有很多方面的原因，也就是说症状反复是一个常见现象，不必惊慌。

三、我的疾病为什么牵引后加重？

一是因为牵引本身是一个力量治疗，会对肌肉韧带和骨关节重新复位，在重新复位的过程中，可能会疼痛加重。二是刚开始对于牵引的不适应。

四、为什么我的疾病治疗效果不明显？

（一）疾病本身是疑难杂症、要求治疗时间长，短期效果不明显。如患有比较久的类风湿，脊柱四大疑难疾病（腰椎管狭窄症、腰椎滑脱症、脊柱侧弯症、骨质疏松症），骨质疏松症并发的骨折、疼痛。

（二）身体虚。这类病人治疗疾病的同时，还要把身体虚补起来，这样就会治疗时间长。

（三）年龄偏大。年龄偏大，肝肾功能变弱，肝主筋，肾主骨，身体弱，身体接受治疗手段也差。身体弱、治疗手段受限制，就会造成治疗效果不明显。

五、中医整脊和传统中医正骨推拿有何区别？

中医整脊医学和传统中医骨科截然不同，主要体现在以下方面。

（一）中医整脊医学，集2000多年的中医有关脊柱诊疗理论观点和经验，并用现代医学科学的实验手段研究脊柱功能解剖、运动生物力学，形成富于中医特色脊柱运动生物力学理论，并用于指导临床。因此，它是一门多学科融合的开创性学科。

（二）中医整脊医学以"一圆一说两论"（脊柱四维弯曲体圆运动规律、脊柱圆筒枢纽学说、脊柱轮廓平行四边形理论、椎曲论"）为理论体系，在治疗方案上则是以"中医整脊四维调曲疗法"为主，包括有三大治疗原则："理筋、调曲、练功"和四大治疗手段："正脊调曲、针灸推拿、内外用药、功能锻炼"等，开创了非手术诊疗颈腰椎等脊柱疑难病的全新临床路径。中医整脊医学理论的先进性、科学性，临床疗效的稳定性、显效性，都是高度依赖医生个人经验的传统中医疗法所无法比拟的。

（三）中医整脊之"整"是中医文化思维之"整"，即是整体观念的意思，也就是以整体的、动态的、系统的观念来诊断和治疗脊柱，许多人误以为以靠一种单纯的治疗方法或一种正骨手段治疗脊柱疾病，把脊柱"整"一下就是整脊了，这其实是非常大的误解！

六、中医整脊诊断和治疗脊柱类疾病，为何强调必须拍X

光片？

许多患者不理解，自己以前花上千元拍过 CT 或 MRI（核磁），应该说脊柱的影像已经很清晰了。为什么在采用中医整脊治疗时，医生还特别强调必须要拍 X 光片，而且在拍片后又多了错位、偏歪等诊断。主要原因如下：

（一）影像的角度不同。CT 影像是脊椎某个椎间盘的横断面，核磁影像是脊柱纵断面。这两种检查手段都是针对某个椎间盘内部组织的病变及突出物压迫神经的程度，能看出是哪个椎间盘突出，但什么原因导致这个椎间盘突出，就不得而知了。

而 X 光片拍的则是颈椎或腰椎的整个排列状况，能看出是哪一个骨关节偏离正常位置的方向及程度，而后确定矫正的方向和力度。也就是说，X 光片能看出椎间盘突出的发病原因。

（二）影像的针对性不同。CT 或核磁主要是为手术治疗提供影像依据。椎间盘手术一般是切除压迫神经的突出物，所以并不追究这个椎间盘是什么原因导致突出的。

中医整脊使用 X 光片，则主要针对非手术矫正，必须找出病因，治病求本。通过系统整体治疗使脊柱骨关节复位，对位、对线、对轴，帮助恢复脊柱正常的生理解剖关系和生物力学的动态平衡，从根源上解决问题。

（三）人体脊柱卧位及站立位完全不一样，卧位无地心引力，所以其排列不一样，例如，青少年脊柱侧弯，如果是卧位可能是 30 度，但站立位可是 45 度。因此，正确判断脊柱骨关节序列关系，必须站立位 X 线片才能正确显示。

第四章 膏方与整脊

第一节 膏方整脊临床概述

"肝主筋""肾主骨"的理论亦广泛地运用在整脊临床辨证治疗上,损伤与肝、肾的关系十分密切。肝主筋。《素问·五藏生成论》说:"肝之合筋也,其荣爪也。"《素问·六节藏象论》说:"其华在爪,其充在筋。"这些条文都说明肝主筋,主关节运动。《素问·上古天真论》说:"丈夫……七八肝气衰,筋不能动,天癸竭,精少,肾脏衰,形体皆极。"提出人到了50多岁,则进入衰老状态,表现为筋的运动不灵活,认为是由于肝气衰,筋不能动的缘故。"肝主筋"也就是认为全身筋肉的运动与肝有密切关系。肝血充盈才能养筋,筋得其所养,才能运动有力而灵活。肝血不足,血不养筋,则出现手足拘挛、肢体麻木、屈伸不利等症。肝藏血。《灵枢·本神》说:"肝藏血。"《素问·五藏生成论》说:"故人卧,血归于肝,……足受血而能步,掌受血而能握。"是指肝脏具有贮藏血液和调节血量的功能。凡跌打损伤之证,而有恶血留内时,则不分何经，皆以肝为主，因肝主藏血，故败血凝滞体内，从其所属，必归于肝。如跌仆闪挫迸伤的疼痛多发生在胁肋少腹处，正是因为肝在胁下，肝经起于大趾，循少腹，布两胁的缘故。肾主骨，主生髓。《灵枢·本神》说："肾藏精。"《素问·宣明五气》说："肾主骨。"《素问·六节藏象论》说："肾者……其充在骨。"《素问·阴阳应象大论》说："肾生骨髓……在体为骨。"都是说明肾主骨生髓，骨是支持人体的支架。

脾主肌肉，脾为仓廪，主消化吸收。这一指导思想对整脊临床也很重要。《素问·灵兰秘典论》说："脾胃者，仓廪之官，五味出焉。"说明胃主受纳，脾主运化。运化是指把水谷化为精微，并将精微物质转输至全身的生理功能。它对于气血的生成和维持正常生命活动所必需的营养起着重要的作用，故称为气血生化之源。此外，脾还具有统摄血液防止逸出脉外的功能。它对损伤后的修复起着重要的作用。脾主肌肉四肢。《素问·痿论》说："脾主身之肌肉。"《灵枢·本神》说："脾气虚则四肢不用。"全身的肌肉都要依靠脾胃所运化的水谷精微营养，一般人如果营养好则肌肉壮实，四肢活动有力，即使受伤也容易痊愈；反之，若肌肉瘦削，四肢疲惫，软弱无力，则伤后不易恢复。所以损伤以后要注意调理脾胃的功能。胃气强，则五脏俱盛，脾胃运化功能正常，则消化吸收功能旺盛，水谷精微得以生气化，气血充足，输布全身，损伤也容易恢复。如果脾胃运化失常，则化源不足，无以滋养脏腑筋骨。胃气弱则五脏俱衰，必然影响气血的生化和筋骨损伤的修复。所以有"胃气一败，百药难施"的说法。这正是脾主肌肉、主四肢。

第四章 膏方与整脊

整脊科疾病通常病程长且复杂，整脊科疾病无论属急性筋骨损伤，还是慢性退行性筋骨病变，其发病机理均与气血失和、经脉痹阻、脏腑失调、筋骨失养有关。民间有"伤筋动骨一百天"之说，因而在发病后，急性损伤经急诊治疗后进入调养康复阶段，此时需要通过调和气血、畅通经脉、摄养脏腑，达到消肿止痛、接骨续筋之治疗及预防损伤后遗症之目的，因此骨病康复期的调养非常关键。由于这类疾病病程长、病情复杂，往往有多种基础疾病并存，因而无论是治疗还是预防保健，往往用药时间长，处方涉及面广，需要进行整体调养，多靶点治疗。以上这些骨伤科常见的或疑难的急、慢性损伤性病变，运用一般的内外治疗方法，不仅难以全面兼顾，而且由于患者往往活动困难，陡增就诊之不便。虽然这些疾病病因明确，病机清晰，但是筋伤骨损修复过程又较长，因而选用膏方调治是最佳的方案。

临床中对于术后身体虚弱患者，有骨关节病合并三高症等基础病患者，还有早衰、易感冒、功能性低热、产后身体虚弱、风湿病等慢性病患者，可供选择的治疗方法有限，还要符合慢病慢治，治疗时间久。西药长期服用会伤及胃与肝肾等，很多治疗技术及理疗对症不对因，而且理疗受时间限制。患者服用中成药含量低，且万人一方。中药汤剂煎煮时间短，每次服用150毫升以上，口感差，不宜存放。在这种背景下，我选择运用膏方来治疗这些慢性病。

养骨膏方具有整体调摄、攻补兼施的特点，其攻可祛实，活血化瘀、祛痹通络；补可养虚，调中保元、平衡阴阳、和顺脏腑；且养骨膏方口味宜人，服用方便，不仅可帮助解除颈腰四肢关节等病痛，巩固疗效，且肝脾肾亦可得滋养，整体健康水平明显提高，还可以增强患者的免疫力和抵抗力，增强脊柱、骨关节功能，预防骨科疾病复发。

长期以来，我给病人定制膏滋药方内中药饮片有60多种类，甚至病情复杂的运用到80多味中药，而普通汤药20味中药就为大方，于是就有人觉得我用膏方治病就是把治疗这一类疾病的所有药物汇聚到一起，多种药物的叠加，杂乱无章。其实不尽然，现将我开方思路介绍如下。

我运用膏方治疗疾病的基本理论是培植中土、疏肝补肾，扶正祛邪同时应用。这是多年来学习《伤寒杂病论》、李东垣《脾胃论》、清代中医黄元御书籍，加上王凤岐教授、宋晓光教授对于膏方经验，以及个人领悟和临床实践，慢慢形成自己的见解。

张仲景认为：四季脾旺不受邪。李东垣说：内伤脾胃，百病由生。培植中土是黄元御十三书中最重要的主张之一。黄元御说：气原于胃，血本于脾。盖脾土左旋，生发之令畅，故温暖而生乙木；胃土右转，收敛之政行，故清凉而化辛金。肾水温升而化木者，缘己土之左旋也，是以脾为生血之本。心火清降而化金者，缘戊土之右转也，是以胃为化气之原。注重脾胃后天之本，对于疾病的治疗和调护有重要的作用。所以我方中会用大量健脾药物，比如山药、薏苡仁、白术、茯苓等，而且剂量都在200克以上。都是为了健脾胃、培中土、生元气。这也是为什么膏方对于体质越虚的效果反而越好的原因。

疏肝主要是因为现在很多人因为生活节奏快，精神压力大，心理衰老提前。肝气郁滞后会出现一系列临床症状。主要表现在：竞争意识退化、自卑心理、反应异常、固执己见、性格孤僻、思维迟钝、性情急躁、情绪恍惚、逐渐懒惰、精神不振、常感到精力不足、办事效率降低，记忆力明显下降，好忘事，优柔寡断，缺少朝气等等。

补肾主要是因为肾居下焦，为阴中之阴脏，肾藏精，精化气，肾气是生气之源，是生命力活动的原动力，具有推动人体生长发育、促进人体生殖机能、防御外邪入侵的作用。

肾所藏之精，既包括先天之精，又包括后天之精。肾所藏的先天之精是人体先天的基础，它禀受于父母，充实于后天。肾所藏的后天之精，是指五脏六腑之精。它源于后天水谷精微，具有营养脏腑组织的作用，即所谓"肾者主水，受五脏六腑之精而藏之。"先天之精时时激发后天之精，后天之精则不断充养先天之精，二者相辅相成，互助互用，共同构成肾中精气。

同时脏腑理论认为肝主筋，肾主骨。颈肩腰腿疼病人很多是本虚标实之证。肝肾亏虚，气血不足为本，风寒湿邪客居经脉，气血瘀滞为标。肝肾亏虚、筋骨劳损，复加风寒湿邪侵袭，气血运行不畅，瘀血、痰浊痹阻经络产生痛、麻、酸、重是本病主要的病因病机；肾精亏虚，脊髓不充，骨骼退变，而发生骨赘，压迫刺激神经、血管、韧带等而发生僵痛、麻木诸症。所以疏肝补肾是我在临床上治疗骨关节类、疼痛类疾病的主要治疗思想。

在临床上，对于不同病症、病种以及兼病治疗，比如对于有骨关节疾病还兼有例假少、胃病、甲状腺亢进或甲减、便秘、体质虚弱、无名低热等，辨证加减药物，以达到治病目的。以上是我开中医膏方治疗脊柱及相关疾病时的基本思想。

一、膏方概况

中医膏方为中医药文化的重要遗产,中医学的重要组成部分,已有非常悠久的历史。文献表明在汉代,甚至汉代以前,我国古代医家已经有外用膏剂和内服煎膏的不同应用。并经过唐宋时期、金元时期、明清时期、近代的不断创新,发展和完善,到了现代膏方的制作使用已有了完备的理论体系和丰富的临床实践。长期以来在临床实践中不断发展,发挥着独特的功用。

膏方,又叫膏剂,以其剂型为名,属于中医里丸、丹、膏、散、酒、露、汤、锭八种剂型之一。膏剂有外敷和内服两种,外敷膏剂是中医外治法中常用药物剂型,除用于皮肤、疮疡等疾患以外,还在内科和妇科等病症中使用。膏方储藏内服膏剂,后来又称为膏方,因其起到滋补作用,也有人称其为滋补药,广泛地使用于内、外、妇、儿、伤骨、眼耳口鼻等科疾患及大病后体虚者。膏方是医生根据病人的体质因素、疾病性质,按照君臣佐使原则,选择单味药或多味药配合组成方剂,并将方中的中药饮片经多次煎煮,滤汁去渣,加热浓缩,再加入某些辅料,如冰糖或蜂蜜以及阿胶,或其他胶类等收膏而制成的一种比较稠厚的半流质或半固体的制剂。

中医膏方是根据整体观念、辨证论治的思想,研究滋补强身、抗衰延年、救偏祛病的中药方剂。诚如秦伯未所言:"膏方者,盖煎熬药汁成脂溢而所以尝善五脏六腑之枯燥虚弱者,故俗亦'膏滋药',膏方非单纯补剂,乃包含救偏却病之义。"此为对膏方含义的恰当诠释。相比于汤剂,由于其具有制作简便、药效肯定、便于服用、既能疗疾又能补虚的特点,深受广大人民群众的欢迎，为人类的健康作出了不可磨灭的贡献。

膏方充满着中医药的学术元素，既能防病治病，又可养生保健，实为我国传统医药学之瑰宝。古为今用，我们应当很好继承、整理、研究与发展，使其对人类的健康和长寿发挥更大的作用。随着物质生活的不断提高，健康意识越来越强，膏方养生不再是达官贵人的"专利品"，而已成为百姓们的养生保健新时尚。

近年来，随着"治未病"的深入人心，适用于慢性病调养及养生保健的膏方，又焕发了新的生机。也贴切符合2019年10月25日，习近平总书记再次对中医药工作作出重要指示，提出"传承精华，守正创新"八个字的重要思想。

膏方也是治未病的重要手段，"治未病"的观点是中医学的重要思想。《黄帝内经》：上工，刺其未生者也；其次，刺其未盛者也；其次，刺其已衰者也。孙思邈亦言：上医医未病之病，中医医欲起之病，下医医已病之病。其基本含义有三：未病先防，欲病救萌，已病防变。"治未病"的观点是中医学的宝贵思想，是历代医家甚为推崇的治疗方法，是医学的最高境界。

这亦与现代医学的观点不谋而合。WHO《迎接21世纪的挑战》：21世纪的医学，不应继续以疾病为主要研究对象，而应以人类健康作为医学研究的主要方向。20世纪末叶，75位诺贝尔奖得主发布的《巴黎宣言》提出：医学不仅是关于疾病的科学，更应该是关于健康的科学。而膏方由于其本身的优势，对未病的治疗具有极其重要的作用和意义，尤其是在当今生活节奏快，工作压力大，社会环境复杂的形势下。新中国成立以来，我国的膏方在基础研究、结合现代药理学知识辨证辨病研究、膏方的数量和膏方专著、人们对膏方的认可程度方面都有一定的进步，但总体来讲研究还相当滞后。

膏方是一种具有营养滋补和预防治疗综合作用的方剂，具有补中有治、治中寓补、治补结合的特点，可纠偏却病，促进人体机能的整体调整，因此非常适合慢性骨病患者服用。临床实践证明，骨病患者服用后往往能取得较为事半功倍的效果。

运用苏浙沪一带前辈用膏经验，大胆拓新，扩大苏浙沪一带膏方使用范围。一方面突破膏方养生的概念，大力运用膏方治疗骨科及内科疾病；另一方面突破只有冬季服用膏方的传统，一年四季运用膏方，治病救人。

为了满足人民群众对膏方的需求，推动膏方在临床的广泛使用，根据临床经验和前期研究成果，依据患者的不同特征，采用"固定方+辨证方模式"，"固定方+药酒模式"开展研究，其中固定方是他根据多年临床经验和参考北京中医药大学王琦教授《中医体质分类判定标准》，设定的一个较为平和、有效的固定方，在此基础上加以辨证论治。如对于肝气郁滞患者在固定方的基础上加柴胡、郁金、香附、川楝子等药物，对于脾胃虚弱的患者在固定方的基础上加炒麦芽、炒鸡内金等。

根据病人的不同病情和具体情况，研制出含糖膏方、低糖膏方、无糖膏方、对胃无刺激膏方、无嘌呤膏方、儿童特制膏方。他开出的膏方治疗颈椎病人"一人一病一方"，针对个人的情况量身定制。充分体现出中医学的辨证论治的特点。

膏方对于未病态先防，对于即病态防变，对于愈后态防复。膏方与中国寿文化有着密切的联系，膏滋易于保存，存放时间久，谓为"物存久"；服用膏方能达到祛病延年的作用，谓为"天寿长"；子女为父母健康求药或圆父辈之愿，此可谓

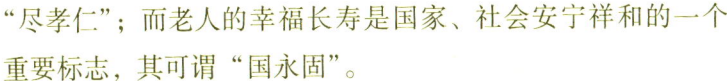

"尽孝仁"；而老人的幸福长寿是国家、社会安宁祥和的一个重要标志，其可谓"国永固"。

二、膏方内服优势

服用过定制膏方（膏滋药）的患者都知道，膏滋调理十分强劲，在治疗很多疾病上，优于汤剂，虽每次服用40毫升，不到1两，但一勺膏滋相当于十勺汤药。膏滋是传承工艺，不是补品药。汤药重在快速治疗急症。而膏滋是对人体机能进行整体的调理，达到补益和调治的双重目的。选择膏方调治主要表现为以下几个方面：

（一）药物有效成分利用率高

遵循传统手工艺，经过七繁之功，古法炮制，6小时浸渍，3道提取，2次浓缩，武火2次熬，文火收成膏，经过选、制、泡、煎、秘、滤、收等七道繁琐工序提取药材精华到极致。这样比一般汤药熬出有效成分高（膏方熬制需要8个小时，一般汤药只煎煮30分钟）。药材的浓度、剂量等直接决定效果。膏滋把药材精华进行反复浓缩，炼制目的就是让药材的浓度达到最大，最终通过调服达到非常好的效果。

（二）药物种类多，复合反应多

定制膏滋药方内中药饮片有60多种类，而普通汤药20味中药就为大方，60多种中药煎煮混合，产生的一系列化学反应、复合反应。这些复杂反应至今科学仍然无法解释清楚。正是这些复合反应对身体出现的一些疑难杂症，具有人们不可理解的良效。

从胃肠动力学方面分析，喝的水一般来说半小时时间就可以排到膀胱，基本代谢完毕。而经过高度浓缩的膏滋需要4～6小时才能通过胃肠排空，这能给身体大量的滋养和吸收时间。在这方面又说明一勺膏滋相当于十碗药。

（三）整体调理，针对性强

膏方配制注重整体调治，多为大型复方，药味达三十种以上，兼顾面广，适合治疗比较复杂的疾病。我们运用膏方，是"一人一病一方"，针对个人的情况量身定制，针对性强，克服了以往成药治疗的盲目性。

（四）扶正补虚补攻兼施

膏方是经过反复煎煮，去渣取汁，经蒸发浓缩后加糖配制成半流体状剂型，克服了以往生药泡药酒伤胃的缺点。膏方强调整体调治，并不等同于其他补药、补方，而是寓攻于补，补攻兼施，不仅补虚，也能疗疾。因本膏方标本兼治，药性缓和持久，对于各种虚证都有独特的功效。同时预防早衰、延缓衰老，根据患者体质，包括有很多亚健康，如肥胖、长斑（包括黄褐斑和老年斑）、便秘、失眠等等，头发斑白，骨刺退化较快等早衰症状。

（五）服用方便，简便经济

膏方经提取浓缩后，由于充分利用药物功效，花钱相应减少，并且可以应用大量名贵中药。一次配制一个月服用，符合慢病慢治的规律。不用一天一熬制中药，减少病人大量时间，而且便于携带，可以带药出去打工，做到治病、做工两不误。对于不能饮酒或糖尿病患者，可配制成膏方或无糖膏方服用。

三、膏方治疗疾病分类

（一）治疗脊柱类相关疾病和风湿类相关疾病。如：颈椎病、腰椎间盘突出症、骨质增生症、类风湿关节炎、风湿性关节炎、强直性脊柱炎、骨折不愈合、骨质疏松症等。

（二）治疗虚证病人。具体包括先天不足，体质虚弱所致虚证；老年人因脏腑功能衰退引起的老年虚证；慢性病患者，因久病导致的虚证；大病手术或是失血过多造成的虚证等等。具体病如：体虚易感冒，功能性低热，失眠症，阳痿早泄，冠心病，哮喘，习惯性便秘，肿瘤患者，糖尿病，脑萎缩，半身不遂，儿童遗尿等。

（三）妇科疾病。如月经不调，先兆流产，习惯性流产，不孕症，更年期综合症，子宫脱垂，产后体虚等。妇科炎症（各种阴道炎）可以用外洗药。

（四）胃肠道疾病：胃酸、胃胀、胃疼，大便干或大便稀。

（五）美容、祛斑、减肥、便秘、失眠等亚健康患者。

（六）预防早衰、延缓衰老：根据患者体质，防治很多患者头发斑白、掉发、月经明显减少、骨刺退化快、体质虚弱、情绪不稳等等早衰症状。

四、膏方制作

膏方制作需要精湛的技巧和技术：采集病史的技术、辨证分析的技术、处方选药的技术、煎煮制膏的技术，所以膏方之所以名贵，不仅仅是因为药材，其成品的每一个过程，都需要年份的积累、经验的沉淀。开膏方需对病人身体整体把控，对医生要求高。中医药人才缺乏，开药方人少。膏方制作工艺及程序复杂。膏方选药有讲究，都彰显膏方名贵。

膏方之制定，遵循辨证论治法度，具备理、法、方、药之程序，不仅养生，更能治病。因膏方服用时间长，医者必须深思熟虑，立法力求平稳，不能小有偏差。要求医生对病人身体整体把控，证型实质把控都要求比较高。偶有疏忽，与病情不合，不能竟剂而废，医生与病家皆遭损失。故开一般处方易，而膏方之制订难。

膏方不仅是滋补强壮的药品，更是治疗慢性疾病的最佳剂型，所以膏方的制订，首当重视辨证论治。医家应从病者错综复杂的症状中，分析出病因病机病位，衡量正邪之盛衰进退，探求疾病之根源，从而确定固本清源的方药。

人体体质的减弱，是病邪得以侵袭、疾病得以产生的主要原因，而体质每因年龄、性别、生活境遇、先天禀赋、后天调养等不同而各有差异，故选方用药也因人而异。如老年人脏气衰退，气血运行迟缓，膏方中多佐行气活血之品；妇女以肝为先天，易于肝气郁滞，故宜辅以疏肝解郁之药；小儿为纯阳之体，不能过早服用补品，如果确实需要，多以甘淡之品调养，如四君子等；中年人负担堪重，又多七情劳逸所伤，治疗时多需补泻兼施。除此以外，又有诸多个体差异，均需详细分析，根据具体情况，制订不同的治疗计划。

利用药物的偏胜之性，来纠正人体阴阳气血的不平衡，以求"阴平阳秘，精神乃治"，是中医养生和治病的基本思想，也是制订膏方的主要原则。临床所及，中老年人脏气渐衰，运化不及，常常呈现虚实夹杂的复杂病理状态，如果对此忽略不见，一味投补，补其有余，实其所实，往往会适得其反。

清代著名医家叶天士曾谓"食物自适者即胃喜为补"，为临床药物治疗及食物调养的重要法则，同样适合于膏方的制订。口服膏方后，胃中舒服，能消化吸收，方可达到补益的目的，故制定膏方，总宜佐以运脾健胃之品，或取檀香拌炒麦芽，以醒脾开胃；或用桔梗、枳壳，以升降相因；或配伍陈皮、楂曲以消食化积；尤其是苍术一味，气味辛香，为运脾要药，加入众多滋腻补品中，则能消除补药黏腻之性，以资脾运之功。

用膏方进补期间，既不能一味呆补，又不宜孟浪攻泄，而常取通补兼施、动静相合、制作膏方并行不悖的方法。补品为"静药"，必须配合辛香走窜之"动药"，动静结合，才能补而不滞。临床可针对中老年人常见的心脑血管病，如高血压、高血脂、冠心病、糖尿病等，辨证选用"动药"，例如取附子温寒解凝，振奋心阳；取大黄、决明子通腑排毒，降低血脂；取葛根、丹参活血化瘀，净化血液等，与补药相配，相使相成，而起到固本清源之效。

春天多风邪为患，须在方中加入祛风药，如荆芥、薄荷、菊花、桑叶之类；夏天有病多热疾，须加适量的寒凉药，如黄连、黄芩、石膏、知母之类；秋天有病多燥邪，宜加入温润气分药，如杏仁、紫苏叶、桔梗、沙参之类；冬天有病多寒邪，宜加入一些温热药，如附子、干姜之属。注意用药与四时相应，以适应温、热、寒、凉、升、降、沉、浮的规律，不绝生化之源。

五、膏方选药

膏方的药材选配一般由饮片、细料、胶类、糖类和辅料等五部分组成。

（一）饮片一般65味左右，3000～5000g，在一些特殊情况下可更多。处方时药味过少，易致效验不彰，并且成膏不足,但如果盲目追求大处方,则造成目的不明,浪费药材。另外膏方用药以根茎类,贝壳类为主,宜久煎。

(二)细料应根据补益需要,酌情配伍,切勿滥用。

(三)胶类即药胶,可按其各自功效特点,针对不同体质而辨证选用,可单选一味,或多胶合用。一般每料膏方参考用量为200~400g。

(四)糖类常用的有蜂蜜、冰糖、饴糖、红糖、白糖等,可改善膏方的口感,还有一定的补益缓冲作用,也有助于膏方的固定成形。制膏前需做预加工。

(五)辅料:黄酒等。

六、膏方配制

(一)膏方人工配制药酒步骤

1. 泡药:把固定方药物和辨证方药物一起放在大号桶里,夏季浸泡两个小时,冬季浸泡4~6小时,然后把药物倒入锅中。

2. 熬药:往倒进煎药机中的药物加水,水面要高出2厘米,2个小时后把药汁滤出。(注意:保证煎煮时间。)然后再加水和药物一起煎煮,一个小时后把药汁滤出。

3. 滤药汁:把两次滤出的药汁放在一起,用纱布过滤干净。然后把滤过的药汁倒进干净的锅中。

4. 浓缩药汁:药汁继续用火煎煮浓缩,一直浓缩到5斤,此时加入冰糖1斤,边加边搅动。待冰糖溶化后,停火。然后转移到干净盆中,放凉。

5. 配成药酒:往放凉的药汁中加入50°左右的白酒2斤。搅匀放在阴凉处即可。每次服用前摇匀,防止药渣沉底。

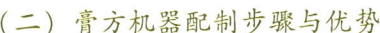

（二）膏方机器配制步骤与优势

1. 药房根据医生开具处方，进行配制药物（一人一病一方），煎药房领药。

2. 药物浸泡。把固定方药物和辨证方药物一起放在大号桶里，夏季浸泡两个小时，冬季浸泡4~6小时，然后把药物倒入锅中。

3. 高压煎药（两次煎药），往倒进煎药机中的药物加水，水面要高出2厘米，2个小时后把药汁滤出。（注意：保证煎煮时间。）然后再加水和药物一起煎煮，1个小时后把药汁滤出。

4. 过滤浓缩：药汁过滤后，继续用火煎煮浓缩，一直浓缩到2400毫升。

5. 包装。熬好的膏滋注入膏方包装机，分包装。

6. 贴标签，贴上服用剂量及说明。

7. 送药房成品，由药房发放给患者。

膏方运用机器配制主要优点有：高压煎药，高压密闭煎药有效成分流失少。同时药液有效成分煎出多。浓缩药膏，减少服用剂量。炼蜜加膏口感好。包装真空卫生，防止霉变。分装均匀，易携带，服用方便。

七、服用膏方的禁忌与注意事项

（一）服用剂量

每日早晚各一袋，一袋40毫升（不足1两），可以用热水浴热直接服用，也可倒在杯子里，开水冲服。宜在餐后半小时服用为好。若无胃病，也可空腹时服用。

（二）服药禁忌

我们与患者调配定制的膏方，服药期间不要吃白萝卜、绿豆和血类制品，尽量少吃辛辣食品。

服用膏滋药的时候要保持舒悦的心情，才能保证自身气血经络的流畅，从而有利于对膏滋的吸收。服用膏滋时，忌食辛辣腥膻、油腻厚味及烟酒浓茶，注意寒温变化，遇有感冒、咳嗽、吐泻、腹痛、月经期间等情况减量服用膏方。

（三）膏方存放

由于膏滋的量约经一个月才能服完，通常将其存放在冰箱冷藏保鲜处，或者房间阴凉通风干燥之处。

第二节　膏方临床历程

从2003年跟从河南省中医院宋晓光教授学习膏方（药酒）以来，已有20年，从跟师学习到自立门户，酸甜苦辣咸，个中滋味，经历很多，给自己总结，如能为后学膏方者提供一些经验上的帮助，是我写这些文字的初衷之一。

一、膏方学习背景

临床中遇见术后身体虚弱患者，有骨关节病合并三高症等基础病患者，还有对于早衰、易感冒、功能性低热、产后身体虚弱、风湿病等等慢性病患者，可供选择的治疗方法有限，还要符合慢病慢治，治疗时间久。西药长期服用会伤及胃与肝肾等，很多治疗技术及理疗对症不对因，而且理疗受时间限制。

患者服用中成药含量低，且万人一方。中药汤剂煎煮时间短，每次服用150毫升以上，口感差，不宜存放。在这种背景下，我选择运用膏方来治疗这些慢性病。20年过去，学习膏方治疗疾病的热情及往事还历历在目。

二、跟名师

2003年跟从河南省中医院宋晓光教授学习膏方技术。2004年，我在临床运用时进行了相关改革，扩大治疗适应证。把膏方从滋补变成四时膏方。运用现代工艺对膏方包装，以及病人现有需求进行改革。

2008年跟从王凤岐教授学习。以临床为中心，以疗效为标准，是一人一方，因人而异，因病而异，因时而不同，在运用膏方治疗疾病时，要顾及治疗疾病与调理体质、四季阴阳变化等多方面的因素。

三、临床实践

从在省中医院学习开始，我在各地各医院运用开膏方治疗各类疾病，2003年在缺医少药老家，为解决看病难、看病贵，我开展膏方技术，为乡亲们解决病患造成的痛苦。开具膏方彰显膏方治病的优势，深受百姓欢迎，至今还有很多老家病人来找我开具膏方，然后在郑州几家医院，新郑郭店卫生院、郑东上伯中医门诊部等都开展了膏方技术。地域上有公立医院、有民营医院；有农村、有乡镇卫生院、有三甲医院。膏方对于地域及各类诊疗场所的适应性强，并且我已经验证。

四、煎药与膏方包装优化

在我老家农村时，都是病人抓好药，自己回家用自己家里大铁锅熬制，在传统观念看来这比较不科学，但确实是这样走过来的，存在即是合理的，在当时是比较实用的。不但要给病人诊疗，对于新病人还要教会他们怎么熬制好药物，从泡药、两次煎煮、过滤药渣、添加蜂蜜或冰糖、白酒。一步一步地教会这些父老乡亲。他们就盛放在5斤或10斤的胶壶里，每次喝，先倒出一部分量，熬出的药物多少，每次服用多少都是自己把握。

中间出现很多不可想的事，现举一例：一个病人，当时大约60多岁，离我村有几公里的一位患者，我开具膏方后，让她自己回家熬制。我告知她浓缩到6斤左右，她想那会把药都熬丢了。开始熬药加水多，结果自己熬药后，浓缩药汁，时间短，加冰糖后，药汁有18斤左右。因为药汁多，放药的容器大，每次也没有搅动，每次喝一大碗。我当时一个月一回老家，一个月后她来找我说药还剩有一半，吃药没有什么效果。我很纳闷，因为对于她的病，我还是比较有信心治疗，效果应该很好的。问清情况后，我一下明白了，因为她喝的药汁浓度太低，根本达不到标准。我说回去后加大药量，结果一月后复诊，效果显现。

然后我就用普通煎药机熬制，浓缩好后，用各式瓶子盛放，比如蜂蜜瓶，可乐瓶等等。熬出多少还是不能量化。然后我改成统一的自封瓶。根据新时代的发展，我们现在用微压煎药机，然后浓缩后，用膏方包装机，每次服用40毫升的量，煎药和包装都得到大幅度的提升。

五、治疗病种的扩展

我开始用膏方药酒主要治疗两个方面疾病：1. 治疗脊柱类相关疾病和风湿类相关疾病。如：颈椎病、腰椎间盘突出症、骨质增生症、风湿性关节炎、强直性脊柱炎、骨折不愈合、骨质疏松症等。2. 治疗各种虚证病人。具体包括先天不足，体质虚弱所致虚证；老年人因脏腑功能衰退引起的老年虚证；慢性病患者，因久病导致的虚证；大病手术或是失血过多造成的虚证等等。具体病如：体虚易感冒，功能性低热，冠心病，哮喘，肿瘤患者，糖尿病并发症，儿童遗尿等。

根据病号群的扩展与需要我开展治疗：1. 妇科疾病。如月经不调，先兆流产，习惯性流产，不孕症，更年期综合征，子宫脱垂，产后体虚等。妇科炎症（各种阴道炎）可以用外洗药。2. 胃肠道疾病：胃酸、胃胀、胃疼，大便干或大便稀。3. 美容、祛斑、减肥、便秘、失眠等亚健康患者。4. 预防早衰延缓衰老。根据患者体质，防治很多患者头发斑白、掉发、月经明显减少、骨刺退化快、体质虚弱、情绪不稳等等早衰症状。

六、膏方剂型进行再细化

膏方有"素膏"和"荤膏"之分。若使用砂糖或蜂蜜来收膏的，称为"素膏"；而在膏方的配伍中选用了阿胶、龟板胶、鳖甲胶等动物来源的胶来收膏的膏剂，则被称为"荤膏"。根据服用者的体质与病理状态来选择"素膏"或"荤膏"。

有糖与无糖膏方之分。糖尿病病人，或血糖较高的病人，选用无糖膏方。儿童与成人膏方之分。有无胃病膏方之分等等。

最重要的是滋补膏方延伸成了四时膏方。膏方不仅有滋补作用，更有治疗作用。治疗疾病性的膏方，可视患者病情的需要，严格掌握膏方的使用方法，根据时令的特点，随季节处方，所以一年四季都可以服用膏方来治疗疾病。《膏方大全》中说："膏方非单纯补剂，乃包含救偏却病之义。"治疗性膏方讲究的是以中医辨证论治为基础，以临床为中心，以疗效为标准，是一人一方，因人而异，因病而异，因时而不同，在运用膏方治疗疾病时，要顾及治疗疾病与调理体质、四季阴阳变化等多方面的因素，所以即使夏天，也可以服用适合夏天的膏方进行治疗疾病。

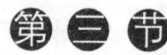

膏方临床常见问题总结

随着时间的推移，我运用膏方治疗患者已经21年了，运用膏方治疗病人保守统计已经有上万人次，21年来，膏方熬制工艺发生了巨大改变；21年来，膏方储存工艺发生了很大改变；21年来膏方的诊疗模式也发生了很大改变。在新的改变过程中，有新问题出现，患者有新的诉求提出，今天就病人服用膏方经常问到的一些问题，做一个总结与解释。

一、关于膏方的疗程

病人经常问我膏方多久是一个疗程，现有膏方是一个月配一次药，误认为，一个月是一个疗程。其实这是不完全正确的。膏方的制作使用历史悠久，其制作使用可追溯到秦汉时期。并经过唐宋时期、金元时期、明清时期、近代的不断创新，发展和完善，到了现代膏方的制作使用已有了完备的理论体系和丰富的临床实践。膏方充满着中医药的学术元素，既能防病治病，又可养生保健，所以服用膏方，并没有严格的疗程概念。这是根据个人的经济条件和个人对健康的要求而定的。根据不同时期的辨证论治，有病治病，没病延年益寿，可以长期服用。

二、服用膏方大便稀怎么办？

服用膏方开始时大便稀，甚至有时有黑便，这个时候要关注两点，一个是每天是否大便超过3次（本身便稀次多的除外），另一个是大便时是否肚子疼。膏方是一个高度浓缩药物，有时体质虚弱的病人，胃肠道一下子不能适应，一周后，这些症状就消失了。所以不必紧张。很少数病人会有出现，以前大便好，吃药后大便一直稀，可以在服用膏方时，加入干姜粉就可以了。等下一次调整药方即可。另外膏方服用跨度长，中间有时突然大便改变，也应考虑饮食，以及是否新的病情出现。

三、服用膏方开始时上火怎么办？

服用膏方时，有时出现嗓子干，牙疼，虚泡或者出现大便干。一般出现这种情况主要是两个方面：一个是药力猛，而体质虚，虚不受补，稍微加一点补气的，身体就受不了，气有余便是火，出现上火现象。另外一个可能是居住环境干燥，比如家有暖气或者取暖设备。出现这些情况，如果血糖不高，服用知柏地黄丸就可以改善。

四、药物能存放多久，会不会坏？

通常膏方存放在冰箱冷藏保鲜处一年，或者房间阴凉通风干燥之处三个月都不会变质或者霉变。药物不会坏，有时不能再服用的原因在于，病人几个月前辨证论治的药物，和现在的证不一定能对照，所以不建议再服用。

五、病人不能面诊，能否开具膏方？

原则上开具一人一病一方的膏方需要面诊。有的病人是复诊病人，由于时间原因可以根据服药后的情况，直接开出膏方。有的病人距离太远，无法面诊，比如西藏的很多病人，海南的很多病人，黑龙江的很多病人，新疆的很多病人，福建，深圳等等。有的是多年的老病人，也有些是老病号介绍的新病人，时间与距离的限制，不能一一面诊，只有根据一系列的问诊和舌苔来开具膏方。虽然每次病人都有好的消息回馈，但我内心时常是惴惴不安、战战兢兢，经常看开出方子的可行性，关注吃药后的情况，怕辜负患者的信任。

六、膏方能否降压、降糖？

膏方是中医里丸、丹、膏、散、酒、露、汤、锭八种剂型之一，实质还是纯中药。服用膏方的很多人患有高血压、糖尿病等基础病，膏方不能直接降糖，降血压，但是对于糖尿病、高血压的并发症有很好的直接干预作用。其实高血压，糖尿病的并发症，现代医学不是很擅长，现代医学对于降数值很擅长和精准。所以说，你要是降数值而且没有耐心，建议还是吃西药来得更快一些。

七、膏方只是补药?

膏方不仅可以滋补养生,更有治疗作用。治疗疾病性的膏方,可视患者病情的需要,严格掌握膏方的使用方法,根据时令的特点,随季节处方,所以一年四季都可以服用膏方来治疗疾病。《膏方大全》中说:"膏方非单纯补剂,乃包含救偏祛病之义。"治疗性膏方讲究的是以中医辨证论治为基础,以临床为中心,以疗效为标准,是一人一方,因人而异,因病而异,因时而不同,在运用膏方治疗疾病时,要顾及治疗疾病与调理体质、四季阴阳变化等多方面的因素,所以即使夏天,也可以服用适合夏天的膏方进行治疗疾病。

中医膏方是中医学的重要组成部分,长期以来在临床实践中不断发展,发挥着独特的功用。随着物质生活的不断提高,健康意识越来越强,膏方养生不再是达官贵人的"专利品",而已成为百姓们的养生保健新时尚。

八、膏方服用一个月像石沉大海,不好不坏

对于有些疾病,只有达到一定的量变,才能慢慢显示出功效。有些人疾病几十年,想依靠一个月的中药改变,有点儿太夸大膏方的疗效了。很多病人服用膏方时,还不知道膏方的功效,因为中药有潜移默化的过程。服用停药后才感觉,多年的慢性病消失了。所以一个月的药,里面70味药,不会石沉大海,肯定在改变着某一方面。

九、膏方是把许多天的药物一起熬制吗？

膏方药味众多，我一般开具 70 味左右，属于大方，复方。复方复法是膏方的常见处方形式，运用复方复法的思维模式是开好膏方的关键，应注意审时度势，平衡阴阳，详辨体质，以和为贵，补中寓治，治中寓补，辨证施补，脾肾为先，动静结合，升降并举，调畅气血，贵在流通，辨证辨病，绝不是普通方子的叠加。

膏方不是把许多天的药物一起熬制，而且膏方药物要久煎，基本不用花草类药物，与普通药方还是有很大的差别。

十、膏方伤胃吗？

膏方不仅不伤胃，中医膏方本身还治疗胃病。膏方不仅改善临床症状，增强体质，提高患者生活质量，还能不同程度逆转胃黏膜萎缩、肠化、异型增生，防止癌变。除了胃出血、可疑痛变或不能正常进食外，均能服用中医膏方治疗。

第四节
整脊临床常用中药

清代名医徐大椿所著的《医学源流论》中，有一篇"用药如用兵论"，说的是治病和用兵是一样的道理。所谓用药如用兵，意即医家治病需通晓药性，用之得当，则疾病立消，如兵家用兵，用之得当，则旗开得胜若医家不谙药性，用药不当，则不仅病邪不祛，反伤正气，甚者贻误性命，而如兵家用兵不当，非但不能取胜，反而损兵折将，一败涂地。著名医家施今墨先生便在用药上颇有创新。施先生治病，常以两药相伍而用，名之曰"对药"。配伍得当，常能取得奇妙的功效。掌握了这项基本功，治疗中便可驾轻就熟，有如兵家通晓兵法，胸中自有雄兵百万，如此方能调兵遣将，运筹帷幄，决胜千里。熟知药性合理组方，以便临床内外用药，这是中医整脊科医生重要的基本功。现将脊柱类常用中药介绍如下：

一、临床常用药物简介

（一）解表发散药

1. 防风

辛、微甘，微温。归肺（膀胱）、肝经。

具有祛风解表，祛风湿，止痛，止痉的功效。本品是较常用的祛风湿，止痹痛药，治风湿痹证，宜与其他作用较强的祛风湿药同用，并根据风、寒、湿邪的偏盛等情况，作必要的配伍。此外，本品能祛风止痒，可以用于皮肤瘙痒。

煎服，6～12g。本品止痉力弱，且性偏温燥，内风因于热甚或阴血不足者不宜。

2. 白芷

辛，温。归肺、胃经。

具有祛风解表，止痛，通鼻窍，燥湿的功效。用于头痛、牙龈肿痛等疼痛证。本品长于止痛，且善入足阳明胃经，故头额痛及牙龈肿痛多用。属风寒者，单用有效；配伍细辛、川芎等祛风止痛药，其效更佳。属风热者，须与疏风、清热药同用。治痹证、外伤疼痛等，本品亦可协助相应的对证药增强止痛之效。

用于鼻渊。本品祛风、散寒、燥湿，可宣利肺气；又升阳明清气，使上养鼻窍，以针对鼻渊因于风寒湿邪之病因。其通鼻窍，止疼痛，可改善该病鼻塞不通，浊涕不止，前额疼痛等主要症状。可以内服，亦可嗅鼻外用，并常与苍耳子、辛夷等药同用。此外，本品祛风止痒，可用于皮肤瘙痒。以其辛散邪毒和温通血脉之力，用于疮痈初起时可助清热解毒药以消疮肿；痈疡脓成后，可助补气养血药以托毒排脓。

煎服，3~10g。本品温燥，阴虚火旺及血热内盛者忌用。

3. 桂枝

辛、甘，温。归肺、心、肾、肝经。

用于寒凝血瘀及风寒痹证等多种里寒证。桂枝辛散温通之性，可温散经脉寒邪，有利于寒凝血瘀及风寒痹证等里寒证的治疗。治疗寒凝血瘀证，本品善入血分，以温散脉中之寒凝；又可宣导活血药物，以增强化瘀止痛之效。故妇女经脉受寒，月经不调，痛经，癥瘕，产后腹痛；外伤受寒，肿痛不消；以及其他瘀滞而有寒之证，均可与相应的活血化瘀药同用。治风寒痹证，本品与祛风湿药同用，亦有助于通痹止痛之效；因其性升浮，又以上肢及肩背痹痛多用。本品对经脉受寒之头痛、腹痛及阴疽等，均用之有效。

煎服，3~10g。外用适量。

4. 羌活

辛、苦，温。归肺（膀胱）经。

具有散寒解表，祛风湿，止痛的功效。用于风寒湿痹。本品辛、苦，性温，辛能祛风，苦能燥湿，温能散寒，具有较强的祛风湿作用，常与其他祛风湿药配伍，主治风寒湿痹，关节疼痛。因其善入足太阳膀胱经，以除头项肩背之痛见长，故上半身风寒湿痹尤为多用。治风寒头痛亦有较佳疗效，并常与川芎、白芷、藁本等祛风止痛药同用。

煎服，3～12g。

5. 细辛

辛，温。有小毒。归肺经。

具有发散风寒，通鼻窍，止痛，温肺止咳的功效。用于疼痛证。本品止痛之力颇强。因其辛温走窜而祛风散寒，尤宜于风寒性头痛、牙痛、痹痛等多种寒痛证，常与羌活、川芎、白芷等药相须为用。对于热痛者，本品须与疏散风热或清热药配伍，以清热止痛。寒凝瘀滞之胸痹，痛经，外伤疼痛等，本品亦可与活血化瘀药同用。本品外用有麻醉止痛作用。此外，本品还用于心窍闭阻，卒然昏厥，牙关紧闭之证，单味研末，嗅鼻取嚏；或与皂荚、麝香、冰片等同用，可急救昏厥。

煎服，3～6g。散剂每次服0.5～1g。

6. 柴胡

辛、苦，微寒。归肺、肝、脾经。

具有解表退热，疏肝解郁，升阳的功效。用于肝郁气滞。本品辛散气滞，能疏肝解郁，为治疗肝失疏泄，气机郁阻所致的胸胁或少腹胀痛、情志抑郁、妇女月经失调等肝郁气滞证的要药。常与香附、川芎等行气药和活血药同用，以行气疏肝，活血止痛。

煎服，3～10g。解表退热用量宜稍重，且宜用生品。疏肝解郁宜醋炙，升阳举陷可生用或酒炙，其用量均宜稍轻。

7. 薄荷

辛，凉。归肺、肝经。

具有散风热，清头目，利咽喉，止痒，透疹的功效。用于头昏头痛、目赤多泪、咽喉痒痛及皮肤瘙痒。本品不仅长于发散风热以解表，而且还有良好的清头目、利咽喉和止痒之效。治风热上攻的头痛、眩晕等，宜与蔓荆子、川芎、白芷等祛风止痛药同用。治肝热目赤多泪，宜与菊花、木贼、石决明等清肝明目药同用。治风疹瘙痒，常与荆芥、防风、僵蚕等祛风止痒药同用。此外，本品还具有疏肝行气、化湿和中的功效，可用于肝气郁滞、胁肋胀痛；以及感受暑湿秽浊之气，脘腹胀满、吐泻等症。

煎服，3~10g，本品芳香之气较浓，相对于其他解表药尤宜后下。外用适量。

8. 葛根

辛、甘，凉。归肺、脾、胃经。

具有解表退热，透疹，生津止渴，升阳的功效。用于表证发热。本品辛凉升散，能祛在表之风邪，发汗解表以退热。外感表证发热，无论风寒与风热，均可选用。风寒表证，可与发散风寒药同用；风热表证，可与疏散风热药或清热药同用。本品既辛散在表之风，又清泄内入之热邪，前人称其为太阳阳明"解肌"之药，故外感表证，邪郁化热初犯于里，发热加重，恶寒渐轻，口微渴等症者，较为多用。本品又长于缓解外邪郁阻，经气不利，筋脉失养所致的颈背强痛。该证多见于风寒表证，其表实无汗者，常与麻黄汤合用；其表虚汗出者，常与桂枝汤合用。

煎服，6~12g。解表退热，透疹及生津宜生用，升阳止泻宜煨用。

（二）祛风湿药

1. 独活

辛、苦，温。归肝、肾、肺经。

具有祛风湿，散风寒，止痛的功效。①用于风寒湿痹。本品辛香发散，性偏温燥，有较强的祛风、散寒、胜湿和止痛之力。用以治疗痹证，不论风痹、湿痹、寒痹，均十分常用。风邪盛者，可与防风、羌活等长于祛风止痛的祛风湿药配伍；湿邪盛者，可与苍术、苡仁等祛湿除痹药配伍；寒邪盛者，可与附子、乌头等长于温经止痛的祛风湿药配伍。其与羌活相比较而言，偏于入肝肾经，而善祛下部风湿，故痹痛而见于腰膝等处者，更以之为要药。主治腰膝痹痛，肝肾不足，气血亏虚之证，常与桑寄生、当归、人参、杜仲等药同用。②用于风寒表证。本品又能发散风寒以解表，可主治感冒风寒，恶寒发热、头身疼痛之证。因其苦燥而可除湿之性亦与羌活相似，故以风寒感冒夹湿，头身酸痛沉重者，较为适宜。本品解表之力较为温和，不似羌活之雄烈，作用相对较弱，故二者常配伍使用，可相须而增强效力。③用于头痛、齿痛及瘀血疼痛证。本品的止痛功效，除用以缓解痹证和表证的疼痛症状外，还可用于头痛、齿痛及瘀血疼痛证。风寒头痛，常与细辛、川芎等祛风散寒止痛药同用。风热头痛及牙痛，亦可与石膏、菊花、蔓荆子等疏风清热药同用。治外伤或产后等瘀血疼痛证，可与当归、川芎、红花等活血止痛药同用。

煎服，6~12g。外用适量。

2. 木瓜

辛、甘、酸，微温。归肝、脾、胃经。

具有祛风湿，舒筋，化湿的功效。用于风湿痹证。本品能祛湿除痹，其性微温而略有辛散之力，祛风湿之功甚为缓和，各型风湿痹证均可选用。因其长于舒筋，为风湿痹痛，筋脉拘挛，关节屈伸不利之要药。治风湿寒痹，可与川乌、防风、桑寄生等药同用；治风湿热痹证，亦可与秦艽、防己等祛风湿清热药同用。本品的舒筋、除湿之功，尚可用于湿邪下注，壅滞于脚踝的脚气肿胀酸痛；或筋急项强，不可转侧。

煎服，10～15g。胃酸过多者用量不宜过大。

3. 威灵仙

辛、苦，微温。归肝、肾经。

具有祛风湿，通经络，止痛的功效。①用于风湿痹痛。本品辛散宣通，其性温燥；功能祛风湿，通经络。对风寒湿痹，关节疼痛，拘挛麻木，单用有一定效果，但多入复方。其与附子、桂枝等温经散寒止痛药同用，可用于寒湿阻络，关节冷痛沉重者；其与当归、乳香、片姜黄等活血止痛药同用，可用于风湿日久，经络瘀阻，关节疼痛较剧者；其与防己、薏苡仁等祛湿除痹药同用，可用于风湿化热，关节红肿热痛者。本品的通经络功效，尚可用于中风手足不遂、口眼㖞斜等症，多与活血通络药同用。②用于疼痛证。本品能止痛，尚可用以治疗头风痛、牙痛及外伤疼痛等。因其作用温和，多作辅助，且须配伍相应的针对病因的药物。如其与五灵脂等同用，可主治跌仆损伤疼痛；其与乌药等同用，可主治气滞腹痛。此外，本品单用；或加入砂糖、醋，煎汤，慢慢咽下。可用于诸骨刺鲠咽之轻证，能松弛局部肌肉而使骨刺易于脱落。

煎服，6～12g。治骨鲠可用30g。

4. 川乌

辛、苦，热；有大毒。归心、肝、肾、脾经。

具有祛风除湿，温经止痛的功效。用于风寒湿痹、关节疼痛、心腹冷痛、寒疝作痛。用于治疗风寒湿痹、关节疼痛等病症。一般炮制后内服。生川乌酊外用能刺激皮肤，继而产生麻木感，故外用作某些神经痛及风湿的镇痛剂。

多在炮制后用。一般在中药的配方里，川乌的用量多为15～30g。剂量最好不要超过60g、使用的关键是久煎，最好煎煮两个小时以上，可以有效地降低毒性。另外同干姜、甘草同用，也可降低毒性。生品内服慎之又慎。孕妇忌用。

5. 海风藤

味辛、苦，性微温。归肝经。

具有祛风湿，通经络，止痹痛的功效。用于风寒湿痹，肢节疼痛，筋脉拘挛，屈伸不利。

煎服，6～12g。外用，适量。

6. 伸筋草

苦辛温。入肝经。

具有祛风散寒，除湿消肿，舒筋活络的功效。用于风寒湿痹，筋脉拘挛疼痛。外用治跌打扭伤肿痛。①风寒湿痹，肢软麻木。本品辛散、苦燥、温通，能祛风湿，入肝尤善通经络。治风寒湿痹，关节酸痛，屈伸不利，可与羌活、独活、桂枝、白芍等配伍；若肢体软弱，肌肤麻木，宜与松节、寻骨风、威灵仙等同用。②跌打损伤。本品辛能行散以舒筋活络，消肿止痛，治跌打损伤，瘀肿疼痛，多配苏木、土鳖虫、红花、桃仁等活血通络药，内服外洗均可。③治关节痛：牛尾菜25克，路边荆50克，老鼠刺50克，豨莶草25克。水煎服。

煎服，3～12g。外用，适量。

7. 透骨草

甘、辛，温。入肺、肝二经。

具有祛风除湿，舒筋活络，活血止痛，解毒化疹的功效。①祛风除湿，该品辛温，辛能行散，温胜寒湿。入肝经，故能祛风除湿，如《本草纲目》记载：透骨草"治筋骨一切风湿疼痛挛缩。"若因风寒湿邪侵袭肢体经络而导致肢体疼痛，麻木，屈伸不利。可选用该品，祛风散寒胜湿，病邪去，则诸症自愈。②舒筋活络，该品辛散温通，入肝经，而肝主筋，故该品具有舒筋活络之功效。对于外感风寒之邪，经气失宣，症见肢体筋脉收缩抽急，不能舒转自如。可选用透骨草，祛风散寒，舒筋活络治之。③活血止痛，该品辛散温通，入肝经血分，故能活血止痛。对于一身上下，心腹腰膝，内外各种疼痛，均可选用该品治之，取其辛温善走，活血利气之功，血气通则不痛。④解毒化疹。透骨草治疗疮癣肿毒，阴囊湿疹，一般多煎水外洗。本药外洗还有引药透入经络、血脉，而祛风、活血、止痛的特点。

煎服，3~12g。外用，适量。

8. 乌梢蛇

甘，平。归肝经。

具有祛风，通络，止痉的功效。

用于风湿顽痹，麻木拘挛，中风口眼㖞斜，半身不遂，抽搐痉挛，破伤风，麻风疥癣，瘰疬恶疮。

9~12g。或者研粉吞服1钱，入煎剂用3钱。也可泡酒。

9. 徐长卿

辛，温。归肝、胃经。

具有祛风化湿、止痛止痒的功效。

用于风寒湿痹，筋脉拘挛疼痛。外用治跌打扭伤肿痛。①用于风湿痹痛、腰痛、跌打损伤疼痛、脘腹痛、牙痛等各种痛症。徐长卿有较好的祛风止痛作用，广泛地用于风湿、寒凝、气滞、血瘀所致的各种痛症。也用于手术后疼痛及癌肿疼痛，有一定的止痛作用。可单味应用，或随证配伍有关的药物。②用于湿疹、风疹块、顽癣等皮肤病。徐长卿有祛风止痒作用。

可单用内服或煎汤外洗，亦可配伍苦参、地肤子、白鲜皮等清利湿热的药物。此外，徐长卿还能解蛇毒，治毒蛇咬伤。可与半边莲同用内服或外用。

3～10g；散剂1.5～3g。徐长卿芳香入汤剂不宜久煎。入丸剂或浸酒。外用：捣敷或煎水洗。

10. 穿山龙

性温，味甘、苦，归肝、肺经。

具有舒筋活血，止咳化痰，祛风止痛的功效。用于腰腿疼痛、风湿痛、风湿关节痛、筋骨麻木、大骨节病、跌打损伤、闪腰、咳嗽喘息、气管炎、支气管炎。

内服：煎汤，干品6～9g，鲜品30～45g；或浸酒。外用：适量，鲜品捣敷。

11. 防己

苦、辛，寒。归肝、肾、膀胱经。

具有祛风湿，止痛，利水消肿的功效。①用于风湿痹证。本品长于祛风除湿，其苦寒之性较甚，既祛风湿，又止痹痛，尤能祛除经络、肌肉、关节之风湿热邪，故宜于湿热痹证，关节红肿热痛，并多与秦艽、薏苡仁、蚕沙等药同用。因本品祛风湿及止痛之力均较强，治风湿痹证而有寒者，亦常选用，但应与乌头、肉桂等温性的祛风湿药或温经散寒药配伍。②用于水肿。本品性味苦寒，能利小便而入膀胱以清泻湿热。较宜于下焦湿热壅盛所致的水肿胀满，小便不利，且常与其他清热利尿药配伍。水肿因于阳衰气虚者，本品亦可利水退肿以治标，但须与桂枝、黄芪等温助阳气及补脾益气药同用，以扶正治本为主。此外，本品的止痛作用，还可用于牙痛、头痛及外伤疼痛等证。治胃火牙龈肿痛，可与升麻、石膏等清胃热药同用；治肝火头痛，可与夏枯草、菊花等清肝、平肝药同用；治外伤疼痛，应与活血止痛药同用。

煎服，6～10g。

12. 虎杖

苦，寒。归肝、胆、肺经。

具有利胆退黄，清热解毒，活血祛瘀，清肺祛痰的功效。本品所具苦寒之性，亦能清泄下焦湿热。也适用于湿热淋浊、带下之证。治湿热蕴结膀胱，小便淋沥涩痛，可单用本品。用于血滞经闭，跌打损伤。本品入肝经，有活血祛瘀，消肿定痛的作用。治瘀血内阻所致的月经不调，痛经，经闭，常与桃仁、红花、益母草、延胡索等活血通经药同用。治跌打损伤，瘀肿疼痛，常与乳香、没药、当归、三七等活血祛瘀，消肿定痛药配伍。

煎服，10～30g。外用适量。

13. 海桐皮

味辛、苦，性平。归肝、胃、肾经。

具有祛风除湿；利水和中；活血解毒的功效。用于风湿关节痛；腰腿酸痛；肾虚水肿；消渴；胃脘痛；跌打损伤；骨折；吐血；衄血；疟疾；漆疮；骨髓炎；深部脓疡。

内服：煎汤，15～30g；或泡酒。外用：适量，捣敷或酒浸外涂。

14. 秦艽

苦、辛，微寒。归肝、肾、胃、胆经。

具有祛风湿，通经络，止痛，清湿热，退虚热的功效。用于风湿痹痛及中风不遂。本品药性苦辛微寒，既祛风湿，又善除湿热，较宜于湿热痹证。关节红肿热痛者，并多与防己、忍冬藤、薏苡仁等长于治疗热痹的祛风湿、通经络药同用。因本品辛苦而不燥烈，被前人称为"风家润药"；且祛风湿，通经络，止痹痛之力均较佳。故风湿痹证，关节疼痛，筋脉拘挛，不论偏寒或偏热，新病或久不愈者，皆常选用。本品的活络之功，还可用于中风而致肌肤麻木，口眼斜，手足不遂。本品的止痛作用，还可治疗牙痛等疼痛症。如本品配伍防己，于拔牙后服用，有明显的止痛和消肿之效。

煎服，6～10g。本品具有苦寒之性，脾胃虚寒者慎用。

15. 桑枝

微苦、性平。入肝经。

具有祛风湿，利关节，行水气的功效。治风寒湿痹，四肢拘挛，脚气浮肿，肌体风痒。

内服：煎汤，50～100克；或熬膏。外用：煎水熏洗。

16. 豨莶草

辛、苦，生品性寒，制后性温。归肝、心经。

具有祛风湿，舒筋活络，生用清热解毒的功效。用于风湿痹证。本品辛可祛风，苦可燥湿，生用或制用，均可祛风湿，并舒筋活络，但以炮制品之辛散温通作用稍强，故风湿痹证，骨节疼痛，或麻木拘挛者多用。本品为作用较为缓和的祛风湿药，须较长时间服用，或入复方，并常与臭梧桐配伍。治风寒湿痹，应制后入药，并常与独活、防风等祛风湿散寒药同用；治热痹多以生品与秦艽、防己等祛风湿清热药同用。本品的活络作用，还可用于中风之麻木、偏瘫或口眼斜。近代以其降血压而用于高血压病。

煎服，15~30g。外用适量。

17. 寻骨风

辛、苦、平。归肝、胃经。

具有祛风除湿，活血通络；止痛的功效。主风湿痹痛；肢体麻木；筋骨拘挛；脘腹疼痛；跌打伤痛；外伤出血；乳痈及多种化脓性感染、腹痛、疟疾。

内服：煎汤，10~20g；或浸酒。

18. 青风藤

性平，味苦、辛；归肝、脾经。

具有祛风湿，通经络，利小便的功效。

用于风湿痹痛，关节肿胀，麻痹瘙痒。

内服：煎汤，9~15克；浸酒或熬膏。外用：煎水洗。

19. 桑寄生

甘、辛、苦，平。归肝、肾经。

具有祛风湿，通经络，补肝肾，健筋骨的功效。

用于风湿痹证。本品性平，辛苦而不燥烈，能祛风湿，通经络以除痹痛，祛邪之力较为缓和。因其长于补肝肾以强健筋骨，故治风寒湿痹日久不愈，损及肝肾而腰膝酸软，筋骨无力者，更为适宜，且多与其他祛风湿、补肝肾及益气血之药配伍。

煎服，10~15g。

20. 狗脊

辛、苦、甘，温。归肝、肾经。

具有祛风湿，补肝肾，强腰脊的功效。用于风寒湿痹证。本品性味辛苦而温，可温散关节筋骨等处之风寒湿邪；又能补肝肾以健筋骨，强腰脊。故宜用于风寒湿痹而兼肝肾不足，筋骨软弱、腰脊疼痛之证，且常与杜仲、川牛膝、木瓜、松节等祛风湿药及补肝肾药配伍。用于肝肾不足，腰痛脊强，俯仰不利；肾气不固，遗尿尿频，白带过多。本品长于补肝肾而强腰脊，利俯仰。对肝肾不足，腰脊失养之腰痛脊强、不能俯仰，不论有无风寒湿痹，俱宜使用，并常与菟丝子、肉苁蓉、杜仲等补肝肾药同用。本品补肝肾而兼收涩之性，还有温肾气、固冲任之效，治肾气不固，尿频，遗尿，宜与温肾缩尿的桑螵蛸、益智仁等同用。治冲任虚寒，带下清稀量多，宜与鹿茸、鹿角霜等补精血、固冲任的药物配伍。

煎服，10~15g。

21. 五加皮

辛、苦、甘，温。归肝、肾经。

具有祛风湿，强筋骨，利尿退肿的功效。用于风寒湿痹证。本品性偏温燥，宜用于风寒湿痹证，关节疼痛，屈伸不利之证。因其又能强健筋骨，对风寒湿痹日久未愈，正气受损而筋骨软弱、腰膝无力者，更为适合。可单用浸酒服，尤常与淫羊藿、独活、杜仲等祛风湿药及补肝肾药同用。用于肝肾不足，筋骨痿弱。肝藏血而主筋，肾藏精而主骨，若精血亏虚，肝肾不足，则小儿发育不良，牙齿生长及坐立行走迟缓，囟门久不闭合；成人腰膝软弱、筋骨不健。治此类病证，本品可与熟地黄、龟甲、牛膝等补肝肾、益精血之药同用。

煎服，6~15g。

22. 千年健

辛，温。入肝、肺、肾三经。

具有祛风湿，壮筋骨，止痛、消肿的功效。用于风湿痹痛，肢节酸痛，筋骨痿软，胃痛，痈疽疮肿。

内服：煎汤，4.5~9g；或浸酒。外用：研末，调敷。

(三) 清热药

1. 黄柏

苦，寒。归肝、胆、大肠、胃、肾、膀胱经。

具有清热燥湿，泻火解毒，退虚热的功效。本品与健脾燥湿的苍术同用，可相辅相成，而增强除湿之效。用于疮痈肿毒。本品的清热解毒功效与黄芩、黄连相似，主要用于皮肤及五官的疮痈疔疖，红肿疼痛。治疗该证，本品单用，亦有较好疗效，内服或外用均可，但更宜与其他解毒消痈药配伍，以增强作用。治疗烧烫伤，本品亦较常用。

煎服，6~10g，外用适量。

2. 生地黄

苦、甘，寒。归心、肝、胃、肾经。

具有清热凉血，止血，养阴的功效。用于温热病热入营血。本品味苦甘而性寒，具有凉血、止血、养阴等多种功效，能与温热病热入营血，致使营阴受伤，血热动血的证候特点相应，故不论营分热证或血分热证，均十分常用。用于血热妄行诸证。本品具有良好的清热凉血作用，且又能止血。故各脏腑血热内盛，迫血妄行的吐血、衄血、咳血、便血、尿血及崩漏等证，均宜选用，并常与相应的凉血止血药配伍。

煎服，10~15g；鲜品30~50g，或捣汁服，其清热凉血作用更强。

虚寒证不宜，脾虚便溏者尤应忌用。

3. 知母

苦、甘，寒。归肺、胃、肾经。

具有清热泻火，滋阴润燥的功效。用于肾阴不足所致的虚火亢旺证。本品既滋肾阴，又退虚热，而以降火以坚阴为主。用于肾阴不足，虚火内生，症见骨蒸潮热、虚烦盗汗、遗精等症，须与龟甲、熟地黄等滋补肾阴之药同用。

煎服，6~12g。虚寒证不宜；因其性寒滋润，脾虚便溏者尤应忌用。

4. 栀子

苦，寒。归心、肺、胃、三焦经。

具有泻火除烦，凉血止血，清热解毒，清利湿热的功效。用于心、肝、胃等脏腑实热证。本品虽能通泻三焦之火，但以心、肝、胃经为主。用于血热出血证。本品既清热凉血，又有止血之效，宜于吐血、咳血、衄血、尿血等多种血热妄行之证，常与侧柏叶、茜草等凉血止血药同用。用于疮痈肿毒。本品清热解毒，可用于多种热毒病证。除温热病和咽痛等外，还能主治热毒疮痈红肿热痛，常与其他解毒消痈药同用，内服外用均可。

此外，生栀子粉以面粉、或鸡蛋清、或韭菜捣烂，调敷局部，对外伤性肿痛有消肿止痛之效。

煎服，6~12g。外用适量。焦栀子多用于止血。

虚寒证不宜；因其苦寒性较强，易伤脾胃，脾虚便溏者尤应忌用。

5. 蒲公英

苦、甘，寒。归肝、胃、肺经。

具有清热解毒，清肝胃肺热，清利湿热的功效。用于痈肿疔毒。本品清热解毒的作用较强，味甘而不伤脾胃，治疗痈肿疔毒，不论外痈或内痈，内服或外敷，单用或复方，俱可选用。又因本品长于入肝、胃二经以清热解毒，并兼通乳脉。而乳头属肝，乳房属胃。对热毒壅结于肝胃而发为乳痈者，尤多用本品。治其他皮肤疮痈疔疖红肿疼痛，亦常与金银花、野菊花、紫花地丁等长于解毒消痈的清热药配伍。治肺痈，本品可与鱼腥草、桔梗等药同用。治肠痈，可与大黄、红藤、败酱草等药同用。用于咽喉、牙龈肿痛及目赤肿痛等证。本品清肝、清胃及清肺之功，可用以治疗肝热目赤，胃火牙龈肿痛，肺热咽喉不利及咳嗽等多种脏腑热证。

煎服，10~30g。鲜品50~100g。外用适量。

（四）化湿药

1. 苍术

苦、辛，温。归脾、胃、肺经。

具有燥湿健脾，祛风湿，解表的功效。用于风湿痹证。本品辛温苦燥，能祛风散寒除湿，可用于风湿痹证。又因本品长于祛湿，故对痹证而湿胜者尤宜。常与薏苡仁、独活、羌活等祛风湿药配伍。若湿热痹痛，当与石膏、知母等清热药配伍。用于风寒表证。本品辛散，能开腠理，发汗解表，祛除风寒邪气，又长于胜湿。故多用于风寒表证而夹湿的恶寒发热，头痛身疼，无汗者。常与羌活、防风、白芷等辛温解表药配伍。此外，本品尚能明目，可用于多种目疾证。治夜盲及眼目昏涩，可单用，或配伍应用。

煎服，5~10g。

2. 厚朴

辛、苦，温。归脾、胃、肺、大肠经。

具有燥湿，行气，平喘的功效。用于湿浊阻中证。本品辛香苦温，既能芳化温燥中焦之湿，又能行脾胃之气。适用于湿阻中焦，气滞不利所致的脘腹胀满疼痛，食少呕恶之证。属寒湿阻中者，常与苦温燥湿药配伍使用。

煎服，3~10g。

(五) 利水药

1. 茯苓

甘、淡，平。归肾、脾、心经。

具有利水渗湿，健脾补中，宁心安神的功效。用于水湿所致的小便不利、水肿、泄泻、痰饮、带下等证。用于脾虚证。用于心神不宁证。本品既能宁心安神，又能补中健脾。故多用于气血亏虚，心神失其所养的失眠、心悸、多梦、健忘等证。若肝心血虚，虚烦不寐，常与酸枣仁、柏子仁等养心安神药配伍。

煎服，5~10g。

2. 薏苡仁

甘、淡，微寒。归脾、肾、肝、肺、大肠经。

具有利水渗湿，健脾，舒筋，清热排脓的功效。用于水湿所致的小便不利、水肿、泄泻、带下等证。本品甘补淡渗，功似茯苓而力稍弱，具有良好的利水渗湿及健脾作用。故适用于水湿滞留的多种病证，而脾虚湿滞者尤为适宜。若脾虚湿盛之水肿腹胀，食少泄泻，脚气浮肿等，常与人参、茯苓、白术等利水健脾药同用。用于风湿痹证。本品既能除湿，又能通利关节，舒通筋脉，有缓和筋脉挛急之效，适用于风湿痹证。而湿痹的肢体重着疼痛，筋脉拘急之证，尤为常用。若风湿在表，身痛发热，常与麻黄等解表药配伍。若湿郁热蒸，蕴于经络，骨节烦痛，常与防己、木通等祛风湿及清热通络之品配伍。如风湿痹痛，日久不愈，或筋脉拘急，可单用本品常服。

煎服，10~30g。清利湿热宜生用，健脾止泻宜炒用。本品力缓，用量宜大。除入汤、丸、散剂外，亦可作粥食用，为食疗佳品。

3. 萆薢

苦，微寒。归膀胱、脾、肝经。

具有利尿通淋，祛风除湿的功效。

用于风湿痹证。本品能祛风除湿，通络止痛。可用于风湿痹证，腰膝酸痛，筋脉屈伸不利。若偏于寒湿者，可与附子、肉桂、牛膝等温里散寒、活血之药配伍。若属湿热者，常与防己、薏苡仁、银花藤等清热除湿通络之品同用。

煎服，10~15g。

（六）化痰药

1. 半夏

辛，温。有毒。归肺、脾、胃经。

具有燥湿化痰，止咳，降逆止呕，消肿散结止痛的功效。用于湿痰、寒痰证。本品辛温而燥，善燥湿而化痰浊，为燥湿化痰之要药，并可通过化痰以收消痞、散结之效，故尤宜于脏腑湿痰诸证。用于呕吐。半夏具有良好的止呕之效，为止呕要药。用于瘿瘤，痰核，痈疽，毒蛇咬伤等。本品内服可消痰散结，外用能攻毒消肿止痛。治瘿瘤、痰核，可与昆布、海藻等消痰散结之品同用。治痈疽、毒蛇咬伤等，可生用研末调敷，鲜品捣敷或与清热解毒药合用。

煎服，3~10g。内服宜炮制后用。生品外用适量。

2. 瓜蒌

甘、微苦，寒。归肺、大肠经。

具有清热化痰，宽胸散结，润肠通便的功效。用于胸痹，痰热互结之胸脘胀满证。本品能清肺热，又可化痰，瓜蒌壳尚可畅利胸中气机而有宽胸的作用。治痰浊阻痹之胸痹痛，增行气消痰、宽利胸膈之效。治痰热互结于胸脘，胀满不适，按之痛者，可与黄连、半夏等清热泻火，行气化痰药物配伍。

此外，本品还有消痈散结之效，常配伍清热解毒，消散痈肿的药物，用以治疗肺痈，肠痈，乳痈等。

煎服，全瓜蒌 10～20g；瓜蒌皮 6～12g；瓜蒌仁 10～15g，打碎入煎。

3. 竹茹

苦，微寒。归肺、胃、心经。

具有清热化痰，清胃止呕的功效。用于热痰咳嗽，心烦不眠。用于胃热呕吐。

煎服，6～10g。

（七）温里药

1. 附子

辛、甘，热。有毒。归肾、心、脾经。

具有回阳救逆，补火助阳，散寒止痛的功效。用于寒凝疼痛。本品辛散温通，有较强的散寒止痛作用，为寒凝疼痛的常用药。治风寒湿痹，周身骨节疼痛，每多用之，尤善于治寒痹痛剧者。常与细辛、桂枝、羌活等祛风湿，散寒止痛药配伍。治虚寒头痛，多与细辛、白芷等散寒止痛药配伍。治寒凝气滞腹痛，宜与玄胡索、木香等行气止痛药配伍。

煎服，3～15g。宜先煎 0.5～1 小时，至口尝无麻感为度。

本品辛热燥烈，易伤阴助火，故热证、阴虚阳亢及孕妇忌用。又因本品有毒，内服须炮制，并注意用量和煎煮方法，以免中毒。

2. 吴茱萸

辛，苦，热。有小毒。归肝、脾、胃、肾经。

具有散寒止痛，温中止呕，燥湿止泻的功效。

用于寒凝疼痛证。本品辛散苦泄，性热祛寒，善入肝经，既散肝经之寒邪，又解肝经之郁滞，且有良好的止痛作用，故为治肝寒气滞诸痛之要药。治中焦虚寒，肝气上逆的厥阴头痛，本品能散寒降逆止痛，常与生姜等温中降逆药配伍。治肝郁胃寒，或中焦虚寒，脘腹冷痛，本品能疏肝暖胃，散寒止痛，常与高良姜、砂仁、丁香等药配伍。治寒凝肝经，疝气疼痛，本品则能开郁化滞，散寒止痛，常与小茴香、川楝子、木香等温经散寒、行气止痛药配伍。若治寒凝肝经，肝气不舒，冲任不利，血行不畅，经产腹痛，本品既能温散肝经寒邪，又解肝经之郁滞，且能止痛，常与温经散寒、和血养血药配伍，对于寒湿外侵，脚气肿痛，本品有散寒燥湿、止痛之功，常与槟榔、木瓜、紫苏等行气、除湿药配伍。

煎服，1.5~6g。外用适量。

3. 艾叶

苦、辛，温。归肝、肾、脾经。

具有温经止血，散寒止痛的功效。

用于下焦虚寒或寒客胞宫所致的月经不调、痛经或腹部疼痛等。煎汤外洗可治皮肤湿疹瘙痒等。

煎服，3~12g；外用适量。本品炒炭辛散之性大减，温经止血力强；散寒止痛宜生用。

（八）行气药

1. 陈皮

辛、苦，温。归脾、肺经。

具有行气调中，燥湿，化痰的功效。用于脾胃气滞证。本品长于行脾胃之气，作用温和，故凡脾胃气滞之证皆可选用。又因本品兼能降逆止呕，燥湿健脾，故治脾胃气滞而呕恶者，以及湿阻气滞者尤宜。治脾胃气滞，脘腹胀满，痞闷疼痛，可单用。用于湿痰、寒痰咳嗽。本品辛散温通，能行能降，既能燥湿化痰，又能宣降肺气。适用于湿痰，寒痰咳嗽之证。

煎服，3~10g。

2. 木香

辛、苦，温。归脾、胃、大肠、肝、胆经。

具有行气止痛的功效。用于脾胃气滞腹痛证。本品辛行苦泄温通，善于通行脾胃气滞，具有良好的行气止痛作用，为治脾胃气滞，脘腹胀痛之要药。用于大肠气滞，泻痢后重。本品辛行之性，亦善于通行大肠之气，肠道气机通畅，而大便通调，后重自除。故适用于大肠气滞，泻痢后重之证。用于肝胆气滞证。本品不仅能行气调中，而且还能疏利肝胆。故适用于肝胆气滞证。对于湿热郁蒸，脾运失常，肝失疏泄，胆失调达，气机阻滞所致胁肋胀满疼痛，口苦，或黄疸，本品能疏肝利胆及行气止痛，宜与柴胡、郁金等疏肝理气药，以及茵陈蒿、金钱草、大黄等清热利湿、利胆退黄药配伍同用。

煎服，3~10g。生用行气力强，煨用行气力缓而多用于泄泻。

3. 香附

辛、微苦，平。归肝、脾经。

具有疏肝理气，调经止痛的功效。用于肝郁气滞证。本品有疏肝解郁，行气止痛之功，适用于肝郁气滞证。治肝气郁结，精神抑郁，胁肋胀痛，常与疏肝行气药配伍。如《景岳全书》柴胡疏肝散，其与柴胡、枳壳等药同用。治寒凝气滞，肝郁犯胃，胃脘疼痛，常与温中止痛药配伍。若治疝气疼痛，时作时止，或阴囊偏坠硬痛，则常与小茴香、吴茱萸、乌药等温里散寒，行气止痛药配伍。用于月经不调，痛经，乳房胀痛。

煎服，6~12g。醋炙止痛力增强。

4. 川楝子

辛、苦，寒。有小毒。归肝、胃经。

具有行气止痛，驱蛔虫的功效；外用杀虫止痒。用于气滞疼痛证。本品既能疏肝，且能止痛，适用于气机阻滞的疼痛证。并因本品药性苦寒，有清肝火、泻郁热之功，故对于气滞而兼有肝热者尤为适宜。每与延胡索配伍，以增强行气止痛之功，即《圣惠方》金铃子散。若肝郁气滞，胁肋胀痛，或肝胃不和，胸胁脘腹作痛，常与柴胡、白芍、枳壳、青皮等行气疏肝调中之品配伍。若肝郁气滞而兼血瘀，胁肋疼痛，常与活血祛瘀药配伍。若寒凝肝脉，睾丸偏坠，疝气疼痛，常与吴茱萸、小茴香、木香等散寒行气止痛药同用。用于蛔虫腹痛。本品既能驱蛔虫，又能行气止痛。治蛔虫腹痛，常与使君子、槟榔等驱虫药配伍。此外，本品外用尚有杀虫止痒之功。适用于头癣。可以本品炒黄研末，用熟猪油，或麻油，或凡士林调成油膏，涂患处。

煎服，3~10g。外用适量。本品有小毒，用量不可过大。

（九）活血化瘀药

1. 川芎

辛，温。归心、肝经。

具有活血行气，祛风止痛的功效。用于瘀血证。本品辛温香窜,既能活血化瘀,又能止痛,故常用于多种瘀血疼痛,如痛经、产后瘀滞腹痛、心脉瘀阻胸痹心痛、跌打损伤等;其性虽温燥,如与清热解毒药或托毒透脓之品配伍,亦可用于疮疡。又因本品以活血为主而兼行气开郁,为"血中气药",故对血瘀兼气滞的疼痛颇为多用,临床多将川芎与行气药配伍使用;对肝郁气滞,胁肋疼痛者,亦可使用。川芎活血还善"下行血海",可"调经水",故又为妇科活血调经之要药,对多种妇科瘀血证均为常用之品。用于头痛。本品秉性升散,可"上行头目"祛风、止痛,尤长于治头痛,为止头痛之要药。对风寒头痛、风热头痛、风湿头痛,川芎可发挥祛风、止痛或散寒、燥湿等多种作用,对瘀血头痛则既活血,又止痛。对其他类型头痛,均可使用,以发挥擅长止头痛的特点。但须与针对病因的药物配伍,以标本兼治。此外,川芎尚有燥湿作用,对风湿痹痛者,本品祛风、燥湿、止痛、活血,能与风湿寒痹的病因病理相应,故临床亦常应用。治湿阻中焦、寒湿泄泻,均有较好疗效。

煎服,3~10g。经灸川芎可增强温通升散之力,宜于寒凝血瘀之证。

2. 姜黄

辛、苦,温。归肝、脾经。

具有活血行气,通络止痛的功效。用于血瘀气滞的心、腹、胸、胁痛,经闭,产后腹痛及跌打损伤等。本品辛散温通,入血又入气,亦为血中气药,能活血行气止痛,可使血瘀气滞之闭塞通畅。临床可随证配伍活血行气止痛或祛瘀疗伤之品。用于风湿肩臂疼痛。本品辛温而兼苦,能通经活络止痛,长于行肢臂而除痹痛,临床多与祛风湿止痛药配伍应用。

煎服，3～10g；研末服，2～3g；外用适量，研末调敷。

3. 乳香

辛、苦，温。归肝、心、脾经。

具有活血止痛，消肿生肌的功效。用于跌打损伤、痈疽疼痛、风湿痹痛及心腹瘀痛、痛经等瘀血疼痛证。本品辛散温通，能活血止痛，常与没药相须为用。亦可与其他活血止痛药配伍。因其长于消肿止痛，临床尤多用于外伤、痈肿及痹证疼痛。治跌打损伤，常与红花、血竭等药同用；治痈肿，常与清热解毒药同用；治痹痛，常与祛风湿药同用。内服与外用均宜。用于疮疡溃后久不收口。临床亦常与没药共研末外用，以生肌敛疮。

煎服，3～10g；或入丸、散剂。内服宜制用，外用可生用。

4. 没药

辛、苦，平。归心、肝、脾经。

具有活血止痛，消肿生肌的功效。

本品功效、主治病证、用法及配伍原则等，均与乳香相似，治跌打损伤瘀滞肿痛，外科痈疽肿痛，风湿痹证疼痛，瘀滞心腹诸痛，以及疮疡溃后久不收口，均常与乳香相须为用。

5. 血竭

辛、咸，平。归心、肝经。

具有活血止痛，化瘀止血，生肌敛疮的功效。用于外伤出血或疮疡不敛等。本品能化瘀止血，生肌敛疮。治外伤出血，多研末外用；对疮疡不敛者，可与其他生肌敛疮之品配伍或单用本品研末外敷。用于跌打损伤及其他瘀血疼痛证。本品入血分而散瘀止痛，为伤科常用之品，既可内服，又可外敷。治跌打损伤多与三七、苏木、红花等活血止痛疗伤之品配伍。治产后瘀滞腹痛，痛经以及瘀血心腹刺痛，则与活血调经、止痛之品合用。

内服多入丸散，每次 1~2g，每日 2~3 次。外用适量。

6. 自然铜

辛、苦，平。归肝、肾经。

具有散瘀止痛，接骨疗伤的功效。用于跌打损伤、骨折筋断、瘀血肿痛。本品味辛而散，走肝经血分，能活血散瘀止痛，尤长于促进骨折愈合，为专于伤科接骨疗伤之药。内服外敷均可，常与骨碎补、红花等活血止痛疗伤之品配伍。

煎服，10~15g，多入丸散；醋淬研末服每次 0.3g。本品含砷等有害物质，火煅可使其含量降低。不宜久服，外用适量。

7. 红花

辛，微温。归心、肝经。

具有活血祛瘀，通经止痛的功效。用于血滞经闭、痛经、产后瘀滞腹痛以及癥瘕积聚，心腹瘀痛，跌打损伤、痈肿疮疡等证。本品性味辛温，活血化瘀作用较强，为治瘀证的常用之品，尤长于通经、止痛。因此常用于因血瘀所致的经闭、痛经等疾。单用即可奏效；亦可配入理气活血、调经止痛之品。本品亦能活血化瘀而达消癥、通脉、消肿之效。治癥瘕积聚，多与活血消肿之品配用；治心腹瘀痛可配入活血止痛之品，近年有单用本品治冠心病心绞痛者，对缓解心绞痛及改善心电图有一定疗效；若为跌打损伤，可与活血疗伤之品配用；痈肿疮疡则当与清热解毒药同用。用于热郁血瘀斑疹色暗者。本品治疗此证，主要取活血祛瘀而化斑之功，常配入紫草、大青叶、牛蒡子等凉血解毒、化斑透疹之品，共收解毒、活血、透疹、消斑之效。

煎服，3~9g；外用适量。

8. 丹参

辛、苦，微寒。归心、肝经。

具有活血祛瘀，凉血消痈，除烦安神的功效。用于瘀血所致的多种病证。本品功擅活血祛瘀，作用平和，可祛瘀生新，活血而不伤正，前人有"一味丹参散，功同四物汤"之说；其性偏微寒，故较宜于瘀热互结之证；又因其寒性不甚，无热邪者亦无凝滞之虑。故临床应用广泛。若心腹瘀阻气滞疼痛，可与疏肝行气止痛之品配用。现代临床将本品广泛用于冠心病心绞痛、血栓性脉管炎等，疗效可靠。用于疮疡痈肿。本品性寒凉血，又兼活血消肿之力，与清热解毒药同用，可增强消散痈肿之效。

煎服，5~15g，或入丸散剂。生品清心除烦之力强，酒炙后寒凉之性有所缓和，能增强活血祛瘀调经之力。

9. 鸡血藤

辛、苦、甘，温。归肝经。

具有活血补血，舒筋活络的功效。用于月经不调、痛经、经闭或产后瘀阻腹痛。本品辛、苦而不燥，性温而不烈，既能活血祛瘀，又能补血。若偏于瘀滞者，可配入活血调经之品；若偏于血亏者，则配入养血调经之药。治跌打损伤，瘀滞疼痛或筋伤骨折者，亦可选用。用于肢体麻木瘫痪及风湿痹痛。本品能养血活血而兼舒筋活络，故对上述病证，无论血瘀、血虚或血虚兼瘀者，均可使用。对气血不足，肌肤失养或瘀血阻滞、脉络不通之肢体麻木瘫痪，可分别与益气养血，活血通络药同用；对风湿痹痛，宜与祛风湿止痛药配伍。此外，本品还可用于贫血、心悸、失眠，或放射线引起的白血球减少，单用或配伍用。

煎服，10～30g。

10. 牛膝

辛、苦、甘，平。归肝、肾经。

具有活血祛瘀，补肝肾，强筋骨，引血下行，利尿通淋的功效。用于瘀血阻滞的经闭、痛经、月经不调、产后腹痛及跌打损伤等。本品性味辛平，活血祛瘀而性善下行，长于通调月经，常用于妇科经产诸疾，其活血化瘀之力较强，可与其他活血调经之品配伍；治跌打损伤，瘀滞疼痛者，亦可活血疗伤止痛，宜与活血疗伤止痛药合用。用于肾虚腰痛及久痹腰膝酸痛乏力等。本品制用能补肝肾，强筋骨。治肝肾虚弱，腰膝酸痛者，可与补肝肾、强筋骨之品同用。若为痹证日久肝肾亏虚，牛膝既活血止痛，又能益肝肾，强健筋骨，兼可祛风湿，故尤为适宜。应与桑寄生、独活、杜仲等祛风湿、强筋骨之品同用。若虚损较甚，痿软无力者，又当与补肾强筋骨之品同用。若湿热成痿者，可与黄柏、薏苡仁等清热燥湿、利湿之品同用。

煎服，5～15g。引血下行、利尿通淋多生用。酒炙后，增强活血祛瘀，通经止痛作用，盐炙后，增强补肝肾，强筋骨之效。

11. 桃仁

辛、苦，平。归心、肝、肺、大肠经。

具有活血化瘀，润肠通便的功效。用于瘀血所致的经闭、痛经、产后瘀滞腹痛、癥积、跌打损伤及肺痈、肠痈等证。本品味辛苦性平，入心肝血分，善散血滞，具有良好的活血通滞作用，寒、热、虚、实均可应用，故活血化瘀方中应用范围甚广，为临床十分常用的活血之品。治血滞经闭、痛经等，常与活血调经之品合用，如桃红四物汤；治癥积痞块，可与活血消癥药同用；对跌打损伤，可配入活血止痛疗伤之品；对热壅血瘀之肺痈、肠痈，本品常与鱼腥草、败酱草等清热解毒、排脓消痈之品同用。用于肠燥便秘。

煎服，5~15g，宜捣碎入煎。生品活血祛瘀力较强，渾后易去皮，除去非药用部分，有效物质易于煎出。炒桃仁偏于润燥和血，活血力缓和，多用于肠燥便秘。

本品有小毒，大量服用易引起中毒，故临床应用不可过量。孕妇忌用。

12. 郁金

辛、苦，寒。归肝、胆、心经。

具有活血止痛，行气解郁，清心凉血，利胆退黄的功效。用于气滞血瘀所致的胸、腹、胁肋疼痛及月经失调、经闭等。本品辛能行散，既能活血止痛，又能行气解郁，故亦称其为"血分之气药"；因其性偏寒凉，尤宜于血瘀气滞而有郁热之证。偏血瘀者，常与丹参、延胡索等活血药同用；偏气滞者，常与柴胡、香附、木香等行气药同用。如治气血郁滞之痛经，其常与当归、白芍、香附等疏肝活血止痛之品同用；治胁下癥块，亦常与莪术、鳖甲等消癥软坚药同用。用于痰热蒙闭心窍之证。本品辛散苦泄，能凉血清心、清降痰火以开窍；其芳香解郁，宣化痰浊以醒神，临床常以之与石菖蒲、竹沥、栀子等清心除湿化痰开窍之品配伍，主治湿温病，湿浊蒙闭清窍而致的神志不清者。对痰阻心窍而致癫痫者，可配白矾、牛黄、胆南星等以加强化痰开窍之力。

煎服，5~12g；研末服，2~5g。排结石剂量可稍大。临床生用居多，经醋制后，疏肝止痛作用增强。

13. 泽兰

味苦；辛；性微温；归肝、脾经。

具有活血化瘀；行水消肿；解毒消痈的功效。主妇女经闭；痛经；产后瘀滞腹痛；癥瘕浮肿；跌打损伤；痈肿疮毒。用于月经不调，经闭，痛经，产后瘀血腹痛，水肿。

内服：煎汤，6~12g或入丸、散。外用：适量，鲜品捣敷；或煎水熏洗。

14. 刘寄奴

苦，温。归心、肝、脾经。

具有破血通经，敛疮消肿的功效。治经闭癥瘕，胸腹胀痛，产后血瘀，跌打损伤，金疮出血，痈毒燎肿。

内服：煎汤，1.5~3钱；或入散剂。外用：捣敷或研末撒。

15. 苏木

辛，平。归心、肝经。

具有活血疗伤，祛瘀通经的功效。用于跌打损伤、骨折筋伤、瘀血肿痛。本品活血散瘀，较长于消肿止痛而疗伤，既可外用，又可内服，常与活血止痛疗伤之品合用。用于妇科多种瘀血病证。本品活血祛瘀止痛，又能入肝经而通经络，调血脉，凡妇女肝血瘀阻而致的血滞经闭、痛经、产后瘀滞腹痛等症，均可使用，并宜与当归，香附等活血疏肝、调经止痛药配伍。

煎服，3~10g；外用适量。

16. 莪术

辛，苦，温。归肝、脾、胃经。

具有破血祛瘀，行气止痛的功效。用于血瘀或血瘀气滞所致的癥瘕积聚、经闭以及心腹瘀痛等。本品辛散温通，既能破血祛瘀，又能行气止痛，尤长于消癥瘕积聚。治疗以上诸证，均常与三棱相须为用。治癥瘕积聚，前人称其"治积聚诸气，为最要之药。"现代常用本品治肝脾肿大、肝硬化，并根据病程的新久，瘀血轻重及体质强弱配以活血疏肝、软坚散结或补气益血之药。其注射液对宫颈癌等多种癌肿亦有一定疗效。用于食积气滞较重者。本品入于脾胃，有较强的行气止痛消胀作用。治食积证脘腹胀痛甚者，常配行气止痛、消食导滞之品。

煎服，3～10g。生莪术行气消积力强，醋莪术重在入肝经血分，瘀血证多用。

本品药性峻猛，有耗气伤血之弊，中病即止，不宜过量、久服。

17. 三棱

辛、苦，平。归肝、脾经。

具有破血祛瘀，行气止痛的功效。本品功效与主治病证与莪术基本相同，且常相须为用。虽两者均有较强的破血祛瘀作用，然两相比较，相对而言三棱破血之力胜于莪术，莪术破气作用强于三棱。

煎服，3～10g。三棱醋炙后主入血分，增强破血止痛之力。

（十）补益药

1. 补气药

1.1 党参

甘，平。归脾、肺经。

具有补脾肺气,生津,补血的功效。用于脾肺气虚证。本品有类似人参而弱于人参的补脾益肺作用,适用于中气不足的体虚倦怠,食少便溏等证,常与补气健脾除湿的白术、茯苓等品同用;对肺气亏虚的咳嗽气促,语声低弱等证,可与黄芪、蛤蚧等品同用,以补益肺气,止咳定喘。临床常用以代替治疗脾肺气虚诸证的古方中的人参,用以治疗脾肺气虚的轻证。用于气津两伤证。本品对热伤气津之气短口渴,亦有类似人参而弱于人参的补气生津作用。适用于气津两伤的轻证,宜与麦冬、五味子等养阴生津之品同用。用于气血两虚证。本品既能补气,又能补血,常用于气虚不能生血,或血虚无以化气,而见面色苍白或萎黄,乏力,头晕,心悸等症的气血两虚证,常配伍白术、当归等品,以增强其补气补血效果。

煎服,10~30g。

1.2 黄芪

甘,微温。归脾、肺经。

具有补脾肺气,升阳举陷,益卫固表,利尿,托毒生肌的功效。用于脾气虚证。黄芪为补脾益气要药。脾气虚弱,倦怠乏力,食少便溏者,可单用熬膏服,或与党参、白术等补气健脾药配伍。以其兼能升阳举陷,故尤擅长治脾虚中气下陷之久泻脱肛,内脏下垂,常与补中益气,升阳举陷之品配伍,如《脾胃论》补中益气汤以之与人参、升麻、柴胡等品同用。若脾虚水湿失运,以致浮肿尿少者,本品既能补脾益气治本,又能利尿消肿治标,故亦为治气虚水肿之要药,常与白术、茯苓等利水消肿之品配伍。本品又为常用的补气生血药,常与补血药配伍。因气为血帅,故痹证、中风后遗证因气虚而致血滞,肌肤、筋脉失养,症见肌肤麻木或半身不遂者,亦常用本品补气以行血。对风寒湿痹，宜与川乌、独活等祛风湿药，和川芎、牛膝等活血药配伍。对于中风后遗症，常与活血通络之品配伍。

煎服，10~15g。大剂量可用30~60g。蜜炙可增强其补益作用。

1.3 白术

甘、苦，温。归脾、胃经。

具有补脾气，燥湿，利水，固表止汗，安胎的功效。用于脾气虚证。因脾气不足，运化失健，往往导致水湿内生而形成脾虚湿滞证。对脾虚湿带之食少、便溏或泄泻、痰饮、水肿、带下诸证，本品既长于补气以健脾，又能燥湿、利水，有标本兼顾之效，故前人誉之为"脾脏补气健脾第一要药"。治脾虚有湿，食少便溏或泄泻，常与补脾益气、利水渗湿之品配伍。本品还常配伍用于脾虚中气下陷、脾不统血及气血两虚等证，皆利用其补气健脾作用。

煎服，5~15g。大剂量可用至30~60g。炒用可增强补气健脾止泻作用。

1.4 山药

甘，平。归脾、肺、肾经。

具有补脾肺肾气，益脾肺肾阴的功效。用于脾虚证。本品为具营养作用的补脾益气药，兼能滋养脾阴。多用于脾气虚弱，营养不良之消瘦乏力，食少、便溏；或脾虚不运，湿浊下注之妇女带下。唯其"气轻性缓，非堪专任"，对气虚重证，常嫌力量不足，在复方中多居辅助地位。因其含营养成分，又容易消化，副作用小，可作成食品长期服用，对慢性久病或病后，虚弱羸瘦，需营养调补而脾运不健者，本品却是一味营养调补佳品。用于肺虚证。本品又能补益肺气，兼能滋养肺阴，适用于肺虚咳喘。其补肺之力虽不强，但对肺脾气阴俱虚者，补土亦有助于生金。肺脾气阴两虚者，可与补气健脾之白术、鸡内金，养阴之玄参等品配伍。对肺肾气阴两虚者，还能补肾以纳气，可与人参、代赭石、苏子等品同用，共奏补肺肾，纳气定喘之效。用于肾虚证。本品还能补肾气，兼能滋养肾阴，适用于肾气虚之腰膝酸软，夜尿频多或遗尿，滑精早泄，女子带下清稀及肾阴虚之形体消瘦，腰膝酸软，遗精等证。其补肾之力虽弱，但对肾脾俱虚者，补后天亦有助于养先天，故补肾阳的名方《金匮要略》肾气丸，补肾阴的名方《小儿药证直诀》六味地黄丸中，都配有本品。用于消渴气阴两虚证。消渴一病，与脾肺肾有关，多存在气阴两虚的情况。本品既补脾肺肾之气，又补脾肺肾之阴，符合病情需要，常与补气生津之品配伍，若内热较甚者，还需配伍清热药。

煎服，10～30g。大剂量60～250g。麸炒可增强补脾止泻作用。

2. 补阳药

2.1 杜仲

甘，温。归肾、肝经。

具有补肾阳，强筋骨，止痛，安胎的功效。用于肾阳虚证。本品能补肾阳，以其长于强筋骨，又能止痛，故以治肾虚筋骨不健之腰膝酸痛，下肢痿软见长，水、酒各半煎服，治肾虚腰痛脚软。古方中虽将本品广泛配伍用于肾虚所致的多种证候，但阳痿、尿频等其他肾阳虚证用本品，除可补肾阳以治本之外，别无所长，故多在复方中作辅助药使用，且以伴有腰膝酸痛，下肢痿软者更为适宜。

煎服，10~15g。盐水炙后，有效成分更易溶出，故疗效较生用为佳。

2.2 补骨脂

甘、涩、苦，温。归肾、脾经。

具有补肾阳，温脾阳，止泻，缩尿，固精，平喘的功效。用于肾阳虚证。本品性偏温燥，长于补肾阳，可随配伍用于肾阳虚衰所致的多种证候。以其兼能缩尿、固精，长于温补固涩，故临床尤多用于肾虚不固之证。治命门火衰，遗尿或小便不禁，可单用，或与益智仁等温肾缩尿之品同用。治肾亏体虚，遗精、阳痿不育，宜与鹿角胶、菟丝子、鹿角霜等补肾阳、益肾精、固精止遗之品同用。以其既能补肾阳、温脾阳以治本，又能止泻以治标，故又为治脾肾阳虚五更泄泻的要药，常与温中涩肠之品配伍。对肾阳虚衰，肾不纳气的虚喘，本品除补肾阳外，兼能平喘，有标本兼顾之效，故亦较为多用，常与温肾散寒，纳气平喘之品配伍，另外，治疗肾阳不足，命门火衰之腰痛，四肢无力，崩漏，带下，水肿，早衰等证的古方中，亦有用本品温补肾阳者。

煎服，5~15g；外用适量。盐炙补骨脂，可使挥发油含量降低，辛燥之性减弱。

2.3 续断

甘、辛、苦，微温。归肾、肝经。

具有补肾阳，强筋骨，活血通络，续骨，止痛、安胎的功效。用于肾阳虚证。本品补阳之力不强。因其补而能行，兼能强筋骨、活血通络、止痛以起痿通痹，故以治肾阳不足，寒凝血滞，或风湿痹证而肾虚之腰痛脚弱或挛急疼痛见长。治肾虚腰痛，脚酸腿软，常与杜仲、牛膝等补肝肾、强筋骨之品同用；治久痹肾虚，筋脉拘挛，腰痛脚弱，行履艰难者，宜与五加皮、牛膝、杜仲等祛风湿、活血通络、补肝肾、强筋骨之品同用。此外，古方亦将本品广泛配伍用于肾阳虚所致的其他证候，但多居辅助地位。用于跌仆损伤瘀肿疼痛、骨折，习惯性关节脱位。本品为伤科常用药。对外伤肿痛，可活血消肿止痛，常与乳香、没药、桃仁、红花等活血止痛之品同用。对骨折，不仅可活血化瘀止痛，还可强筋续骨，常与庶虫、骨碎补等活血化瘀、强筋续骨之品同用。对肾虚习惯性关节脱位，可强筋以防止脱位，常与杜仲、五加皮、牛膝等补肝肾、强筋骨之品同用。

煎服，10~15g。

2.4 菟丝子

甘、涩，温。归肾、肝、脾经。

具有补肾阳，益肾精，明目，固精，缩尿，止带，止泻，安胎的功效。用于肾虚证。本品补而不峻，温而不燥，既能补助肾阳，又能补益肾精，可随配伍广泛用于肾阳不足，肾精亏虚所致的多种证候。又兼具固涩作用，对肾虚不固之证还有标本兼顾之效。治肾阳虚遗精，可与桑螵蛸、韭子等益肾固精之品同用；治下焦虚冷之小便不禁或遗尿，可与益智仁、山茱萸等温肾缩尿之品同用；治肾阳虚衰，脾失温煦之泄泻，可与补骨脂、砂仁、肉豆蔻等温肾暖脾止泻之品同用；治妇人血海不调，崩中不止，可与杜仲、艾叶、乌贼骨等补肾固冲、温经止血之品同用；治肾虚带下，可与鹿茸、沙苑子等补肾固涩之品同用；用于冲任不固，胎动不安。本品又为常用的安胎药，适用于肾虚冲任不固，胎失所养引起的胎动不安，常与桑寄生、续断等补肾安胎之品同用。此外，本品还可治疗肾虚消渴，本品酒浸外涂，对白癜风亦有一定疗效。

煎服，10~15g。外用适量。本品质地坚硬，难以粉碎，炒后或盐炙后易于捣碎和煎出有效成分。

3. 补阴药

3.1 鳖甲

甘、咸，寒。归肝、肾经。

具有补肝肾阴，退虚热，软坚散结，潜阳的功效。用于肝肾阴虚证。本品能滋养肝肾之阴，适用于肝肾阴虚所致阴虚内热、阴虚风动、阴虚阳亢诸证。对阴虚内热证，本品兼能退虚热，有标本兼顾之效，故尤为临床多用。温病后期，阴液耗伤，邪伏阴分，夜热早凉，热退无汗者，常与清热凉血、养阴生津、清虚热之品配伍。杂病阴血亏虚，骨蒸潮热者，常与养血、清虚热之品配伍。阴虚风动，手足瘛疭者，常与滋阴养液之品配伍以育阴潜阳息风。用于癥瘕积聚。本品还长于软坚散结，适用于肝脾肿大等癥瘕积聚。常与活血化瘀药配伍。

煎服，15~30g。宜先煎。本品经砂炒醋淬后，有效成分更容易煎出。

3.2 龟甲

甘，寒。归肾、肝、心经。

具有补肾肝阴，潜阳，健骨，止血，养血安神的功效。用于肝肾阴虚证。本品长于滋补肾阴，兼能滋养肝阴，故适用于肝肾阴虚所致阴虚阳亢、阴虚内热、阴虚风动诸证。对阴虚阳亢头目眩晕之证，本品兼能潜阳，常与滋阴潜阳之品配伍。阴虚风动，神倦瘛疭者，宜与滋阴养液之品配伍，以柔肝息风。用于肝肾阴虚，筋骨痿弱，腰膝酸软、步履乏力及小儿鸡胸、龟背、囟门不合等证。本品又能健骨，以其长于滋肾养肝，故多用于肝肾阴虚之筋骨痿弱诸证。阴虚火旺者，宜与滋阴降火、强筋壮骨之品配伍。小儿脾肾不足，阴血亏虚，发育不良，出现鸡胸、龟背者，宜与紫河车、鹿茸、山药、当归等补脾益肾、益精养血之品同用。

煎服，15~30g。宜先煎。本品经砂炒醋淬后，有效成分更容易煎出。

3.3 黄精

甘，平。归脾、肺、肾经。

具有补肺肾脾阴，益肾精，补脾气的功效。用于阴虚肺燥，干咳少痰及肺肾阴虚的劳嗽久咳。对于阴虚肺燥之干咳少痰或肺肾阴虚之劳嗽久咳，本品不仅能补益肺肾之阴，而且能补益脾气脾阴，有补土生金、补后天以养先天之效。但作用缓和，难求速效，适宜用作慢性久病及病后之充填调补药。多单用熬膏服用；亦可与滋养肺肾、化痰止咳之品同用。用于脾脏气阴两虚之面色萎黄、困倦乏力、口干食少、大便干燥。用于肾精亏虚早衰。本品能补益肾精以延缓衰老，改善头晕、腰膝酸软、须发早白等早衰症状。蒸熟或熬膏长服疗效始著，如《千金要方》黄精膏方单用本品熬膏服。亦可与枸杞子等补益肾精之品同用。此外，还可用于消渴。可单用，或与养阴生津之品配伍。

煎服，10~30g。

4. 补血药

4.1 当归

甘、辛，温。归肝、心、大肠经。

具有补血，活血，止痛，调经，润肠通便的功效。用于血虚证。本品为补血要药，适用于血虚诸证；又能活血，对血虚血滞之证有兼顾之效。血虚心失所养之惊悸怔忡、心烦、失眠、多梦、健忘等证，均可用本品补血以养心，宜与养心安神之品配伍。血虚肝失所养之眩晕、耳鸣、两目干涩、视力减退、雀盲、肢体麻木、拘急、震颤、月经愆期、量少色淡、经闭等证，亦常用本品补血以养肝。因其既能补血，又能调经，还能活血、止痛，对血虚或血虚血滞之月经不调、痛经、经闭腹痛等证能较全面地照顾病情，故为妇科要药，常与补血行血之品配伍，临床常用四物汤化裁，治疗各科疾病属于血虚或血虚血滞者。用于血瘀证。本品又为活血化瘀要药。对妇科瘀滞证；跌打损伤；胸腹胁肋瘀滞疼痛；肢体经脉瘀滞疼痛、麻木，半身不遂；痹证；癥瘕积聚；疮痈；瘀滞所致出血等活血化瘀药所适应的各类与血滞血瘀有关的证候，都常用本品活血化瘀。以其兼能止痛，又长于补血，故尤宜于伴有疼痛的瘀血证及瘀滞与血虚并存者。对于妇科瘀滞证，本品不仅能活血、止痛，还长于调经，故尤为常用。常与活血化瘀药配伍。用于肠燥便秘。本品还能润肠通便，可用于肠燥便秘。以其长于补血，尤宜于血虚肠燥便秘，宜与熟地黄、肉苁蓉、火麻仁等养血润肠之品同用。

煎服，5~15g。一般生用，为加强其活血之力，可酒炒用。

4.2 白芍

甘、酸、苦，微寒。归肝、脾、心经。

具有补血，平抑肝阳，缓急止痛，止汗的功效。用于血虚证。本品亦属补血常用药，广泛配伍用于血虚心肝失养诸证。血虚心失其养之心悸怔忡、失眠等证可用本品补血以养心，常与当归、酸枣仁、柏子仁等养血、安神之品同用。血虚肝失其养诸证亦常用本品补血以养肝。对血虚肝阳上亢眩晕者，本品兼能平抑肝阳，可与当归、菊花等养血、平肝之品同用。血虚筋脉失养而拘急者，本品既能补血以柔肝，又能缓急，常与生地、当归、阿胶等养血之品同用。用于肝阳上亢证。本品能平抑肝阳，适用于肝阳上亢所致眩晕等证。对肝阳上亢之头痛，兼能止痛。肝阳上亢多因肝肾阴虚所致，故常与滋养肝肾之品配伍。用于胁肋、脘腹、四肢拘急疼痛。本品还长于缓急止痛。因其能养血以柔肝，故尤宜于因血虚肝失所养，筋脉拘急所致之拘急疼痛，常与甘草相须为用，即《伤寒论》芍药甘草汤。临床常以此方为基础随证化裁，治疗多种疾病过程中出现的拘急疼痛。

煎服，10~15g；大量15~30g。

4.3 熟地黄

甘，微温。归肾、肝、心经。

具有补血，滋肾肝阴，益肾精的功效。用于血虚证。本品亦为补血要药，亦适用于血虚诸证。补血常与当归相须为用。又长于补阴，对阴血俱虚者有兼顾之效。用于肝肾阴虚证。本品又为补阴要药，长于滋肾阴，兼能养肝阴，可广泛用于肝肾阴虚诸证。在滋阴剂中常居主药地位。真阴不足，不能滋养润泽，髓海空虚，头目眩晕，腰膝酸软者，宜与滋阴补肾之品配伍。用于肾精亏虚证。本品又能补益肾精，适用于肾精亏虚所致小儿生长发育迟缓及成人早衰诸证。

煎服，10~30g。

（十一）平肝息风药

1. 全蝎

辛，平。有毒。归肝经。

具有息风止痉，攻毒散结，通络止痛的功效。用于痈肿疮疡，瘰疬，瘿瘤等。本品不论内服、外用均有攻毒、散结之效。治热毒所致痈肿疮疡，可与清热解毒、消肿止痛药配伍。治痰火郁结之瘰疬、瘿瘤，宜与消痰散结、清热泻火之品配伍。用于风湿顽痹，顽固性偏正头痛，口眼㖞斜等。本品尚有通经络及止痛之效。治风寒湿痹，久治不愈，筋脉拘挛，甚则关节变形之顽痹，常与其他祛风湿、活血通络止痛之品配伍。若治瘀血内阻，或风邪上犯所致的偏正头痛等顽固性头痛，可与活血、祛风、止痛之品，如川芎、红花等同用。治风中经络，口眼㖞斜，可与化痰、通络之品配伍。

煎服，2.5～4.5g。研末服，每次0.6～1g。外用适量。含盐多者当洗去其盐后入药。本品有毒，用量不宜过大。孕妇忌用。

2. 蜈蚣

辛，温。有毒。归肝经。

具有息风止痉，攻毒散结，通络止痛的功效。用于多种肝风内动证。本品有类似全蝎的息风止痉之效，且作用和温燥毒烈之性更强，二者常相须为用。治小儿急、慢惊风，破伤风等所致痉挛抽搐，其配伍应用与全蝎相同。用于痈肿疮疡，瘰疬痰核等。本品攻毒散结之力强，外敷为主，亦可内服。其应用配伍原则亦与全蝎相同，且常同用。用于风湿顽痹，顽固性偏正头痛，口眼㖞斜。本品亦有与全蝎相似的通络止痛之效。治以上诸证除二药同用外，用于风湿顽痹还宜与祛风除湿、通络止痛药物配伍。治顽固性偏正头痛，还宜与祛风、活血、止痛之品同用。治口眼㖞斜，宜与祛风、通络药配伍。

煎服，3～5g；研末服，0.6～1g。外用适量。本品有毒，应严格控制剂量，不可多服。孕妇忌服。

3. 天麻

甘，平。归肝经。

具有息风止痉，平抑肝阳的功效。用于中风瘫痪，风湿痹证。本品尚有通络、止痛之效。治中风瘫痪，手足不遂，肢体麻木，宜与活血通络之品配伍。若风湿痹痛，关节屈伸不利者，常与祛风湿，通络止痛药物配伍。

煎服，3～10g。研末冲服，每次1～1.5g。

4. 白僵蚕

咸、辛，平。归肝、脾经。

具有息风止痉，祛风通络，化痰散结的功效。用于多种肝风内动证。本品类似天麻有息风止痉之效，且药性平和，故肝风内动之痉挛抽搐，不论是热证、寒证，虚证、实证皆可配伍应用。治小儿急惊风，高热、神昏、抽搐者，宜与清热解毒，息风止痉药物配伍。若脾虚久泻之慢惊风者，四肢抽动，当与党参、白术等补气健脾之品配伍。治破伤风之痉挛抽搐、角弓反张，常与祛风止痉类药物配伍。治痫证发作，手足抽搐，神志不清者，宜与化痰，息风开窍药物同用。用于中风不遂，口眼㖞斜。本品有祛风通络之效。治中风后半身不遂，或风中经络，口眼㖞斜、面肌抽动或肢体麻木者，可与化痰通络、益气活血之品配伍。用于痰核，瘰疬。本品化痰而散结。治痰滞经络郁结化热之痰核，瘰疬，可与清热化痰散结之品，如贝母、夏枯草等同用。

煎服，3～10g。研末吞服，每次1～1.5g。疏散风热多生用，其余常炒用。

（十二）安神药

酸枣仁

甘、酸，平。归心、肝经。

具有养心安神，敛汗的功效。用于心神不宁之证。本品性味甘平，既可宁心安神，又有滋养心肝阴血之功，为治疗阴血不足之心神不宁的要药。治阴血不足，心失所养之心悸、失眠，常与养阴、补血、安神之品配伍。若心脾两虚致体倦食少，多梦健忘者，宜与人参、茯神、远志等补益心脾、安神之品配伍。心肾阴亏，虚烦少寐，梦遗健忘者，常与滋肾养心之品同用。用于体虚多汗。本品有一定收敛止汗作用。表虚不固，自汗出者，宜与黄芪、白术等益气固表之品配伍。阴虚潮热盗汗者，宜与山茱萸、五味子等养阴、敛汗之品配伍，以增效。

煎服，10～20g。研末吞服，每次1.5～3g。

二、脊柱类疾病常用药物的定性定位

（一）定性：

活血止痛——当归、三七、乳香、没药、郁金；

行气止痛——川芎、元胡；

散寒止痛——藁本、附子、细辛；

祛风止痛——白芷、防风、细辛、川芎、白僵蚕；

胜湿止痛——羌活、苍耳子；

凉血止痛——赤芍；

敛阴止痛——白芍；

开窍止痛——麝香；

通络止痛——全蝎、蜈蚣等。

(二) 定位：

头痛——后脑——太阳——羌活、防风；

头痛——前额、眉棱——阳明——葛根、白芷；

头痛——两侧——少阳——柴胡、黄芩；

头痛——巅顶——厥阴——藁本、吴茱萸；

颈项痛——羌活、葛根；

肩臂痛——桑枝、姜黄；

上肢痛——羌活；

下肢痛——独活、木瓜；

胸痛——瓜蒌、薤白；

胃脘痛——草豆蔻、砂仁；

腹痛——白芍；

胁痛——川楝子、青皮；

睾丸痛——荔枝、橘核；

背脊痛——桂枝；

腰痛——续断、怀牛膝；

尾骶痛——威灵仙。

三、脊柱类疾病常用药物的加减运用

(一) 风者，常配防风、荆芥、苍耳子、白芷、细辛、藁本、麻黄、桂枝、千年健、寻骨风、菝葜等；

(二) 寒者，常配附子、肉桂、川椒、丁香、吴茱萸、茴香、巴豆、木鳖子、白石英、雪莲花等。

(三) 偏湿者，常配苍术、木瓜、薏苡仁、防己、土茯苓、虎杖及松节、松叶、松香等；

（四）偏热者，常配黄柏、黄芩、黄连、秦皮、苦参、龙胆草、栀子、千里光、马铃根、钩藤、侧柏叶等；

（五）痰湿重者，常配用南星、菖蒲、半夏、白芥子、皂荚、天麻、贝母、白附子、昆布、牙皂等；

（六）缺少条件或目的常配伍活血祛瘀药物，如桃仁、红花、乳香、没药、川芎、血竭、三七、赤芍、五灵脂、丹参、穿山甲、姜黄等；

（七）为加强祛风、活血、止痛效果，常配伍虫类药物，如全虫、蜈蚣、蛇类药、地龙、䗪虫、水蛭等；

（八）为加强止痛，常配伍理气止痛或麻醉止痛药。

理气止痛常用木香、香附、厚朴、艾叶、青木香、茴香根、玫瑰花等；

麻醉止痛药如马钱子、川乌、草乌等；

（九）风湿日久，肝肾两亏，气血不足，常配伍适当的补益药。

补气常用人参、山药、白术、大枣、黄芪、冬虫夏草等；

补血药常用当归、白芍、首乌、酸枣仁等；

补阴药常用生地、熟地、火麻仁、阿胶、乌梅、龟甲、海参等；

补阳常用肉桂、阳起石、锁阳、钟乳石、蛇床子、鹿角霜等；

常配伍既能补肝肾又能强筋壮骨之品，如杜仲、寄生、牛膝、续断、巴戟天、肉苁蓉、补骨脂、枸杞子、狗脊、仙茅、仙灵脾、何首乌、女贞子等；

四、脊柱类疾病常用引经类药物

《少林寺武术伤科秘方集释》韦以宗,上海科技出版社,2008,第一版,313—314

头上引:羌活 藁本 防风 白芷
双目引:白菊 蔓荆子 寄生 红花 独活
双手引:桂枝 杉节 菟丝子 五加皮
两胁引:柴胡 白芍 青皮 丹皮 菖蒲 木香
两脚引:牛膝 木瓜 五加皮 苡米 八棱麻
背上引:乌药 灵仙
胸前引:枳壳 菖蒲 桔梗
心前引:元胡索 茱萸 远志 茯神
腰上引:肉桂 杜仲(炒) 故纸(炒) 大茴 当归
腹内引:枳壳 大黄 厚朴
肚角引:木香 白菊 广皮
寒重者:肉桂 附片 炮姜
热重者:柴胡 连翘 黄芩 薄荷
湿重者:苍术 猪苓 泽泻 白术
气喘急:木香 沉香 白蔻 公丁香
气刺痛:枳壳 厚朴 乌药(炒) 香附
冷气痛:延胡 良姜
心神恍惚:人参 神砂 茯神 远志(去心) 金箔 琥珀
胸膈胀痛:枳壳 木香伏毛 砂仁 半夏
口吐粪者:砂仁 半夏 草果 南星 母丁香
出虚汗:蜜芪 熟地 当归 猪苓 川芎
人事昏沉:人参 远志 朱砂

肿痛者：红花 苏木 桃仁

泄泻者：豆蔻霜建连肉

小便不通：车前子 木通

大便不通：大黄 芒硝

打伤，血落肚中，破死血：木耳五钱，老酒炒七次，研末冲酒服

周身全体上下左右照穴发药，药引开列于后：

头脑伤：川芎 桔梗 藁本 白芷

胸膛伤：桃仁 白芷 砂仁 乌药 香附

胁下伤：赤芍 在左边用青皮、丹皮，在右边用枳壳，木香

腰伤：黄芩 白术 菖蒲 秦艽 杜仲

肚伤：独活 续断 故纸 杜仲

手上伤：元胡 升麻 桂枝 细辛 石耳

五、脊柱类疾病常用对药的选择

（一）杜仲配川断

杜仲性甘温，能补肝肾强筋骨，续断性苦温，补肝肾强筋骨，杜仲偏于入气分，以治疗腰部酸痛见长，续断偏于入血分，通行血脉，以续接骨伤为其特长，二药合用，补肝肾，壮腰膝之力倍增，为治疗骨科疾病的要药。

（二）仙茅配仙灵脾

仙茅辛热性猛烈，可补命门之火而壮阳，散寒湿而暖腰膝，治疗下焦虚弱，阳衰精冷。仙灵脾辛温不燥，补肝肾壮筋骨，治疗寒湿痛四肢麻木有效。仙茅性温偏热，温肾作用较

强，服用稍久，会出现口干唇燥，而仙灵脾性温不热，补阳无不良现象。二药合用即为二仙汤，不仅能温肾助阳，可用于肾阳不足命门火衰的畏寒肢冷，精寒阳痿，腰膝冷痛；还可减少常服生燥的副作用。

（三）菟丝子配枸杞子

菟丝子辛甘平入肝肾，性柔润而多液，不温不燥，补而不腻，可平补肾阴肾阳，补肾固精，养肝明目，更偏于补阳；枸杞子甘平入肝肾，性柔润而多液，补肾填精，养肝明目，偏于滋阴。二药合用，一阴一阳，补肾养肝，治疗肾虚腰痛效果尤为显著。

（四）鳖甲配龟甲

二药皆为水中之物，为至阴之药，性味咸平，入肝肾二经，可益肾养肝，滋阴清热，对肝肾阴虚的阴虚发热，骨蒸潮热，遗精盗汗之证均有效果，二药合用还可平肝潜阳。但鳖甲与龟甲均属于静药，要配伍行气活血的动药效果更显著。

（五）附子配白芍

附子辛热，刚燥主动，温阳散寒，回阳救逆；白芍苦酸微寒主静，养血柔肝敛阴，二药合用，一阴一阳，一寒一热，一收一散，刚柔并济，动中有静，共奏温阳散寒，益阴养血之效，治疗血虚有寒、脉络凝滞的四肢麻木，关节疼痛效果颇好，是相反相成的一对药物。

（六）附子配熟地

附子辛热性刚燥，纯阳而主动，走而不守；熟地甘而微温，性柔润，纯阴而主静，守而不走，二药合用，刚柔相济，动静相宜，补而不腻，补阳之中得以补阴，益阴之中得以补阳，为阴阳双补之妙配，对阴阳两虚的腰腿疼痛效果显著。

(七) 生地配熟地

生地甘苦寒，入心肝肾经，滋阴凉血；熟地甘微温，亦入心肝肾经，补血填精，二药并用，补血而凉血，滋阴而生精，血虚兼有血热用之最效。临床上应用广泛。

(八) 女贞子配旱莲草

女贞子甘苦平，入肝肾，功善滋阴补肾，养肝明目；旱莲草甘酸寒，入肝肾，功善养阴益肾，凉血止血，二药合用，即为二至丸，可滋养肝肾，治疗阴虚血热，头晕目眩，腰膝酸软无力等，是平补肝肾的一对药物，但力量稍弱，对体虚而不受补的患者较为适宜。

(九) 白术配茯苓

白术苦甘温，可益气健脾，燥湿利水，茯苓甘平，健脾渗湿，二药合用，燥渗相宜，运利结合，能除水湿而健脾气，为平补平利的一对药物，脊柱病的患者若见脾虚湿重的症状可以选用。

(十) 狗脊配骨碎补

狗脊苦甘温，祛风湿，补肝肾，强筋骨；骨碎补苦温，补肾续伤，二药合用既能补肾强筋骨又能续伤，是治疗有外伤史的脊柱病不可缺少的一对药物。

(十一) 川断配骨碎补

川断苦温，补肝肾，强筋骨，又可以通利血脉，接骨续伤，骨碎补苦温，补肾续伤，二药合用是对脊柱病有外伤史者效果最优。

(十二) 黄芪配防风

黄芪补肺脾，无汗能发，有汗能止；防风遍行于全身，祛风与肌腠之间，为风药之润药，二药合用，散中寓补，补中寓散，可实卫散风，祛邪固表，相得益彰。

(十三) 桂枝配白芍

桂枝辛甘而温，解肌表，通阳气，白芍味酸而寒，性涩收敛，养血敛阴，桂枝辛散而不伤阳，白芍酸寒而不敛邪，相互制约，二药合用，一气一血，一散一收，一动一静，开合相济，营卫自调，临床治疗太阳中风证，也可用于内伤而见气血不调自汗恶风证。

(十四) 生姜配大枣

生姜辛温，散寒解表，温中和胃，大枣甘平，补中益气，扶脾安胃，二药合用，辛甘相伍，生姜辛散能通，大枣甘缓，营卫脾胃双调。

(十五) 枸杞配杭菊

枸杞甘平，入肝肾经，可补肾益精，养肝明目；杭菊甘苦微寒，入肺肝经，清热明目又能平肝；二药合用可清肝明目，治疗肝肾两虚的两目干涩。

(十六) 木瓜配牛膝

木瓜酸温，入肝脾经，可舒筋活络，和胃化湿；牛膝苦酸平，入肝肾经，可活血祛瘀，补肝肾，强筋骨，怀牛膝功善补肝肾，川牛膝功善活血化瘀；二药合用，补肝肾强筋骨，治疗腰腿酸痛，足膝无力，且牛膝可引药下行，是引经药。

(十七) 半夏配陈皮

半夏辛温降逆，止呕燥湿化痰；陈皮辛苦温，理气健脾，燥湿化痰；二者合用化痰除湿，利气和胃，是临床常用配伍，既可治疗痰浊上犯之胸膈胀满，咳嗽痰多，又可治疗脾胃不和的脘腹胀闷，恶心呕吐。

（十八）苍术配黄柏

苍术苦温，祛风燥湿；黄柏苦寒善清下焦湿热，二药配伍为临床常用，名二妙丸。二者配伍燥湿清热，用于下焦湿热之红肿热痛，足痿无力。

（十九）葛根配桂枝

葛根甘辛平，解肌退热，治头痛、颈项强痛；桂枝辛甘温，温通经脉，通阳化气，二药合用，可温通经脉，治疗强直性脊柱炎早期。

（二十）桑枝配桂枝

桑枝苦平，清热祛风，通经止痛，偏走四肢，善清四肢关节之风热；桂枝辛甘温，温经通阳，透达营卫。二药合用，外行肌表，内达脉络肢节，能疏风泄热，通络止痛。

（二十一）石膏配知母

石膏辛甘寒，清肺胃实热，属阳明气分之药；知母苦寒质润，滋阴降火，二药合用，可清解阳明胃热，又可滋阴润燥。

（二十二）知母配黄柏

知母可滋阴降火，盐水炒下行入肾经，用于肾经虚热，骨蒸潮热、消渴；黄柏清下焦湿热并泄肾经虚热；二药配伍清火保阴，用于阴虚发热，骨蒸潮热等。

（二十三）羌活配独活

羌活与独活味均辛苦温，归肺、肝及肾经，羌活气味熊烈，还可入膀胱经，解表发散力强，能上巅顶，横行肢臂，善治上部风邪；独活气味淡薄，主入肾经，善下行而入里，可去腰膝筋骨之风湿，为治疗风湿痹痛常用要药；二者合用可散风寒，祛风湿，止痛，可治疗风寒湿诸痹及多种疼痛。

（二十四）苍术配白术

苍术芳香苦温，性燥烈，能祛风燥湿，升阳散邪，功善升散运脾，用于湿盛的实证；白术苦甘温，健脾益气，燥湿利水，固表止汗，功善补气健脾，用于脾虚湿证；二者合用运健相宜，祛邪扶正。

（二十五）乳香配没药

乳香辛香，以行气活血为主，长于止痛；没药苦泄，以活血散瘀为主，长于消肿。二者合用活血化瘀，行气舒筋止痛。

（二十六）蜈蚣配全蝎

蜈蚣味辛，性温，有毒，具有息风镇痉、攻毒散结、通络止痛之功能；全蝎味辛，有毒，有息风止痉，攻毒散结，通络止痛之功；蜈蚣偏于血分，全蝎偏于气分，二者相须为用，可使通经络、行气血、解热毒、散结块、疗疼痛。

（二十七）千年健配钻地风

千年健辛甘温，入肝肾，祛风湿，强筋骨，治疗风寒湿痹，腰酸腿软，手足麻痹；钻地风苦辛，祛风止痛，治筋骨酸软；二药配伍治疗下肢因风湿引起的腰酸腿软，筋骨强痛。

（二十八）龙骨配牡蛎

龙骨甘平涩，可镇惊安神，偏入肝经；牡蛎咸涩寒，重镇安神，平肝潜阳，软坚散结，制酸止痛，偏入肾经；二药配伍可敛阴潜阳，镇惊定志。

第五节
膏方整脊临床验案

一、颈椎病验案

（一）颈椎病（神经根型）

患者，张某，女，57岁，2019年12月20日来诊。主诉颈项僵痛伴右上肢麻木疼痛6年余，加重3天。

现病史：患者6年前，无明因致颈肩部疼痛，间断理疗及推拿治疗，未系统治疗，症状时轻时重，效果不佳。3天前突然右上肢麻木疼痛加重。后经人介绍，遂来我门诊部就诊，现症见：颈部僵硬疼痛，双上肢麻木，疼痛，不能平卧，纳可，眠差，二便调。

体格检查：一般症状可，颈部僵硬，局限性压痛；双上肢肌力正常；双手握力正常；头顶叩击试验（＋），臂丛牵拉试验（＋），霍夫曼征（－）；L3－5棘突旁压痛，右下肢直腿抬高试验（＋）。

我院X线示：颈椎骨质退行性变，颈椎曲度反弓，腰椎生理曲度可，L5/S1椎间隙狭窄。

诊断：颈椎病（神经根型）

治疗方法：运用中药熏蒸、直流电药物离子导入、中药热敷、推拿、点穴束悗、电针、坐位动态牵引等方法治疗，具体操作如下。中药熏蒸：将熏蒸床事先准备好颈部熏蒸，患者平躺在熏蒸床上，蒸汽温度控制在43～46℃，熏蒸20～30分钟。理筋手法松解颈肩部肌肉：常用揉法、拿法、滚法等手法松解，可在按揉颈肩部肌肉时，配合使用红花油、活络油等，以加强活血通络、消肿止痛的作用。颈部牵引：以坐位动态牵引为主。直流电药物离子导入疗法治疗：将患者颈肩部肌肉暴露，将沾有中药酊剂的纱布置于电极片下，将电极片放在患者颈肩部，开启仪器，以患者能耐受为度，时间15～20分钟。中医整脊手法：颈椎主要使用定点旋转复位手法，手牵折顶法。电针：针灸治疗：取颈胸椎的华佗夹脊穴、风驰、风府、肩井、肩中腧、肩外腧、曲垣等穴针刺调压。用1.5～2寸毫针针刺。以上治疗日1次，以10天为一个疗程。

一个疗程治疗结束后，患者自诉颈部僵硬疼痛消失，右上肢麻木消失。患者临床治愈，嘱患者继续服用膏方，坚持撞背松筋式等功能锻炼巩固治疗，以巩固疗效。

膏方方剂如下：党参100g，山药200g，薏苡仁200g，白术100g，茯苓100g，黄芩100g，黄柏100g，栀子120g，夏枯草100g，柴胡50g，郁金60g，三棱100g，莪术100g，陈皮100g，鸡内金100g，桑寄生100g，菟丝子100g，仙鹤草100g，石决明100g，竹茹120g，龙骨100g，牡蛎100g，功劳叶60g，川芎60g，枸杞100g，菊花60g，当归60g，白芍100g，熟地150g，紫苏子100g，穿山龙100g，葛根150g，羌活100g，独活100g，蒲公英100g，姜黄60g，徐长卿100g，五加皮60g，葛根150g，桑枝100g，夜交藤100g，以上药物用膏方机制成膏方60袋，每袋40毫升，每日两次，一次一袋，饭后开水冲服。

（二）颈椎病（椎动脉型）

患者，刘某，女，41岁，2020年4月6日来诊。主诉：头晕伴颈项部僵痛1年余，加重3天。

1年前，患者无明显原因出现头晕，间断至当地诊所就诊，测血压未见异常，口服正天丸、复方天麻丸等，症状时轻时重。渐出现颈部僵痛，至当地医院就诊，考虑颈椎病，予以推拿治疗，效果不佳。3天前，头晕加重，颈部僵硬疼痛难忍，经人介绍，遂来我门诊部就诊，现症见：头晕头痛，颈部僵硬疼痛，入睡难，眠浅，耳鸣，纳可，二便调。

　　体格检查：一般症状可，颈项部僵直，颈后右侧压痛明显；桡动脉试验阳性，头顶叩击试验（+）。

　　我院X线示：颈椎X线正侧位、双斜位片及颈椎CT片示：颈椎曲度变直并反弓、前椎体缘有骨刺形成、颈椎第3、4、5椎间隙不同程度变窄、棘突有偏歪、寰枢关节左右不等宽、各椎间孔不同程度缩小。

　　诊断：颈椎病（椎动脉型）

　　治疗方法：运用中药熏蒸、直流电药物离子导入、中药热敷、推拿、点穴束悗、电针、坐位动态牵引等方法治疗，具体操作如下。中药熏蒸：将熏蒸床事先准备好颈部熏蒸，患者平躺在熏蒸床上，蒸汽温度控制在43~46℃，熏蒸20~30分钟。理筋手法松解颈肩部肌肉：常用揉法、拿法、滚法等手法松解，可在按揉颈肩部肌肉时，配合使用红花油、活络油等。直流电药物离子导入治疗：将患者颈肩部肌肉暴露，将沾有中药酊剂的纱布置于电极片下，将电极片放在患者颈肩部，开启仪器，以患者能耐受为度，时间15~20分钟。床头成角牵引。点穴束悗法：颈后三角经验区按压。颈椎主要使用定点旋转复位手法，手牵折顶法，并配合颈部动态牵引以恢复生理曲度。针灸治疗：颈部主要取风池、风府为主以改善脑部血供，配合肌肉韧带的附着点，远道取正筋、正宗等董氏奇穴，用1.5~

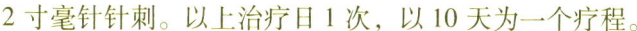

2寸毫针针刺。以上治疗日1次,以10天为一个疗程。

一个疗程治疗结束后,患者自诉已无头晕,颈部僵硬疼痛消失,睡眠深度增加,耳鸣改善。患者症状减轻,嘱患者坚持撞背松筋式等功能锻炼,继续服用膏方,巩固治疗。中医辨证为气血亏虚证,内服膏方补益肝肾调理。1年后回访,至今未复发。

膏方方剂如下:党参100g,山药200g,薏苡仁200g,白术100g,茯苓100g,黄芩100g,黄柏100g,栀子120g,夏枯草100g,柴胡50g,郁金60g,三棱100g,莪术100g,陈皮100g,鸡内金100g,桑寄生100g,菟丝子100g,仙鹤草100g,石决明100g,竹茹120g,龙骨100g,牡蛎100g,功劳叶60g,川芎60g,菟丝子100g,补骨脂100g,枸杞100g,菊花100g,当归60g,白芍100g,熟地150g,紫苏子100g,穿山龙100g,葛根150g,蒲公英100g,姜黄60g,徐长卿100g,五加皮60g,葛根150g,桑枝100g,夜交藤100g,白僵蚕60g,天麻60g,以上药物用膏方机制成膏方60袋,每袋40毫升,每日两次,一次一袋,饭后开水冲服。

(三)颈椎病(混合型)

患者,赵某,女,62岁,2018年9月23日来诊。主诉:颈肩僵痛头晕,右手麻木5年余,加重2天。

现病史:患者5年前无明显诱因出现颈肩部僵痛头晕,就诊于当地诊所,给予口服复方天麻丸等药物治疗,并时常使用外用膏药治疗,症状时轻时重。后出现双手麻木,常至当地推拿店行推拿、理疗等治疗,症状控制尚可。2天前,就诊于汉中某医院,查颈部、颈部MRI示:颈椎腰椎多发性椎间盘退变。诊断为颈椎病,给予推拿、理疗、牵引治疗,症状缓解。

后未予重视,症状反复,今为求进一步治疗,就诊我门诊部,现症见:颈部僵硬疼痛,右上肢麻木无力,头晕,时而头疼,纳可,眠差,二便调。

体格检查:一般情况可,颈肩部压痛明显,桡动脉试验阳性,右手多指感觉减退,右侧臂丛牵拉试验阳性,桡动脉试验阳性,右上肢肌力Ⅲ级,腱反射减弱,右握力可,头顶叩击试验(+)。

X线示:颈椎生理曲度变直,颈椎骨质退行性变,多发性颈椎间隙狭窄。

诊断:颈椎病(混合型)

治疗方法:运用中药熏蒸、直流电药物离子导入、中药热敷、推拿、点穴束悗、电针、坐位动态牵引、正脊骨法等方法治疗,具体操作如下。中药熏蒸:将熏蒸床事先准备好颈部、腰部熏蒸,患者平躺在熏蒸床上,蒸汽温度控制在43~46℃,熏蒸20~30分钟。理筋手法松解颈肩部、腰部肌肉:常用揉法、滚法等手法松解,可在按揉肌肉时,配合使用红花油、活络油等,以加强活血通络、消肿止痛的作用。直流电药物离子导入治疗:将患者颈肩部肌肉暴露,将沾有中药酊剂的纱布置于电极片下,将电极片放在患者颈肩部、背部,开启仪器,以患者能耐受为度,时间15~20分钟。点穴束悗法:颈后三角经验区按压。正脊骨手法:颈部主要使用颈椎定点旋转复位手法,手牵折顶法;针灸治疗:取颈胸椎的华佗夹脊穴、风驰、风府、肩井、肩中腧、肩外腧、曲垣等穴针刺调压。以上治疗日1次,以14天为一个疗程。

一个疗程治疗结束后,患者颈肩部僵痛减轻;双上肢麻木改善,自觉力量增加。患者症状改善明显,嘱患者服用膏方,坚持撞背松筋式等功能锻炼，以巩固疗效。一年后回访，无复发。

膏方方剂如下：党参100g，山药150g，薏苡仁200g，白术100g，茯苓100g，黄芩100g，黄柏100g，栀子120g，夏枯草100g，柴胡50g，郁金60g，三棱100g，莪术100g，陈皮100g，鸡内金100g，桑寄生100g，菟丝子100g，仙鹤草100g，石决明100g，竹茹120g，龙骨100g，牡蛎100g，功劳叶60g，川芎60g，枸杞100g，菊花60g，当归60g，白芍100g，熟地100g，紫苏子100g，穿山龙100g，葛根150g，羌活100g，独活100g，蒲公英60g，姜黄60g，徐长卿100g，五加皮60g，葛根150g，桑枝100g，夜交藤100g，白僵蚕60g，天麻60g，以上药物用膏方机制成膏方60袋，每袋40毫升，每日两次，一次一袋，饭后开水冲服。

（四）体会

中医整脊学临床上对颈椎病有两种概念：一是广义来说，颈椎病是由于劳损引起维系颈椎平衡的肌力失衡，或椎间盘突出、退变导致颈椎骨关节结构紊乱，损害到从颈椎椎间孔发出的颈神经、臂丛神经，相邻的交感神经和穿越颈椎横突孔的椎动脉，甚至压迫椎管内的颈髓，引起的一系列症候群的统称。其中，包括急性斜颈、寰枢关节错位、颈椎钩椎关节紊乱、急性颈椎间盘突出症、颈椎椎曲紊乱综合征、颈椎管狭窄症、颈胸枢纽关节交锁症、颈肩综合征、颈肘综合征等。二是狭义来说，颈椎病指颈椎椎曲紊乱综合征。

以上医案都属于狭义颈椎病范畴。颈椎间盘因损伤或年龄因素膨出后纤维化，甚至软骨化，或钩椎关节软骨退变、增生或韧带钙化，导致椎曲紊乱，力学结构改变，神经和椎动脉受损，而产生一系列症状体征，为颈椎椎曲紊乱综合征，也称颈椎病。

颈椎病部位对照症状总结：

上段颈椎因颈丛神经与枕大神经、耳神经、动眼神经、咽神经、面神经交汇，同时颈4旁交感神经结调控心脏和胃肠功能。因此，上段颈椎骨关节紊乱多见头晕、头痛、失眠、耳鸣、眼花、咽喉不适、阴阳脸或胸闷、心悸怔忡或恶心呕吐。

下段颈椎临床最常见的椎间盘突出症好发于5、6椎，其次是常见的神经根型颈椎病，包括颈肩综合征、颈肘综合征和急性颈椎间盘突出症。

二、颈椎管狭窄症验案

患者，白某，男，55岁，2018年11月16日来诊。主诉：颈项僵痛伴四肢无力3个月。

现病史：3个月前，患者无明显原因出现颈部不适，逐渐僵硬疼痛，未予重视，渐出现四肢无力，就诊于汉中中心医院，查颈椎MRI示：多发性颈椎间盘突出。遂住院治疗，给予口服药物、输液（具体药物不详）、理疗等，效果不佳。为求进一步治疗，遂来我门诊部就诊，现症见：颈部僵硬疼痛，双上肢麻木，背部僵硬，偶有疼痛，不能平卧，下肢无力，纳可，眠差，二便调。

体格检查：一般症状可，颈部僵硬，局限性压痛；四肢肌力正常，局限性感觉减退；双手握力下降；头顶叩击试验（+），霍夫曼征（+）。

X照片显示：颈曲消失、变直；正位显示向右侧弯，颈5、6椎体倾斜、旋转。外院MRI线示：多发性颈椎间盘突出。

诊断：颈椎病（脊髓型）

治疗方法：运用中药熏蒸、直流电药物离子导入、中药热敷、推拿、点穴束悗、电针、整脊上病下治法等方法治疗，具体操作如下。中药熏蒸：将熏蒸床事先准备好颈部熏蒸，患者平躺在熏蒸床上，蒸汽温度控制在43～46℃，熏蒸20～30分钟。理筋手法松解颈肩部肌肉：常用揉法、拿法、滚法等松解手法，可在按揉颈肩部肌肉时，配合使用红花油、活络油等，以加强活血通络、消肿止痛的作用。直流电药物离子导入疗法治疗：将患者颈肩部肌肉暴露，将沾有中药酊剂的纱布置于电极片下，将电极片放在患者颈肩部，开启仪器，以患者能耐受为度，时间15～20分钟。采用点穴束悗疗法：颈后三角区以风池穴为中心，肩前三角区以天鼎穴为中心，肩后三角区以天宗穴为中心，肘三角区以曲池穴位为中心，手腕三角区以内关为中心，手拇指三角区以合谷为中心治疗点按。牵引治疗：整脊疗法中上病下治之法，悬吊牵引腰椎，调整腰椎曲度来改变颈椎生理曲度，根据腰椎曲度辩证采用四维牵引或者三维牵引，从而达到恢复改善颈椎曲度的目的。针灸治疗："经筋主束骨而利机关也"，取颈胸椎的华佗夹脊穴、肩井、肩中腧、肩外腧、曲垣等穴针刺调压；四肢穴位按循经取穴。以上治疗日1次，以14天为一个疗程。

2个疗程治疗结束后，患者自诉颈部僵硬疼痛消失，双上肢麻木基本消失，肩背部疼痛改善明显，睡眠好转。嘱患者服用膏方，坚持功能锻炼巩固治疗，以保证疗效。一年后回访，无复发。

膏方方剂如下：党参100g，山药200g，薏苡仁200g，白术100g，茯苓100g，黄芩100 g，黄柏100g，栀子100g，夏枯草 100g，柴胡 50g，郁金 60g，三棱 100g，莪术 100g，陈皮 100g，鸡内金 100g，桑寄生 100g，菟丝子 100g，仙鹤草 100g，石决明 100g，竹茹 100g，龙骨 100g，牡蛎 100g，功劳叶 60g，川芎 60g，枸杞 100g，菊花 60g，当归 60g，白芍 100g，熟地 150g，紫苏子 100g，穿山龙 100g，葛根 150g，羌活 100g，独活 100g，蒲公英 100g，酸枣仁 60 姜黄 60g，徐长卿 100g，五加皮 60g，葛根 150g，桑枝 100g，夜交藤 100g，知母 60g，乌蛇 60g，狗脊 100g，以上药物用膏方机制成膏方 60 袋，每袋 40 毫升，每日两次，一次一袋，饭后开水冲服。

体会：以上病例是颈椎病分型中的脊髓型多为中医整脊学中颈椎管狭窄症。中医整脊学定义为由于外伤、劳损等因素，椎体旋转、倾斜，椎曲紊乱，椎间盘突出、退化，椎体和椎间盘突入椎管压迫脊髓，或椎曲紊乱，后丛韧带钙化和黄韧带肥厚，导致椎管管腔狭窄，脊髓受压，引起的症候群，为颈椎管狭窄症。属于中医学"痿证"范畴。

以往认为颈椎管狭窄症是中医治疗禁区，属于脊柱劳损病疑难病，很多患者都进行了手术治疗。该患者颈曲变直，根据韦以宗教授"颈椎椎曲紊乱的主要原因不在颈椎，而在腰椎和胸椎"的观点，采用上病下治法，调整腰曲和胸椎骨关节紊乱，对颈椎不直接施行手法，使颈曲改善，取得意想不到的效果，又避免局部手法刺激而加重脊髓损伤的可能，使患者免受手术之苦，充分说明了中医整脊治疗颈椎管狭窄症的优势。

注意事项：整脊疗法应用一疗程为 4 周。一般临床治愈为 6 周~8 周。如一疗程不见效或有加重者，可改手术治疗。

三、腰椎间盘突出症验案

患者刘某，男，32岁，于2019年5月19日来诊，主诉"腰痛伴左下肢放射疼痛1月余"。

现病史：1月前，患者腰部剧烈疼痛，左下肢麻木疼痛，弯腰下蹲受限，曾到某医院住院，CT检查腰5骶1椎间盘突出，医生建议手术治疗，因不愿手术，经保守治疗后好转，但始终腰痛、腿麻，活动受限，强能忍受，生活能自理。经人介绍，遂来我院门诊就诊，收住入院。现症见：腰痛弯腰下蹲受限，不能久坐，左下肢疼痛，无发热恶寒，无口干口苦，纳食一般，二便调。

体格检查：一般指征可，L4-5棘突旁压痛，叩击痛，左下肢直腿抬高试验（+）。

我院X线示：腰椎生理曲度变直，L5/S1椎间隙变窄。外院MRI线示：L5/S1椎间盘突出。

诊断：腰椎间盘突出症。

治疗方法：运用中药熏蒸、直流电药物离子导入、中药热敷、推拿、点穴束悗、电针、四维牵引、正脊骨法等方法治疗，具体操作如下。中药熏蒸：将熏蒸床事先准备好腰部熏蒸，患者平躺在熏蒸床上，蒸汽温度控制在43~46℃，熏蒸20~30分钟。理筋手法松解腰部肌肉：常用揉法、推法、滚法等手法松解，可在推拿时，配合使用红花油、活络油等，以加强活血通络、消肿止痛的作用。直流电药物离子导入治疗：将患者腰部肌肉暴露，将沾有中药酊剂的纱布置于电极片下，将电极片放在患者腰部，开启直流电药物离子导入仪，以患者能耐受为度，时间15~20分钟。腰椎病点按体表三角区主要有以下几个部位：腰椎旁左髂上三角区以肾俞穴为中心，左臀后三角区，以左环跳穴为中心。髂左前三角区以冲门穴为中心，左下肢腘窝三角区以委中穴为中心，左足腕上三角区以承山穴位为中心，左足掌前三角区以涌泉为中心点穴束悗。正脊骨法：主要使用腰椎定点旋转复位手法、腰椎膝顶法、腰椎侧搬法。四维牵引：可先行上下加压一维牵引，然后进行四维牵引。针灸治疗：主要取疼痛部位的膀胱经腧穴（肾俞、大肠俞等穴）和督脉穴（命门、腰阳关等）及夹脊穴，用 1.5~2 寸毫针针刺，远道取委中昆仑等穴。以上治疗日 1 次，以 14 天为一个疗程。

一个疗程治疗结束后，患者腰部疼痛减轻明显，下肢症状消失。嘱患者服用膏方，坚持功能锻炼巩固治疗，以保证疗效。一年后回访，无复发。

膏方方剂如下：党参 100g，山药 100g，薏苡仁 150g，白术 100g，茯苓 100g，黄芩 100g，黄柏 150g，栀子 60g，夏枯草 100g，柴胡 50g，郁金 60g，三棱 100g，莪术 100g，陈皮 100g，鸡内金 100g，桑寄生 100g，菟丝子 100g，仙鹤草 100g，石决明 100g，竹茹 100g，龙骨 100g，牡蛎 100g，功劳叶 60g，川芎 60g，枸杞 100g，菊花 60g，当归 60g，知母 60g，白芍 100g，熟地 150g，紫苏子 100g，穿山龙 100g，葛根 100g，独活 100g，蒲公英 100g，酸枣仁 60g，狗脊 100g，姜黄 60g，徐长卿 100g，五加皮 60g，怀牛膝 100g，川牛膝 100g，五加皮 100g，乌蛇 60g，全虫 30g，蜈蚣 6 条。以上药物用膏方机制成膏方 60 袋，每袋 40 毫升，每日两次，一次一袋，饭后开水冲服。

体会：中医整脊学定义腰椎间盘突出症是由于劳损、风寒湿邪及外力等引起腰部核心肌群力学失衡，进一步影响腰椎骨关节旋转、倾斜、错位，导致椎间盘突出椎间孔或椎管，刺激脊神经或脊髓；或因骨关节错位、椎间孔移位，导致神经根位移与椎间盘产生卡压，引起腰椎活动障碍、腰痛下肢放射性疼痛。属于中医学"腰腿痛""腰胯痛"范畴。

腰椎间盘随年龄的增长而开始退变下沉，椎体椎间隙变窄，劳累或不良姿势导致脊柱两侧肌肉力量不平衡，腰椎骨关节位移，把位于两个椎体之间没有动力的椎间盘旋转带离其应该所在的位置（此时称为突出），即发病原因是椎体位移，曲度紊乱，导致腰椎间盘突出症。所以治疗时，我们不仅要对症治疗，还要从病因上着手，纠正紊乱的腰椎曲度（骨关节移位）。

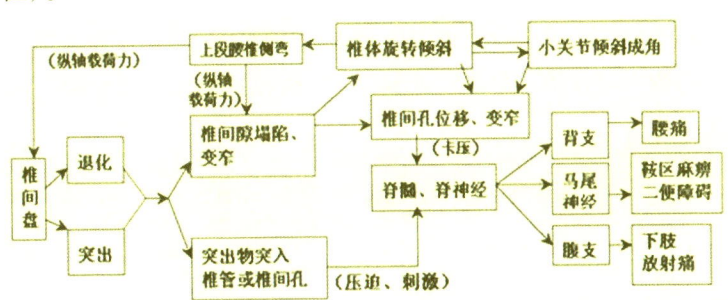

腰椎间盘突出症病机示意图摘自《中国整脊学》

临床上，受 MRI、CT 等影像学检查普及影响，腰椎间盘突出成了主要的临床诊断之一，而健康查体中存在大量的椎间突出的个体，但其并没有腰腿痛的临床症状，同时有腰腿痛症状的患者其发病也不一定由椎间盘突出引起，椎间盘退变、突出等仅仅是 MRI 或 CT 影像学的结果，大量临床研究发现腰椎力学紊乱是导致腰腿痛的主要原因，而临床医生在该病的诊疗中多强调突出间盘混合物对神经根的压迫，对脊柱力学失衡状态、椎间关节力学紊乱对椎间盘及神经根的刺激、压迫牵拉等评估及治疗方法对脊柱远期转归的影响认识还不够；通过卧硬板床及对症治疗（含手术摘除间盘）等可以有效消除软组织炎症及神经根水肿，缓解临床症状，但没有根本解决椎间关节、椎曲紊乱等造成的脊柱力学紊乱的问题，这也是临床极易复发的主要原因。本验案从脊柱整体观出发，评估"椎曲"改变下的腰部力学失衡状态，治疗上以调曲恢复椎体旋转移位，使突出的椎间盘随椎体归位而回位为目标，抓住"枢纽关节"并采用"点——线——面"结合的正脊骨法，四维牵引调曲改善腰椎曲度，解决紊乱的椎间关节，消除异常应力对神经根的刺激，同时"理筋、调曲、练功"恢复脊柱整体力线的平衡状态减缓脊柱椎间关节退行性病变，结合日常生活方式的调摄与预防，服用膏方养骨，"动静结合、医患合作"共同防治该病的复发。

四、腰椎管狭窄症验案

患者杨某，女性，59 岁，退休职工，2019 年 11 月 12 日来诊。主诉：腰痛伴双下肢无力间歇性跛行 1 年余。

现病史：患者 1 年前无明因腰痛伴双下肢无力间歇性跛行，经县医院诊断腰椎管狭窄症 1 年，经多家医院保守治疗无效，均主张手术治疗。为进一步治疗，今入住我院，入院症见：双下肢步行无力，步行 100 米左右即需扶持，双下肢肌力 3~4 级，腱反射减弱。

体格检查：腰部后伸明显受限，腰部过伸试验阳性。双下肢触觉和痛觉减退。足趾肌力减退。膝腱反射减弱。

我院 X 线照片示：正位旋转侧弯，椎间关节肥大且向中线偏移，下关节突间距小，椎板间隙狭窄。侧位椎体生理曲度变直。外院 MRI 提示腰椎多个椎间盘突出、椎管狭窄。

诊断：腰椎管狭窄症。

治疗方法：以理筋、调曲、练功三大原则，运用中药熏蒸、直流电药物离子导入、中药热敷、推拿、点穴束悗、电针、四维牵引、正脊骨法等方法治疗，每天均进行华佗夹脊骨空针法，牵引疗法：四维牵引，采取俯卧过伸悬吊牵引腰椎。行正脊骨法中挺胸端提手法调胸。药物内服：天麻钩藤饮内服，每日一剂，水煎，分两次服。功能锻炼：选用卧位挺腹配合跨步锻炼。

4 周治疗结束后，患者腰部疼痛减轻明显，能步行一公里，继续治疗 4 周后，拍 X 线照片示：颈椎椎曲恢复到 II 级，椎体旋转改善，腰椎正位片示侧弯改善，侧位片椎曲恢复到 II 级。临床治愈出院，嘱患者服用膏方，坚持功能锻炼，以巩固疗效。2021 年 6 月随访患者，患者一直坚持颈腰功能锻炼，腰椎活动功能良好，下肢步态正常，四肢肌力正常，没有不良症状。

膏方方剂如下：党参 100g，山药 100g，薏苡仁 200g，白术 100g，茯苓 100g，黄芩 100 g，黄柏 150g，栀子 60g，夏枯草 100g，柴胡 50g，郁金 60g，三棱 100g，莪术 100g，陈皮 100g，鸡内金 100g，桑寄生 100g，菟丝子 100g，仙鹤草 100g，石决明 100g，竹茹 100g，龙骨 100g，牡蛎 100g，功劳叶 60g，川芎 60g，枸杞 100g，菊花 60g，当归 60g，知母 60g，白芍 100g，熟地 150g，紫苏子 100g，穿山龙 100g，葛根 100g，独活 100g，蒲公英 100g，酸枣仁 60g，狗脊 100g，徐长卿 100g，

五加皮60g，怀牛膝100g，川牛膝100g，五加皮100g，乌蛇60g，全虫30g，白蒺藜100g，水牛角100g，桑寄生100g，以上药物用膏方机制成膏方60袋，每袋40毫升，每日两次，一次一袋，饭后开水冲服。

中医整脊学科定义腰椎管狭窄症定义为因外伤、劳损致腰椎退行性变，继发椎曲异常，椎间盘突入椎管，后纵韧带钙化、黄韧带皱褶、增厚，或椎体位移等，导致相应椎管节段容积变小，脊神经和马尾神经受压，而引起一系列症状体征。退变性腰椎管狭窄症属中医"痹证""痿证""腰腿痛"等范畴。

临床上腰椎管狭窄症病因很多，慢性劳损是主要发病因素，过度劳累或久坐的职业，导致椎间盘突出或早期退变，椎间隙变窄，椎体塌陷。另一方面，因为椎体骨骺环软骨因应力作用而骨化，出现唇形增生，与变形的椎间盘形成椎间突，其原有的弹性生物力学功能减退，不能将其承受的压力均匀地向四周传播。椎间隙狭窄和生物力学改变并引起后关节的紊乱，椎曲变直，后纵韧带和黄韧带因弹性生物力学功能紊乱而增厚。椎管的前壁因椎曲变直，椎间突突入，后纵韧带增厚而占位；后壁黄韧带增厚突入椎管，椎管出现前后"夹击"的狭窄。另外还有因椎弓峡部裂椎体滑脱、骨质疏松或陈旧性脊椎骨折未复位，继发椎曲紊乱，引起管腔狭窄。还有脊椎手术后继发；先天性发育造成等等，我们应该在对症治疗的同时，分析好病因，对因治疗，才能效果更好，不易复发。

韦以宗教授认为，腰椎管狭窄是动态狭窄，主要是因为椎体旋转、椎曲变直，使椎管容积更窄而出现症状。在这一思想指导下，通过点线面结合整脊法，以调整椎曲为治疗目的，令很多患者免受手术之苦。

五、腰椎滑脱症验案

患者张某，男，48岁，于2019年4月20日以"腰痛伴下肢麻木疼痛无力1年，加重3天"为主诉，来我门诊就诊。

患者1年前，患者干农活时出现腰痛，下肢疼痛，弯腰受限，休息后有所缓解，时轻时重，未予重视，渐出现下肢无力，就诊于当地医院，以"腰椎间盘突出症"治疗，给予口服药物、理疗等治疗，症状反复，轻重不一。2天前，腰痛加重，予口服药物、膏药外贴等治疗，效果不佳，经人介绍，遂来我院就诊。现症见：腰痛，下肢麻木疼痛无力，腰部活动受限，无口干口苦，纳眠一般，二便调。

体格检查示：腰部L4下腰部棘突旁压痛，可触到棘突下凹陷，叩击痛，下肢直腿抬高试验（＋）。

外院CT示：腰椎退行性变，L3/L4，L4/L5，L5/S1椎间盘膨出。

我院X线示：腰椎生理曲度变直，L4椎体向前滑动，L5/S1椎间隙略变窄。

诊断：腰椎滑脱症。

治疗方法：运用中药熏蒸、直流电药物离子导入、中药热敷、推拿、点穴束悗、电针、四维牵引、正脊骨法等方法治疗，具体操作如下。中药熏蒸：将熏蒸床事先准备好腰部熏蒸，患者平躺在熏蒸床上，蒸汽温度控制在43～46℃，熏蒸20～30分钟。理筋手法松解腰部肌肉：常用揉法、推法、滚法等手法松解，可在推拿时，配合使用红花油、活络油等，以加强活血通络、消肿止痛的作用。直流电药物离子导入治疗：将患者腰部肌肉暴露，将沾有中药酊剂的纱布置于电极片下，将电极片放在患者腰部，开启直流电药物离子导入仪，以患者能耐受为度，时间15~20分钟。腰椎病点按体表三角区主要有以下几个部位：臀后三角区，以双侧环跳穴为中心。髂前三角区以冲门穴为中心，左下肢腘窝三角区以委中穴为中心，足掌前三角区以涌泉为中心点穴束悗。四维牵引治疗：三维牵引。针灸治疗：主要取疼痛部位的膀胱经腧穴（脾胃俞、三焦俞、肾俞、大肠俞等穴）和督脉穴（命门、腰阳关等）及夹脊穴，用1.5~2寸毫针针刺，远道取委中、昆仑、承筋等穴。嘱患者采用韦以宗练功十八式中的十八式屈髋双腿拍墙式进行功能锻炼，以上治疗日1次，以14天为一个疗程。

一个疗程治疗结束后，患者腰部疼痛减轻明显，下肢活动便利。患者继续门诊治疗两周。嘱患者服用膏方，坚持屈髋双腿拍墙式功能锻炼，以巩固疗效。

膏方方剂如下：党参100g，山药100g，薏苡仁200g，白术100g，茯苓100g，黄芩100g，黄柏150g，栀子60g，夏枯草100g，柴胡50g，郁金60g，三棱60g，莪术60g，陈皮100g，鸡内金100g，桑寄生100g，菟丝子100g，仙鹤草100g，石决明100g，竹茹100g，龙骨100g，牡蛎100g，功劳叶60g，川芎60g，枸杞100g，菊花60g，当归60g，知母60g，白芍100g，熟地150g，紫苏子100g，穿山龙100g，葛根100g，独活100g，蒲公英100g，酸枣仁60g，狗脊100g，徐长卿100g，五加皮60g，怀牛膝100g，川牛膝100g，五加皮100g，乌蛇60g，全虫30g，白蒺藜100g，水牛角100g，以上药物用膏方机熬制成膏方60袋，每袋40毫升，每日两次，一次一袋，饭后开水冲服。

体会：中医整脊学认为腰椎滑脱是慢性病，其滑脱是逐年积累损伤，造成肌力失衡，椎曲紊乱，小关节错位，腰椎后关节卡压神经引起的。"调曲"是治疗滑脱的关键，立用理筋法改善腰背部肌肉功能，通过正脊骨法、调曲，纠正腰椎旋转、移位，恢复椎曲，患者临床症状消失。嘱患者坚持功能锻炼，服用膏方，以巩固疗效。

六、颈性血压异常症验案

患者李某，女，37岁，于2018年7月5日以"颈部不适伴血压异常2年，加重2天"为主诉，来我门诊就诊。

患者2年前，患者加班低头多出现颈肩部疼痛，并发血压高：150mmHg/100mmHg，服用降压药无效，当地医院诊断为颈椎病，给予颈椎理疗，口服降压药对症处理，两天后颈椎病和血压都归于正常。其后2年，颈椎病与血压高经常同时出现，时轻时重，当地诊所对症处理，推拿及理疗，口服药物不详，未予重视。2天前，颈椎病复发，并发血压高：160mmHg/100mmHg，诊所予口服降压药物、膏药外贴等治疗，效果不佳，经人介绍，遂来我院就诊。现症见：颈椎活动受限，头疼，眼蒙眼胀，纳眠一般，二便调。

体格检查示：颈项部僵直，活动受限，颈后右侧压痛明显；桡动脉试验阳性，头顶叩击试验（+）。

我院X线示：颈椎椎间隙变窄、颈曲变直或反张，可见项双边征、寰椎枢椎移位。

诊断：颈性血压异常症

治疗方法：运用中药熏蒸、直流电药物离子导入、中药热敷、推拿、点穴束俛、电针、坐位动态牵引、正脊骨法等方法治疗，具体操作如下。中药熏蒸：将熏蒸床事先准备好腰部熏蒸,患者平躺在熏蒸床上,蒸汽温度控制在43~46℃,熏蒸20~30分钟。理筋手法松解腰部肌肉:常用揉法、推法、滚法等手法松解,可在推拿时,配合使用红花油、活络油等,以加强活血通络、消肿止痛的作用。直流电药物离子导入治疗:将患者腰部肌肉暴露,将沾有中药酊剂的纱布置于电极片下,将电极片放在患者腰部,开启直流电药物离子导入仪,以患者能耐受为度,时间15~20分钟。采用点穴束悗疗法:颈后三角区以风池穴为中心,肩前三角区以天鼎穴为中心,肩后三角区以天宗穴为中心,肘三角区以曲池穴位为中心,手腕三角区以内关为中心,手拇指三角区以合谷为中心治疗点按。颈椎坐位动态牵引治疗。针灸治疗:电针,取颈胸椎的华佗夹脊穴、风驰、风府、肩井、肩中腧、肩外腧、曲垣等穴针刺调压。用1.5~2寸毫针针刺。以上治疗日1次,以10天为一个疗程。

一个疗程治疗结束后,患者症状消失,血压归于正常。患者继续门诊治疗两周。嘱患者服用膏方,坚持撞背松筋式等功能锻炼,以巩固疗效。

膏方方剂如下:党参100g,山药100g,薏苡仁200g,白术100g,茯苓100g,黄芩100g,黄柏150g,栀子60g,夏枯草100g,柴胡50g,郁金60g,三棱60g,莪术60g,陈皮100g,鸡内金100g,桑寄生100g,菟丝子100g,仙鹤草100g,石决明100g,竹茹100g,龙骨100g,牡蛎100g,功劳叶60g,川芎60g,枸杞100g,菊花60g,当归60g,知母60g,白芍100g,熟地150g,紫苏子100g,穿山龙100g,葛根100g,独活100g,蒲公英100g,酸枣仁60g,狗脊60g,徐长卿100g,五加皮60g,怀牛膝100g,川牛膝100g,五加皮100g,乌蛇60g,全虫30g,白蒺藜100g,水牛角100g,以上药物用膏方机熬制成膏方60袋，每袋40毫升，每日两次，一次一袋，饭后开水冲服。

体会：本病案是因颈椎骨关节紊乱，导致颈椎动脉供血障碍或颈交感神经功能紊乱而引起血压高的临床综合征，又称颈性血压异常症。属于脊柱相关性疾病。脊柱相关性疾病病种繁多，有与现代医学疾病病名相同的，但大多以临床症状进行命名。脊柱及其软组织病变对人体内在器官所分布神经、血管功能的影响，是某些疾病发病或加重的一个因素；整脊治疗能对其临床症状及病理变化、病程发展等产生一定的影响。而以症状命名的脊柱相关性疾病，其临床症状可能就来源于脊柱及其周围软组织等肌肉骨骼系统，临床整脊治疗有立竿见影之效果。

撞背松筋式功能锻炼，不仅能防治颈椎病，还能锻炼心肺功能，预防感冒，防止老年驼背。中医认为，人的背部有多条经脉。位于正中的是督脉，而督脉是诸阳之会，撞背能疏通督脉、激发阳气，提高抗病能力。督脉两侧是膀胱经，膀胱经上有许多穴位，如背俞穴、心俞、肝俞、肾俞等等，这些穴位与脏腑相连，刺激背部穴位可以调整相应脏腑的功能。所以对于颈性血压异常症有很好的预防作用。

第五章 诊余漫谈

第一节
读《从美式整脊谈中医整脊未来的发展》与魏小明等商榷

《中国中医骨伤科杂志》2011年7月19卷第7期魏小明等同志发表"从美式整脊谈中医整脊未来的发展"一文（以下简称"魏文"），笔者有幸拜读后，有几个问题希望与其作者商榷，共同探求中医整脊未来发展之路。

"魏文"中从熟悉解剖，精通生物力学；筋骨并重，中西医结合；充实理论，完善手法，探索未知的空间；影像学有效的结合临床；掌握脊源性疾病的发展规律等五个方面来用美式整脊论述中医整脊未来发展之路。全文对美式整脊顶礼膜拜，溢美之词无以复加，而对中医整脊之现状对照美式整脊无一是处，并得出结论让读者们学习采取鲁迅先生当年的"拿来主义"来发展中医整脊，现就以下几个具体问题进行讨论：

1. 什么是整脊？

"魏文"第一句话：整脊是一个外来词汇。就说明"魏文"作者对中国整脊史的无知。早在2001年11月，美国德州一英文报发表文章称："中国中医在美国从事整脊，侵犯美国整脊研究会专利"，并准备向法院起诉。我国留美学者顾华博士长途电话传真向国内呼吁，尽快发表有关中国传统医学整脊技术历史的文章，以正视听。后《中国中医药报》《健康报》连续发表文章，顾华博士讲中国整脊技术史资料与两报文稿呈美国德州法院，事情才算平息。

作者在文中还把中医整脊现状看成传统的推拿，这是对中国整脊现代进展的无知。2006年4月，国家中医药管理局、中国科协和民政部批准中华中医药学会成立整脊分会。并于9月24日在北京人民大会堂举行成立大会。2012年10月13日甘肃省兰州市发布《中医整脊常见病诊疗指南》行业标准。2015年7月发布的《中华人民共和国职业大典》，中医整脊医师成为中医新增职业，从而奠定了整脊学科发展的法律地位。

中医整脊的定义，是运用中医原创思维研究人体脊柱系统功能解剖、运动力学，用手法为主的中医疗法调整气血、筋骨，使气血协调并恢复或改善脊柱力学平衡以防治脊柱劳损伤病的学科。中医整脊科是以"一圆一说两论"，即脊柱四维弯曲体圆运动规律，脊柱圆筒枢纽学说，脊柱轮廓平行四边形平衡理论和椎曲论为基本理论，以理筋、调曲、练功为三大治疗原则，用整脊手法、针灸、内外用药和功能锻炼四大疗法；同时，在整体观和辨证思维指导下，实施"以人为本"的"医患合作、筋骨并重、动静结合、内外兼治、上病下治、下病上治、腹病治脊、腰病治腹"八大措施防治脊柱劳损病。这些理论明显与推拿有区别。

2. 从"美式整脊谈中医整脊未来的发展"本身就是一个悖论

"魏文"中只是将中医整脊的片面与美式整脊长处相比，魏文作者想当然地认为用鲁迅先生的拿来主义，而忽略了中医整脊与美式整脊的历史渊源不同，发展历程不同，忽略了中医整脊与美式整脊的理论指导体系不同，忽略了中医整脊与美式整脊的时代使命不同，忽略了鲁迅先生还教导我们："运用脑髓，放出眼光，自己来拿！"

2.1 中医整脊与美式整脊的历史渊源不同

2000多年来，中医整脊在阴阳五行学说为基本理论指导下，历代医家对脊柱劳损伤病认识和诊疗积累了丰富的经验。这些经验，很多至今仍应用于临床。

"整脊"，这一概念源自中国传统医学对脊柱及脊柱劳损伤病的思维模式，认为人体是一个有机整体，而且是与自然环境相适应的天人合一整体观、系统论和动态观。这种思维模式集中体现在指导中国传统医学的哲学思想——阴阳五行学说的理论体系中。深入了解中国整脊学，必须先了解中国传统医学的人体生命观以及脊柱伤病的疾病史。用整体观认识脊柱，通过调整脊柱骨关节错位，对脊柱劳损伤病所致平衡失调进行系统整理，谓之"整脊"。

美式脊椎矫正学（Chiropractic）又称按脊疗法，源于欧洲的传统医学，是目前在美国广泛流行的一种自然疗法；是一门以脊椎解剖学、生物力学、X线影像学为基础，有着规范、科学矫正手法的独立学科。Chiropractic一词来自两个希腊文Chairo和Practikos，字面的含义是手的实践，它是一门哲学、科学与艺术相结合的学科。美式脊椎矫正学注重人体的整体研究，强调人体内部各器官、组织的相互关系，寻求一种维护、修复自然生理平衡与物理平衡的脊柱矫正方法。

2.2 中医整脊与美式整脊的理论指导体系不同

中国整脊学的是中医哲学理论为理论基础的原创。中医基础理论是中华民族的祖先在对人体、自然、心理等进行长期思索和在防治疾病的实践中创造出来的。其内在特质与中华民族的传统思维和传统文化有机地融汇在一起，研究作为自然整体的人身规律。

特别是中医整脊学科创立于 21 世纪初，韦以宗在研究继承中医对脊柱伤病诊疗经验基础上，根据中医的原创思维理论，运用整体思考代替片段思考，用系统思考代替机械思考，动态思考代替静态思考，从研究脊柱功能解剖作切入点，运用现代医学科学研究方法进行脊柱运动生物力学研究。

用有机论思维研究脊柱运动力学，提出"脊柱四维弯曲体的圆运动规律"。用系统思维研究脊柱机能解剖学，创立"椎曲论"。用整体思维研究，提出"圆筒枢纽学说"和"脊柱轮廓平行四边形平衡理论"，为整脊法提供科学依据。由此，中医整脊学科作为医学专科所必备的基本理论"一圆一说两论"和诊疗技术基本形成。

美式整脊以"促进血液循环"理论为指导，其目的是增加关节运动范围、缓解肌肉痉挛。整骨疗法的 4 个核心理论为：①人体作为一个完整的生物单位运行；②人体具有自我修复和自我调节的机制；③人体的结构和功能是相互关联的；④人体某一部位的压力异常会导致其他部位产生异常压力。

总之，中医整脊的发展应该在中医发展这个大背景下，吸纳总结现代科学，现代医学，走持续发展之路。但绝非"魏文"作者自己不学习,无视中国整脊学的进展,闭门造车,夜郎自大(文章没有参考文献就是佐证),想当然地提出对美式整脊的拿来主义,一味崇洋媚外,从而误导中医整脊后来人的思维,贻误中医整脊事业的良性发展。

读"对腰椎间盘突出症传统机械压迫刺激观的质疑与反思"

——与黄仕荣等商榷

《中国骨伤》2006年5月第19卷第5期黄仕荣等同志发表"对腰椎间盘突出症传统机械压迫刺激观的质疑与反思"一文(以下简称"对文"),笔者有幸拜读后,有几个问题希望与其作者商榷,共同探求腰椎间盘突出症发病的真正机制。

"对文"中通过系统的文献研究,认为椎管内突出髓核是否导致相应的临床症状存在着诸多或然因素,并因此提出腰椎间盘突出症多因素动态致压观。但"对文"仍囿于椎间盘退变突出是产生腰腿痛等典型临床症状的前提和始动因素的传统机械压迫刺激观,并且提出不能动摇传统机械因素的基础地位,也就是说"对文"在某种意义上就是对传统机械压迫刺激观的补充,而不是质疑与反思。具体就以下几个问题进行讨论。

1. 椎间盘自身有否动力结构 生物力学研究表明,在脊柱运动过程中是靠肌肉和神经的协同作用,椎间盘以复杂的方式承担负荷,通常是压缩、屈曲、和扭转的结合。腰椎的屈曲伸展及侧屈可对椎间盘产生拉伸和压缩应力，而腰椎旋转椎间盘的受力主要为剪切应力。椎间盘作为富含水的组织，在整个运动阶段中像一个垫子一样垫在椎体间，椎间盘只是具有流体静力学的功能，起到储存和传递负荷的作用。

韦以宗教授研究表明：椎间盘流体静力源自椎曲的形成。椎间盘的生长发育源自脊索，当体节形成后，脊索细胞残留形成髓核，在整个脊柱发育过程中，均稳定于椎体之间至出生后6个月。在这个生长发育阶段，所有的髓核均是静态。当儿童6个月开始坐立，腰曲出现，至一周岁站立行走，颈曲出现，颈腰曲的出现，椎间隙出现前宽后窄，髓核在椎体应力作用下，被推向前方，如此，椎间隙出现原来新生儿时髓核的空间，此空间逐渐充盈水分，髓核开始在椎体运动下产生流体静力。而胸椎、骶椎没有此空间，因此其椎间盘就永远处于静态，所以，临床上，这两部分椎间盘突出罕见。

由此可见椎间盘自身没有动力结构。

2. 椎间盘为什么能"突出" 根据中医整脊学理论，椎体运动是椎间盘突出的主要动力。髓核及其连接上下椎体的纤维环组成的椎间盘是紧密连接上下椎体的，因此，椎体的任何运动都可带动椎间盘的运动，也就是说，没有椎体的移动，椎间盘是不能自主突出的。

椎间盘突出是随着椎间盘退化，其具有储存和传递负荷的流体静力学的功能减弱，腰椎间盘的髓核在长期的压应力作用下，向受力较小的一方膨出、突出。一方面腰椎外伤或过度前屈、后仰、左右侧屈及左右旋转，腰椎椎间盘髓核也随着滚动，撕裂纤维环薄弱处而膨出、突出或脱出。另一方面腰部肌肉因过度劳累、受凉或受湿，疼痛、痉挛、肌力不平衡、椎体旋转、倾斜、椎间隙内压增高，将髓核压向纤维环薄弱的后缘而膨出、突出或脱出。

一旦椎间盘突出，椎间隙变窄，椎体塌陷、旋转，关节突关节必成角状交锁，并影响上下关节突的交锁，椎体倾斜、旋转，出现扭曲性侧弯，这就是椎间盘突出、椎间隙变窄后，几乎都出现椎曲变直，上段腰椎旋转、侧弯、倾斜的影像学改变的机制。另一方面，由于椎曲紊乱，腰椎侧弯、倾斜，腰椎在纵轴载荷应力下，纵轴力线位移，不仅加重椎间盘突出部位的关节应力压迫，也可继发上一个椎间盘由于倾向性压应力作用下而突出。这就是临床上往往腰5骶1椎间盘突出后，又继发腰4、5，腰3、4椎间盘突出的机制所在。

总之，椎间盘突出是椎间盘退化和脊柱不协调运动共同造成的结果。

3. 为什么有的椎间盘突出无症状　要想弄清楚这个问题，要弄清楚以下两点：（1）脊神经与椎间盘的解剖关系及毗邻结构。脊神经根丝离开脊髓后，即横行或斜行于蛛网膜下隙，汇成脊神经前根和后根，穿蛛网膜囊和硬脊膜囊，行于硬膜外隙中。脊神经根的硬膜外段较短，借硬脊膜鞘紧密连于椎间孔周围，以固定硬脊膜囊和保护鞘内的神经根不受牵拉。此段在椎间孔处最易受压，椎间孔的上、下壁为椎弓根上、下迹，前壁为椎间盘和椎体，后壁为关节突关节和黄韧带。下腰部的脊神经根需先在椎管的侧隐窝内斜向下方走行一段距离后，才紧贴椎间孔的上半出孔。临床上有时将包括椎间孔在内的脊神经根的通道称为椎间管或神经根管。由此可见，正如"对文"中所述：椎管内施压组织的多重性所讲腰椎间盘突出症发病不仅突出椎间盘组织，还有椎管内其他相关退变组织，包括肥厚的黄韧带、增生内聚的关节突关节、松弛的关节囊、侧隐窝顶部增生骨赘、以及因椎间盘突出而下沉的椎弓根等均可导致神经根及其营养血管的损伤。(2) 脊神经与椎间盘在机械压迫时主动与被动的关系。椎间盘自身没有动力结构。椎间盘突出是椎间盘退化和脊柱不协调运动共同造成的结果。椎体关节及后关节(或钩椎关节)是动态关节,椎间盘占位后,关节力学适应性调节,当关节力学失衡,关节突关节位移导致椎间孔变小,神经根受后方应力推移,与前缘椎间盘碰撞产生症状。由此可见脊神经与椎间盘在机械压迫产生症状时,脊神经是主动的,椎间盘是被动的。椎间盘突出相对来说是静态的,等着脊神经来触碰,所以椎间盘突出不一定有症状也就显而易见了。

从脊神经与椎间盘的解剖关系以及机械压迫时主动与被动的关系可以得出腰椎间盘突出症的发病机制是力学失衡,椎曲紊乱。

4. "对文"中"传统机械压迫刺激学说再认识"从四个方面来否定传统机械压迫刺激学说,可在"总结与体会"中又老调重弹,认为椎间盘退变突出是产生腰腿痛等典型临床症状的前提和始动因素,在致病机制的认识上,既要坚持机械性压迫刺激观基础地位的"重点论",同时也要坚持多因素联合致病的"多点论";既不能将经典的机械压迫刺激观绝对化,也不能因为有其他致病因素或作用环节的存在就动摇传统机械因素的基础地位。众所周知,年龄和寿命受遗传因素的影响,这同样也适用于椎间盘的老化,并已被 Battie 等证实。按照作者观点,椎间盘退变是人体衰老的必然过程,那么,所有的人都不可避免有颈椎病和腰腿痛了,符合客观事实吗?Boss

等在获得 Volvo 奖的文章中明确说明，大量的显微研究证明，所谓退行性变和老化没有区别，它本身不是一种疾病。

5. "对文"中"传统机械压迫刺激学说再认识"从四个方面来阐述传统机械压迫刺激学说的各种缺陷，笔者不再一一列举，我们认为腰椎间盘突出是椎间盘退化和脊柱不协调运动共同造成的结果。腰椎间盘突出症发病的真正机制是力学失衡，椎曲紊乱。其机制在基础理论上得到证实，临床上以此理论来治疗椎间盘突出病人也取得了满意的疗效。

教授：

《读"对腰椎间盘突出症传统机械压迫刺激观的质疑与反思"与黄仕荣等商榷》一文，《中国中医骨伤科杂志》专家审稿后意见，原文如下：

现研究认为腰椎间盘突出症与多种因素有关：力学因素、MMP 及其抑制因子、炎症细胞因子、细胞凋亡以及髓核组织的自身免疫原性、年龄等相关。该文仅从力学因素进行了论述，不少观点多为一家之言，引用文献偏于单一。该稿经修改后，再考虑采用与否

所以此稿我准备不再投此杂志。我现改成《腰椎间盘突出症病因探析》，投到八月的论文集上，请您审阅、修订。

小田 2009－7－14

呵护颈椎，点滴做起

刘某是一位家装设计师，经常出现颈背部僵硬不适等感觉，自己猜测可能这是职业病——颈椎病。每当症状出现，他

就去按摩店找师傅按摩一下或拔拔罐。不料一个月前，出现了颈部不适的同时还伴有头痛、头晕、恶心的症状，特别是扭头的时候症状加重。他这次不敢自作主张了，于是到医院就诊，拍了颈椎 X 光片，显示颈椎生理曲度已稍有反向。如果不及时纠正，有可能引发更为严重的问题。

随着颈椎生物力学研究不断深入，人们对颈椎病病因的认识更加明确。从颈椎负重功能讲，它承受的重量是前大于后；从运动功能上讲，颈椎前屈（低头）大于后伸（仰头），这样就导致了颈椎受力的失衡，颈旁肌肉易痉挛，颈椎生理曲度易变直，甚至反弓。这是颈椎病发病的重要原因之一。因此生活当中应注意以下几点：

1. 枕头高度要适中，枕芯要柔软。如果现在用的枕头过高，要逐渐降低枕头的高度，枕头的高度一般在 5 ~ 10 厘米。如果枕头过高，平躺后会把颈椎中间的几个椎体都悬空起来，这样会造成颈椎旁的肌肉一直处于紧张状态，容易痉挛，易造成落枕，以致颈椎生理曲度变直。

2. 低头的活要少干，如：打牌、打麻将、打毛衣、包饺子等。职业活动经常处于低头状态者如教师、设计人员、办公室职员、银行职员等，每天低头的时间已经达到颈椎肌肉神经和椎间盘承受极限，如果在闲暇时间得不到充分休息，就会增加颈椎病的发病率和复发率。

3. 不要躺在床上或沙发背上看书、看电视、看报纸、看杂志等。这些不良姿势，让颈椎处于受力不平衡状态，造成颈部的劳损，使颈椎的生理曲度变直或椎体旋转，加快椎间盘以及小关节的增生和退变。

4. 尽量穿高围领的衣服，保护颈部不要受凉。根据中医学理论，颈部受凉后会造成痹阻经络，气滞血瘀，引起酸痛麻木。

5. 低头工作四十分钟后，应该活动几分钟，或者做功能锻炼一次。

6. 坐长途车不要睡觉，自驾车系好安全带，因为在睡眠状态下如遇紧急刹车，容易造成颈椎鞭甩样损伤。

第四节
驾驭好两匹"快马"远离膝关节骨性关节炎

膝关节骨性关节炎是骨科临床常见病、多发病。主要临床症状为：膝关节疼痛、上下楼困难、下蹲后站立困难、走远路或劳累后疼痛加重，甚至膝关节伸直受限、屈曲挛缩、变形等。随着我国人口老龄化的到来，本病的发生将更为普遍。生活中我们很多人都将或早或迟，或轻或重的受其困扰，因此保护好膝关节也成为许多朋友比较敏感的健康话题。

纵观现有膝关节的发病原因中，年龄、性别、种族、遗传、先天性缺陷等因素都是不可改变的，而膝关节关节软骨和股四头肌是我们可以干预的两个重要因素，假如我们把膝关节比作一辆"马车"，那么股四头肌和关节软骨就是这辆"马车"的两匹"快马"。

膝关节骨性关节炎最重要的病理变化发生于关节软骨这匹"快马"。膝关节关节软骨主要提供一个极其光滑的承重面，分散和传导负荷，使膝关节在运动时几乎零摩擦。关节软骨随着年龄发生退变是不可避免的，然而假如我们能驾驭好这匹"快马"，就能延缓或抑制其退化，骨性关节炎就会晚一点发生，甚至可能不发生。

　　驾驭的原则是减少膝关节的应力，保持关节功能。具体措施为应注意不要久行久站，避免上下楼梯，登山，篮球类等剧烈运动，避免舞蹈类猛停猛起膝关节，避免坐低凳子，睡低床，避免跪下，蹲下等运动。提倡穿松紧合适的鞋子、平地慢走等缓和运动。最重要一点还要减轻体重，能最直接减轻膝关节的应力，保护膝关节的关节软骨。研究资料表明超重肥胖女性膝关节骨性关节炎的发病率是正常体重女性的4倍，对于平均体重的女性，体重减轻5公斤，可以使膝骨性关节炎的发病概率降低50%。

　　股四头肌这匹"快马"无力，不仅是膝关节骨性关节炎的结果，还是导致膝关节骨性关节炎的重要原因。这是因为股四头肌维持膝关节的稳定性，并控制下肢的行走摆动，减轻后跟产生的负荷，是下肢主要的重力拮抗肌群。一旦股四头肌无力，就会破坏膝关节受力平衡，容易发生扭转等非正常应力，会造成关节软骨的损伤，从而罹患骨性关节炎。值得注意的是股四头肌无力并不是只指减轻关节疼痛而导致的废用性萎缩，还指那些由于肥胖等原因肌容积没有缩小的患者。同时我们还要注意膝关节的保暖，因为膝关节周围肌肉受寒痉挛后，也会造成膝关节受力不平衡，从而造成关节不稳损伤关节软骨。

　　其实针对股四头肌的锻炼非常简单。现举两种：一是坐位锻炼法，就是坐在高低适中的椅子上，将下肢绷紧伸直，足跟着地，紧紧收缩大腿肌肉，将膝关节向下压，保持这一位置5~8秒钟，然后放松肌肉，完全放松后，重复练习，根据个人情况一次可以做20~50个，一天两次；二是卧位锻炼法，就是平躺在床上，将下肢绷紧伸直，紧紧收缩大腿肌肉，将腘窝尽量贴近床面，保持这一位置5~8秒钟，然后放松肌肉，完全放松后，重复练习，根据个人情况一次可以做20~50个，一天两次。

对于制定一套合理的锻炼方案，让股四头肌和关节软骨就是这辆"马车"的两匹"快马"相得益彰，更有助于预防和控制膝关节骨性关节炎。比如我们每天做针对股四头肌锻炼的同时，还可以配合增加有氧锻炼的内容如平地慢步走、空蹬自行车、游泳等，以不劳累为度。这在某种程度上可以加快人体新陈代谢，增加全身肌肉、骨骼及循环系统的适应性，最重要一点还可以减轻体重。

当然对于临床上治疗膝关节骨性关节炎，很多方法也是从关节软骨和股四头肌这两个方面入手的。如口服氨基葡萄糖，或关节腔注射玻璃酸钠注射液等就是修复关节软骨为主的治疗；而口服消炎镇痛药物或者理疗中的药物熏洗，手法，针灸等就是缓解肌肉（包括股四头肌）痉挛，增强肌肉的力量，维持肌力平衡，保持膝关节稳定。

总之，我们只要减少膝关节应力，延缓或抑制关节软骨病变，保持关节功能，锻炼好股四头肌，驾驭好膝关节这辆"马车"的两匹"快马"，在生活中，我们就能远离膝关节骨性关节炎。

第五节
夏季，颈腰椎最易受凉

这几天门诊颈腰椎疾病因受凉的病人急剧增多，这与季节有一定关系，已到初夏，以前有颈腰椎疾病的患者，因白天衣物穿得少,晚上被子盖得少,易受凉。夏天是骨关节病尤其是颈腰椎病的治疗好时节,但很多人生活方式不健康、特别是贪凉,反而会使颈腰椎病恶化。

"这些天气温突然就上来了,热得受不了,图凉快晚上没盖被子,没想到颈椎病又犯了。"昨天,39 岁的张女士颈肩疼痛难忍,到我院检查才发现是颈椎病复发。原来张女士眼见夏天来了,就开始"放肆"起来,在饮食、防寒保暖等方面一点儿也不再注意了,还吃了一块雪糕,从而使病情更加严重了。经过中药蒸汽浴治疗,推拿,点穴束悗,膏药外贴,张女士感觉症状基本消失。

"不是夏天骨病应该减轻吗,怎么反倒重了?""为什么夏季反倒是骨病的高发期?"骨病患者纷纷发出疑问。的确温度上升后很多骨病患者症状会减轻或消失,但如果忽视防护与治疗,极易引起颈腰椎疾病的复发,使发病率骤然上升。

我们坚持运用传统的中医治疗手段,结合现代先进的医学方法,在颈肩腰腿痛方面实行系统治疗方案。以"腰腿不痛、颈肩轻松"为诊疗目标,同时,为现代社会大量的亚健康人群推出了中医传统的定制膏方、脏腑调理、全息针调理等综合调理,满足广大群众的健康需求。

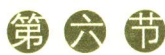

深圳平乐骨伤科医院学习往事

昨晚获悉我曾经工作过的地方——深圳平乐骨伤科医院,正式移交深圳,成为坪山的区属公立医院。我异常兴奋、百感交集、彻夜难眠。回忆起自己在深圳平乐骨伤科医院的点点滴滴，13年前的事情好像就在眼前。

2004年6月，我们16人从河南郑州经过26小时的火车，来到我们的实习基地——深圳平乐骨伤科医院。我们怀着对未来的憧憬，异常的兴奋，在火车上26个小时几乎很少合眼。

到达深圳后，医务科史临平主任亲自到火车站迎接我们，并且很速度地安排了我们的衣食住行。我们的员工宿舍在医院旁边的蔡屋围新八坊居民区，两室一厅的房子，住着12个人，虽然人很多，但宿舍经常是空着，因为我们经常24小时在医院，很少回宿舍，想想12人在一个小卫生间洗澡、洗涮、大小便，并不感到艰苦和拥挤，也是一种不可思议的事情吧。

一、院前培训：深圳是干出来的

我们第二天就开始入院分科前的培训，黄明臣院长、李京枝书记、黄梅主任等等分别给我们培训医院文化、医院情况介绍、入科前须知等一系列的课程，让我们了解平乐的过去和现状、医院文化、医院纪律等等。我记忆犹新的是他们不约而同地说了一句话：深圳是干出来的。这句话深深地烙印在我以后的职业生涯里。并且在医院的1年里，真切体验实干的内涵、实干的滋味、实干带来的人生改变。实干就是务实，就是效率，就是事业的推动，人生的内容的极大丰富。

二、科室学习：严谨、协作、共上进

我被医院分配到骨七病区学习，主任是张卫红教授，带教老师孙勇老师。跟着孙勇老师，我从换药做起。那时我动手能力极差，被孙老师戏称为从中专学校毕业的。我记得我第一次独立换药是一个肱骨髁上骨折的小儿患者，从松绷带、松石膏托、检验手术伤口、清洗手术伤口、敷纱布、石膏托固定，用了将近半小时，患儿哭的厉害，家长直接投诉到医院办公室。科主任张卫红教授了解情况后，及时给我树立信心，放下思想包袱，让孙老师手把手再次讲解要点。经过一段时间勤学苦练，类似的骨折换药一般只需3到5分钟。我跟从孙老师学习手术基本知识，术前洗手、戴手套、术中配合、无菌观念等等，其中戴无菌手套两次不过关被敬主任和护士长狠狠批评，并且赶出手术室。带着无比惆怅的心情回病区，病区护士长得知情况后，直接给我十双无菌手套，并对我说："戴手套就是一个熟练工，你多练几次就好了，这手套可以反复利用来回戴，慢慢练，相信你。"骨七病区在五楼，不通电梯，每次行走不便的病人，进出院或者做检查，都要用担架抬上抬下楼，主任、医生、护士从来都责无旁贷，从没有抱怨，有时同事戏称抬出来的病区。这些小事都让我认识到团队协作精神与团伙的区别。

每日早班交班，主任带领我们总结昨天门诊及住院特殊病人及介绍分析新入住院病人，讲解国内外对每个病的认知。学习很多新理论、新知识，以及骨科常规处理。严谨、踏实的作风植入我的职业素质体系。科里有学习详细培养计划，养成良好职业习惯。张主任十分注重科研工作，经常鼓励年轻人多总结，多和同行交流，而且自己身体力行，把许多心得体会做成科研，发表在期刊杂志或大会论文集上。我后来做主任、院长等职务，带领团队时，这种共上进的良好团队精神得到很好的延续，也使我获益良多。

三、医院文化：视医疗为生命，泪奔

我到医院时，医院刚被评审为二级甲等专科医院，许多老师给我讲，我们医院是郑州申办，深圳监管，医院受很多限制，所以医院领导对于医院医疗的管理近乎苛刻。我反问说，这样是不是很累，得到的答案一致是老院长都把医院当家，我们还谈什么累。

医院一周一次大查房，郭春园老院长亲自带队。我汇报右桡骨远端骨骺分离患儿病历时，他问我有没有拍健侧腕关节片做对照，我说因为患者刚入院1天，还没有来得及。没有想到郭院长很严厉给我讲："小同志，你这种思想要不得，病人现在是右桡骨远端骨骺分离，比桡骨远端骨折要风险大得多，处理要越早越好。你要是不能为病人着想，急病人之所急，你就别当医生。"事后他又给张主任打电话说今天批评小同志有点重，不要太多情绪，但是事做错了还是要批的。一段时间后还特别赠送我一本《世医正骨从新》，并捎话告知要好好学习。这些关爱，至今每每想起，就有一股力量在胸膛。

一次夜班，我看见一个半穿白大衣的老人在病区里，我好奇地问夜班同事，他说："你是说郭院长吧，他白天查完房，晚上对一些严重病人还要看一眼。"原来他20多年一直住在医院三楼最里面一个病房，吃住、写书、看病，自己与病魔作斗争。每周二、四、六大查房他都穿好工作衣早早等在护士站。因为他知道大家关心他，照顾他的情绪，生怕耽误大家时间，他查房时也尽量缩短时间，对于自己不放心的病人，晚上自己来查，然后给病区主任交代注意事项。望着那被肿瘤折磨的瘦弱的身体，我的泪突然怎么也止不下来：视医疗为生命！这是最好的诠释。多少次面对病人的误解或自己无助，要放弃时，我都会想起这一幕，告慰自

己，不忘学医初心，砥砺前行，可能方得始终。

四、微创，医疗的新境界

我在深圳平乐骨伤科医院学习的另外一个病区是易小波主任的病区，带教老师是蔺福辉老师。蔺老师主要是做脊柱微创的，当时手术方式是套管切吸。这是医院一直提倡的微创化、无痛化、人性化。对于很多手术能正骨复位不穿针，能穿针不切开。克氏针治疗四肢常见骨折，医院很多老师用的出神入化，给病人节省了很多财力，最重要的是手术破坏小，对病人的心理影响小。蔺老师经常讲微创的理念，这对我以后的医疗产生深远的影响。

在深圳平乐骨伤科医院的日子，我的人生医疗职业的起点，教会我许多人生的道理，培养了我职业素养，教师节来临之际，再次表达感恩老师，感恩平乐。

第七节
少林养生功防治颈腰椎病

我在少林药局门诊部和少林药局禅医功夫学院工作期间，跟从少林寺监院、少林药局负责人释延琳法师学习三疗七修功法禅修体系，其中功疗是重要功法。少林腰胯功、八段锦、韦陀十二势都是少林十大健身功法之一。对于传统的健身运动，一般从其运动形式及作用来进行分类，常分为调形、调息、调意三大类，少林十大健身功法以禅修调意为基础，以少林功夫为调形展现形式，以吐纳练调息，以下选取腰胯功中的马步功、八段锦以供练习防治颈腰椎病。

由于腰胯是运动中枢，因此腰胯功的训练是少林武功的最基本功法。脊柱劳损病起源于腰胯损伤，因此，做好腰胯功的

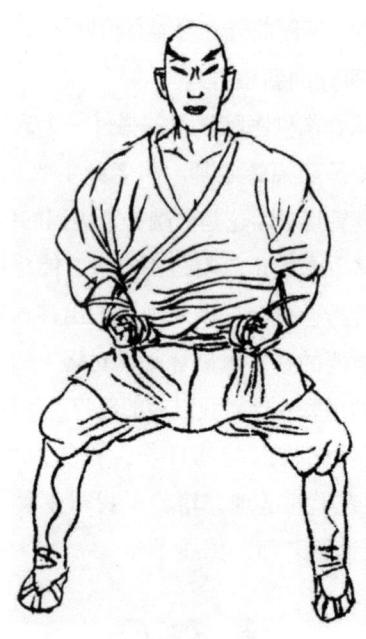

一 马步功

锻炼是防止脊柱劳损病的最有效方法。

马步功：训练双腿功力之法。

训练法：将全身力集中于小腿，两腿分开，髋外展，屈髋、屈膝均90度，站如骑马式，每次站至困后再站，反复训练，俗称"马步"（图）。

用途：马步功是整脊医师基本功法，在施手法时，站稳马步，气聚神注，施法得当。尤以旋胸腰旋转，腰椎旋转手法时，更需马步功。

按语：马步功《少林绝技》称"铁扫帚功""铁腿功"，练功时全身习力于小腿，要求能站马步，置15kg以上石块压在腿上，站立不动2小时以上方能功成，又称"石柱功"。

第五章 诊余漫谈

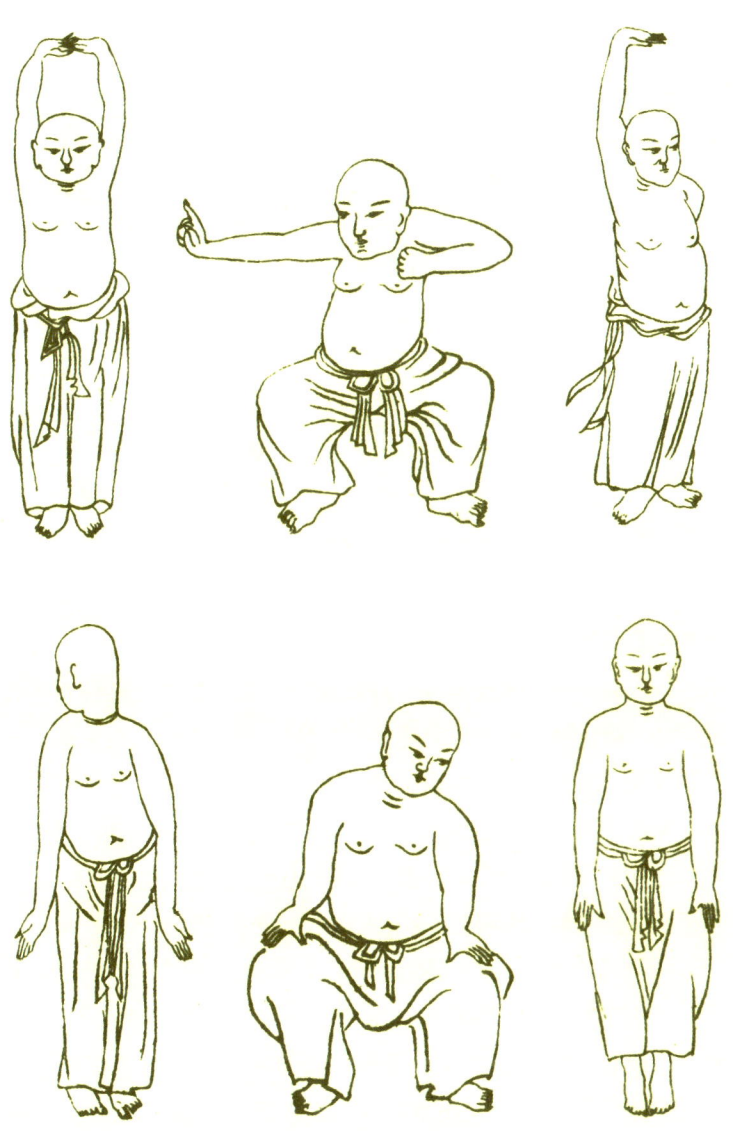

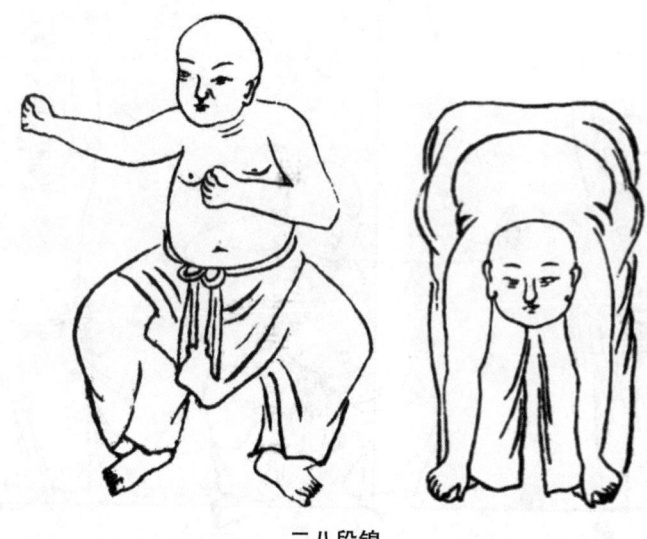

二八段锦

八段锦功法是一套独立而完整的健身功法,起源于北宋,至今共八百多年的历史。古人把这套动作比喻为"锦",意为五颜六色,美而华贵!体现其动作舒展优美,视其为"祛病健身,效果极好;编排精致;动作完美,"现代的八段锦在内容与名称上均有所改变,此功法分为八段,每段一个动作,故名为"八段锦",练习无须器械,无须场地,简单易学,节省时间,作用极其显著;效果适合于各年龄阶段。根据八段锦的功法和作用特点,清朝光绪初期曾有一无名氏用七言歌加以总结,流传至今。

两手托天理三焦(图摘自《少林武功医宗秘笈》第十章):此式除充分伸展肢体和调理三焦外,对腰背痛、背肌僵硬、颈椎病、眼疾、便秘、痔疮、腿部脉管炎、扁平足等也有一定的防治作用。此式还是舒胸,消食通便,固精补肾,强壮筋骨,解除疲劳等极佳方法。

左右开弓似射雕:这一动作重点是改善胸椎、颈部的血液循环。临床上对脑震荡引起的后遗症有一定的治疗作用。同时对上、中焦内的各脏器尤对心肺给予节律性的按摩,因而增强了心肺功能。通过扩胸伸臂、使胸肋部和肩臂部的骨骼肌肉得到锻炼和增强,有助于保持正确姿势,矫正两肩内收圆背等不良姿势。

调理脾胃臂单举:这一动作主要作用于中焦,肢体伸展宜柔宜缓。由于两手交替一手上举一手下按,上下对拔拉长,使两侧内脏和肌肉受到协调性的牵引,特别是使肝胆脾胃等脏器受到牵拉,从而促进了胃肠蠕动,增强了消化功能,长期坚持练习,对上述脏器疾病有防治作用。熟练后亦可配合呼吸,上举吸气,下落呼气。

五劳七伤往后瞧:该式动作实际上是一项全身性的运动,尤其是腰、头颈、眼球等的运动。由于头颈的反覆拧转运动加强了颈部肌肉的伸缩能力,改善了头颈部的血液循环,有助于解除中枢神经系统的疲劳,增强和改善其功能。此式对防治颈椎病、高血压、眼病和增强眼肌有良好的效果。练习时要精神愉快,面带笑容,乐自心田生,笑自心内,只有这样配合动作,才能起到对五劳七伤的防治。另外,此式不宜只做头颈部的拧转,要全脊柱甚至两大腿也参与拧转,只有这样才能促进五脏的健壮,对改善静脉血的回流有更大的效果。

摇头摆尾去心火:此式动作除强调松,以解除紧张并使头脑清醒外,还必须强调静。俗谓:静以制躁。"心火"为虚火上炎,烦躁不安的症状,此虚火宜在呼气时以两手拇指做掐腰动作,引气血下降。同时进行的俯身旋转动作,亦有降伏"心火"的作用。动作要保持逍遥自在,并延长呼气时间,消除交感神经的兴奋,以去"心火"。同时对腰颈关节、韧带和肌肉等亦起到一定的作用,并有助于任、督、冲三脉的运行。

两手攀足固肾腰:腰是全身运动的关键部位,也是脊柱劳损病的发病原因,这一势主要运动腰部,也加强了腹部及各个内脏器官的活动,如肾、肾上腺、腹主动脉、下腔静脉等。中医认为:"肾为先天之本""藏精之脏"。肾是调节体液平衡的重要脏器。肾上腺是内分泌器官。与全身代谢机能有密切关系。腰又是腹腔神经节"腹脑"所在地。由于腰的节律性运动(前后俯仰),也改善了脑的血液循环,增强神经系统的调节功能及各个组织脏器的生理功能。长期坚持锻炼,有疏通带脉及任督二脉的作用,能强腰、壮肾、醒脑、明目,并使腰腹肌得到锻炼和加强。年老体弱者,俯身动作应逐渐加大,有较重的高血压和动脉硬化患者,俯身时头不宜过低。

攒拳怒目增气力:此式动作要求两拳握紧,两脚踇趾用力抓地,舒胸直颈,聚精会神,瞪眼怒目。此式主要运动四肢、腰和眼肌。根据个人体质、爱好、年龄与目的不同,决定练习时用力的大小。其作用是舒畅全身气机,增强肺气。同时使大脑皮层和植物神经兴奋,有利于气血运行。并有增强全身筋骨和肌肉的作用。

背后七颠百病:消此式通过肢体导引,吸气两臂自身侧上举过头,呼气下落,同时放松全身,并将"浊气"自头向涌泉引之,排出体外。"浊气"是指所有紧张、污浊病气。古人谓之"排浊留清"或"去浊留清"。由于脚跟有节律地弹性运动,从而使椎骨之间及各个关节韧带得以锻炼,对各段椎骨的疾病和扁平足有防治作用。同时有利于脊髓液的循环和脊髓神经功能的增强,进而加强全身神经的调节作用。

附录一　正常腰曲、颈曲测量及其分级标准

临床上颈、腰椎曲的改变，既是脊柱力学关系的紊乱，也因此损伤其内涵的组织损伤而产生症状。所以，整脊学将椎曲的改变视为诊断依据、治疗的目标和疗效判断的标准，因此，椎曲的测量，显得尤为重要。

各种测量法根据目前国内外公认的颈椎侧位象标准也就是按通用的颈曲（Borden 法）、腰曲（Seze 法）观测法：即在二目平视下投射，双颌角重迭并对应第二颈椎下缘。此侧位象自第 1 颈椎侧块后下缘向下作垂线至第 7 颈椎后下缘，该垂线中点经过第 4、5 椎间隙，为正常颈椎侧位象之标准颈曲（本书 160 页：颈椎标准侧位像生理曲度图）。如此曲前弯加大，也即垂线中点上移或下移，为"颈曲加大"；如此曲减小或消失，或部分消失，即垂线中点移动或连线已连到椎体，为"椎曲变直"；如椎曲消失并向后成角，为"椎曲反弓"。

腰椎生理弯曲常用的描述参数为腰椎曲度、前突指数和腰骶角。腰椎曲度的测量常用 Seze 法，即在 X 线侧位片上自 T12 椎体后下角至 S1 椎体后上角做一连线，腰椎各椎体后缘的弧形连线与此线形成一弓，弓顶点正常在 L3，弓顶点与弦

垂线距离正常为 1.8～2.2cm（本书 161 页：腰椎弓顶距离及前突指数图）。前突指数指以 T12 椎体下角向下引一重力线，由 S1 椎体后上角至此线的垂直距离，正常范围为 2.5cm 以内。

腰骶角指沿 L5 椎体及骶骨前缘各作直线相交形成的钝角。其中以腰椎曲度最为常用。

目前临床广泛采用的为 Borden 氏测量法，因其阈值大于损伤的阈值，难以确切反映颈椎整体退变的情况，在临床运用中多有模糊性，对曲度的反映不够灵活和正确，事实上在诊治中缺少指导意义，因而使其运用受限。实际在临床上，颈曲和腰曲的病理变化有上段变直下段弯曲、上段弯曲下段变直或全直甚至反弓的类型。在此情况下，夹角颈曲值和腰椎弓顶距离就失去观测价值。综观以上的各种方法对颈、腰曲的改变临床上尚乏量化的指标。

颈腰椎曲分级标准 为了方便临床观察和统计，根据侧位片的形态改变和椎曲弓形面积，把颈腰曲改变分为 V 级分级标准。（见附录 1-1）。

附录 1-1　颈腰椎曲分级标准

级别	颈曲		腰曲	
	弓形面积(cm^2)	形态	弓形面积(cm^2)	形态
Ⅰ（正常）	10～16(含10)	正常	28～39 (含28和39)	正常
Ⅱ（良好）	5～10(含5)	减小	16～28	减小
Ⅲ（尚存）1 型	1～5	显著减小	0～16 (含16)	显著减小或 上直下曲
2 型	1～5	上直下曲或上弓 下曲、下弓上曲	0～16 (含16)	上弓下曲
Ⅳ（消失）	0	变直	0	变直

附录一　正常腰曲、颈曲测量及其分级标准

续表

级别	颈曲		腰曲	
	弓形面积(cm^2)	形态	弓形面积(cm^2)	形态
V(差)1型	负数	反弓	负数	反弓或上弓下直
2型	>16	加大	>39	椎曲加大

摘自《中国整脊学》第二版

附录二　韦以宗健脊强身十八式

练功疗法，又称功能锻炼，是指通过躯干或和肢体的主动运动或被动运动的方式来治疗和预防劳损性疾病，促进损伤组织、关节恢复生理功能的一种疗法。通过练功纠正和预防脊柱关节和肌力的失衡，对于有轻微移位的脊柱小关节和错位紊乱的组织有自行复位和伸展复顺的作用，达到预防复发、巩固疗效或自我治疗的目的。韦以宗根据脊柱生理结构及劳损特点的不同，自创健脊强身十八式，分为颈椎劳损练功法、胸椎劳损练功法及腰椎劳损练功法。

韦以宗健脊强身十八式以十八套体操形式，分别运动相关的肌肉韧带，使已受损的得到自我调节，恢复肌力，未受损的协调统一，起到力平衡。而且，十八套健脊操简便易行，不需特别场地及服装，全套做完仅 20 分钟，十分方便办公室人员锻炼。

（一）颈椎劳损练功法

第一式：抱头侧颈式

损伤病理：颈椎侧屈、侧旋运动，主要依靠颈前外侧的前、中、后斜角肌，胸锁乳突肌和后外侧的斜方肌。左右两侧需平衡协调。斜角肌是起于颈椎1~6的横突前缘，止于第1、2肋骨上。斜方肌起于颈椎横突后缘，止于肩胛及锁骨外缘。如果长期头颈单向运动（即经常向右或左一方转动）例如教师上课习惯单向转身向学生、向黑板，长期坐教室侧方的学生，或办公室接待客人长期单方向转头等等，可导致斜角肌、胸锁乳突肌和斜方肌单侧劳损（运动多充血，运动少缺血）肌力不平衡，所维系之颈椎骨出现单侧旋转，钩椎关节紊乱而引起颈椎病。

防治机制：颈椎中轴位依靠两侧斜方肌胸锁乳突肌和斜角肌平衡，侧颈锻炼这二组肌肉的肌力，使受损者得到恢复，受累者不致损伤，维持或恢复正常颈椎力学平衡。

体操方式：正位、两目平视，双手屈肘，两手掌合拢于脑后，然后将头颈往一侧屈，并稍加压力，左右侧屈各8×4次。

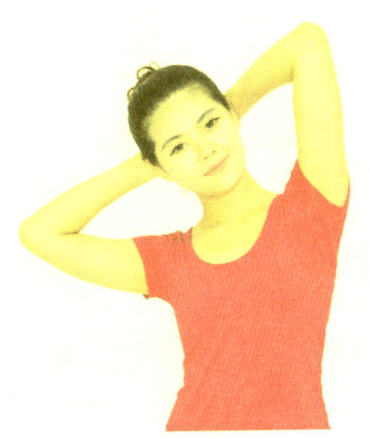

第一式　抱头侧颈式

注意事项：侧屈时胸廓、腰背，保持直立不动。

第二式：虎项擒拿式

损伤病理：颈后的项韧带、头颈夹肌及肩胛提肌是维持颈曲，支撑头颅重力的重要支柱。

此组肌肉因长期低头工作而劳损，继发颈椎紊乱，因此保护此组肌肉，是预防颈椎病的重要策略。

防治机制：此为颈肌自我按摩推拿的方法，可使粘连松解，增加血运，提高肌容积，增强肌张力。

体操方式：直立稍仰头，双手合拢颈后，用腕关节拿捏颈后肌肉，并提拔8×4次。

注意事项：掌力要拿稳，不要拿伤皮肤。

第三式：抱头屈伸式

损伤病理：头颈屈伸运动是靠颈前的斜角肌（屈）和颈后头颈夹肌、项韧带、斜方肌、肩胛提肌等（伸）肌肉和韧带。长期低头或半低头工作，如阅读、书写、司机、电脑、财会、缝纫工、车床工等工种，容易导致伸肌群劳损。特别是项韧带。该韧带是颈部最坚韧的骨骼肌韧带，深埋于所有颈椎叉状棘突中，起到支撑头颅重力，维持颈椎正常向前弯曲的曲度以及各颈椎中轴位置的重要作用。一旦劳损，肌力下降，颈椎骨失去中心维系力，产生旋转、侧弯，出现颈曲紊乱而致颈椎病。

防治机制：锻炼颈部与损伤之伸肌群，维护对颈曲及颈椎中轴的肌力。

体操方式：二目平视，双手屈肘，双掌合拢后脑。

第一步：按压后脑屈颈至下颌抵胸。

第二步：抱头——双手略加压力对抗，使之慢慢抬头并后伸。如此反复8×4次。

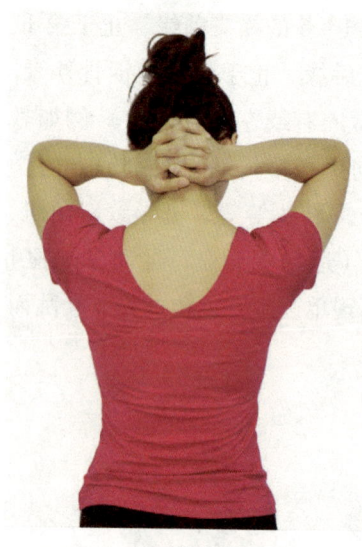

第二式　虎项擒拿式

注意事项：胸背不动，如已有病变，屈伸范围以不疼痛为原则。

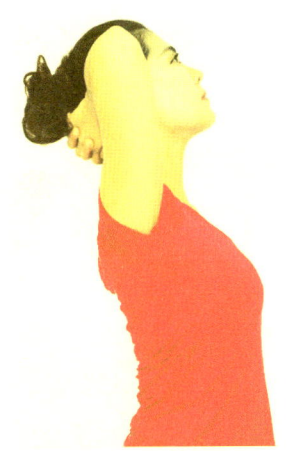
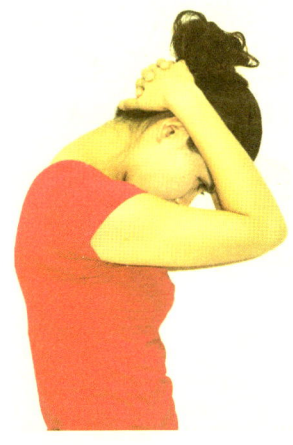

第三式　抱头屈伸式

第四式：侧颈双肩松胛式

损伤病理：同第一式。长期劳累及风寒外袭，可导致斜方肌、肩胛提肌痉挛、粘连、颈椎力平衡失调。

防治机制：侧屈后，可使屈侧肌肉松弛，伸侧肌肉紧张，松肩运动使其各组肌肉起止点受到牵拉、抖动，达到松解粘连、恢复肌力的目的。

体操方式：正立、自主侧颈，双手下垂，抖、摇动双肩带胛，先前摇 8×2 次，再后摇 8×2 次，上下抖动 8×2 次。

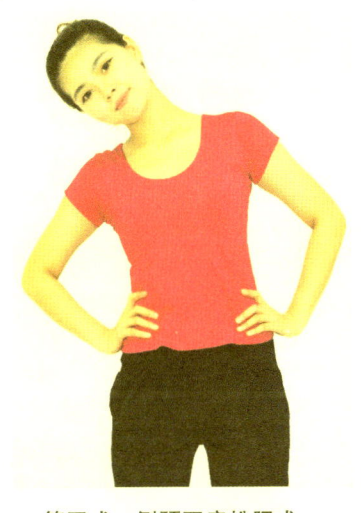

第四式　侧颈双肩松胛式

注意事项：如松肩过程，自感有麻痹者，为已有肌肉粘连，应加大力度。

（二）胸椎劳损练功法

第五式：左右开弓式

损伤病理：同第二式。

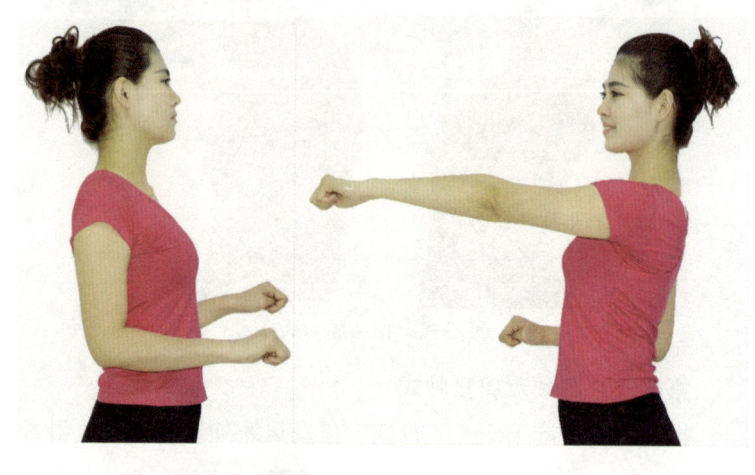

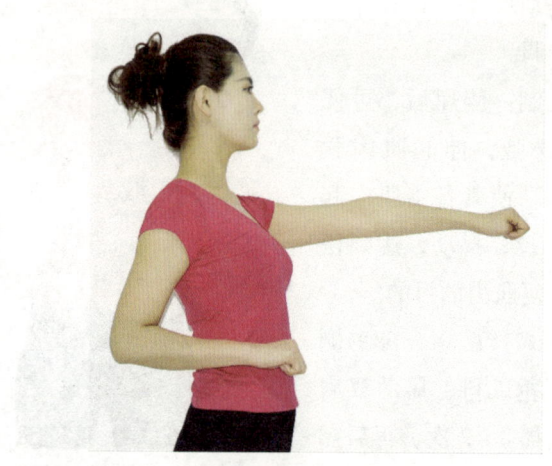

第五式　左右开弓式

防治机制：运动双上肢，使肩胛带得到充分舒展，调整因伏位单上肢操作导致的胸背机制不平衡。

体操方式：站立位，双手屈肘握拳合拢于两肋下，然后一手伸直奋力向前，另一手肩肘向后，左右交替，做8×2次。

注意事项：伸直上肢需用力，另一肩尽力向后背靠拢。

第六式：双胛合拢式

损伤病理：同第六式。

防治机制：使肩胛后耸，后胸椎合拢，以松解因劳累充血或损伤而粘连的大小菱形肌与斜方肌，消除疲劳，改善血运，修复损伤。

体操方式：正立、屈双肘提肩，使双肩往背靠拢，同时作深呼吸以扩胸，反复8×4次。

注意事项：提肩拿胛时，头颈不动。如有酸痛感，说明已有损伤，应多作此运动式，以达到自我康复。

第七式：抱肩转胸式

损伤病理：维系颈椎椎曲及中轴位的斜方肌、头颈夹肌、项韧带

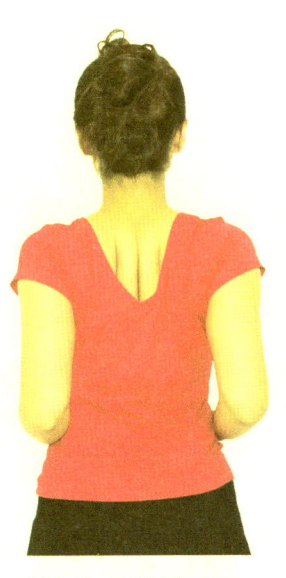

第六式　双胛合拢式

均以肩胛、胸椎为附着点，特别是斜方肌，上连颈椎，下连上段胸椎。可因劳损或风寒损伤，使肌力失去平衡，上可导致颈椎紊乱，下可导致胸椎肋胸关节、胸椎小关节紊乱，颈椎旋转、侧弯，可压迫神经根、椎动脉、胸肋关节、胸椎小关节紊乱，导致支配内脏的神经紊乱，出现心动过速、胸闷、胃脘胀闷等并发症。

另一方面,肩胛骨上部肋骨背部组成胸胛关节,其冈上肌、肩胛提肌、斜方肌,可使肩胛上移,大小圆肌及大小菱形肌(附着胸椎)可使肩胛骨左右摆动。肩胛部肌肉可因长期单一上肢活动或风寒而受损,肌皮缺血粘连,可导致胸椎关节紊乱。

防治机制:运动肩胛内的大、小菱形肌可提高胸椎中轴位的稳定作用(左右平衡),左右转动胸廓,可调节肩胛内肌肉对胸椎的平衡力,纠正胸椎关节错缝。

体操方式:正立、双手抱紧两肩,左右转摇胸廓各8×4次。

注意事项:转胸时,尽量腰胯不动。

第八式:抱背转胸式

损伤病理:胸椎与腰椎之间的胸腰部是脊柱运动的枢纽,也即运动胸廓可带动腰椎。其运动力主要是背阔肌和腰骶棘肌,这二组肌肉可因长期坐位(如司机、办公室工作等)而劳损,肌力不平衡,导致胸腰椎关节紊乱,产生腰背痛。

防治机制:双手抱腰背部,以

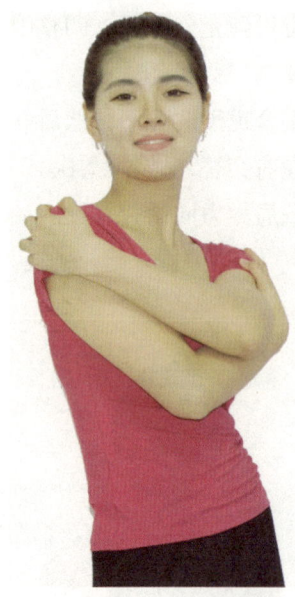

第七式　抱肩转胸式

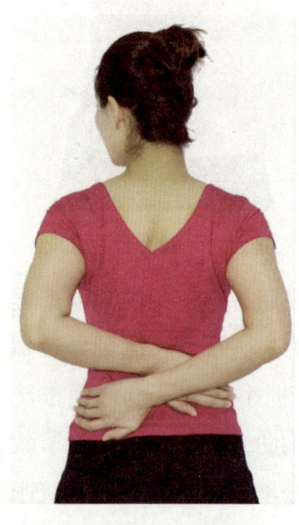

第八式　抱背转胸式

稳定二组肌肉交汇处,转动胸廓,使之肌力协调平衡,久坐可消散充血,恢复损伤。

体操方式:正立,双手转向背,掌心按压腰背部,转动胸廓,左右转动各8×4次。

注意事项:转动胸廓,头颈随转但骨盆不转。

第九式:摸膝转胸式

损伤病理:同第八式

防治机制:在第八式基础上,增大胸腰枢纽的活动度,使因久坐、久站疲劳缺血的肌肉恢复血运,消除疲劳,已损伤者增加血运,使之恢复肌力平衡。

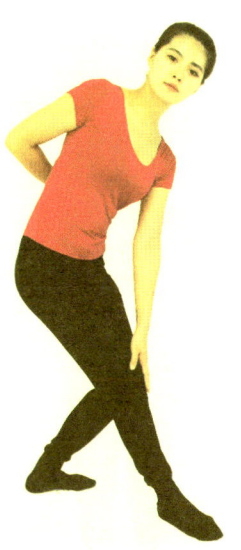

第九式　摸膝转胸式

体操方式:正立,略弯腰,右手触摸左膝,左手触摸右膝,交替进行,各8×4次。

注意事项:患腰椎弓峡部裂、腰椎滑脱症者不宜用此法。

第十式:挺胸后伸式

损伤病理:同六、八式

防治机制:经六、七、八、九式运动后,胸椎左右肌力得到调节,胸椎关节左右松解,本式使前后关节松解粘连,错缝复位。

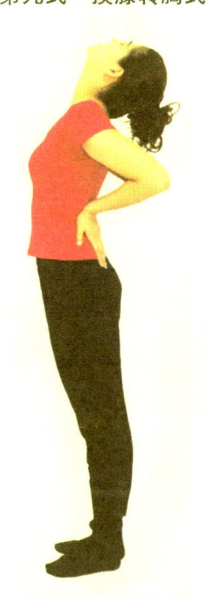

第十式　挺胸后伸式

体操方式：双手按压胸背，双肩往后作挺胸，略伸腰，并同时叫喊"呵"声，反复8×4次。

注意事项：挺胸时头颈及骨盆不动。

(三) 腰椎劳损练功法

第十一式：顶天立地式

损伤病理：同第六、八式

防治机制：提升胸廓，使胸肋关节及胸椎关节上下运动，松解肌肉韧带粘连，调节胸膈郁闷。

体操方式：正立，稍息步态，两目平视，双足站稳，腰背挺直，收腹、抬头、双手五指交叉，上举头顶，并向上伸展，同时喊出"呼"声，双手放下，再上举，反复8×4次。

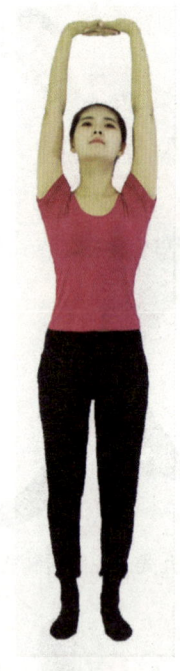

第十一式　顶天立地式

注意事项：上举双手，同时尽力使胸廓上升。

第十二式：点头哈腰式

损伤病理：脊柱伸肌群不仅有伸直脊柱功能，还有支撑躯干的负重功能。因长期坐位、姿势不正，或受风寒侵袭，背部肌肉易损伤或劳损，继发椎间隙变窄、后关节腔变窄。因肌肉支撑力减弱而压力升高，椎间盘、关节软骨受高张压而变形退化，椎骨排列紊乱、旋转、

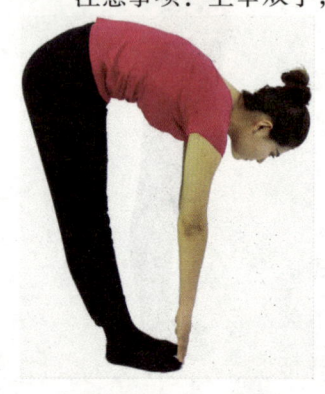

第十二式　点头哈腰式

侧弯，椎曲改变而刺激或卡压脊髓、神经，出现腰腿痛。

防治机制：以锻炼伸肌群为主，维护脊柱的支撑力。

体操运动：正立、分步、挺膝，双手五指交叉，屈低头颈、弯腰，双手抵地方向；再直立，弯腰，双手抵地，反复8×4次。

注意事项：双手抵地方向时，如能抵地更好，不能抵地尽量下弯，但双膝不能屈曲。

第十三式：剪步转盆式

损伤病理：腹部肌肉如腹直肌，腹内、外斜肌，腹横肌，均与髂腰肌相连，与脏器形成腹内压维持腰椎平衡。同时，腰椎屈肌——腰大肌在腹腔后下连腿部内收肌群，止于股骨小转子。长期坐位，腹肌、腰大肌容易松弛，维系力减弱，导致腰椎不稳，另一方面，主导下肢外展的阔筋膜张肌因劳损而导致臀上皮神经卡压，出现疼痛。

防治机制：剪步（双下肢交叉运动）主要运动内收肌群及腹肌群，消除疲劳，使髂腰肌、阔筋膜张肌粘连松解，改善缺血，恢复下肢内收外展及腰部屈伸肌力平衡。

体操方式：立正，右脚起步跨至左下肢前方，后左脚起步跨至右下肢前方呈交叉剪步态，向前8步；退后反交叉步

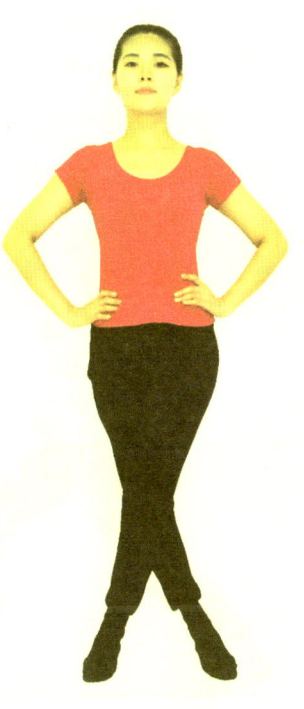

第十三式　剪步转盆式

态8步,前、后各8×4次。

注意事项:交叉步态时,避免两下肢冲撞,并保持身体平衡。

第十四式: 前弓后箭式

损伤病理:同第十三式。

防治机制:在十三式基础加强内收肌、腰大肌的锻炼,并有防治膝关节骨性关节炎作用。

体操方式:站立,双手叉腰,右下肢前跨,身体前倾,并屈膝(前弓),左下肢后伸直(后箭)后退回伸右膝,身体后倾,一前一后反复8×4次。

注意事项:如膝关节有病变者,运动时避免屈膝引起疼痛。

第十五式: 金鸡独立式

损伤病理:骨盆是脊柱的基础,维系腰椎、胸椎中轴位的

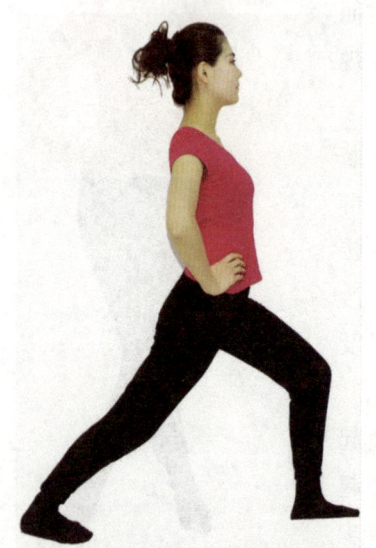

第十四式 前弓后箭式

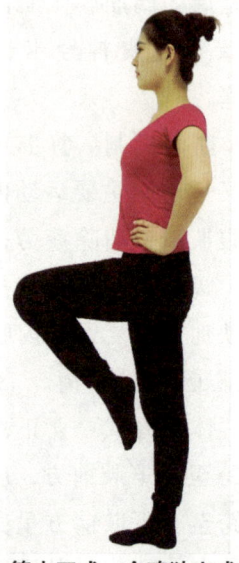

第十五式 金鸡独立式

骶棘肌、腰背筋膜均起于骨盆两髂骨。其骶骨承载腰椎。因此，骨盆损伤出现倾斜时，可继发腰椎侧弯。髂骨与骶骨由韧带联结，特别是骶髂韧带，妇女可因妊娠产后恢复不好，或长期侧身卧等等而导致骶髂韧带劳损、松弛或痉挛。对骶髂关节维系力减弱，由于下肢步行垂直应力作用，可导致骶髂关节错缝引起下腰痛，甚至骨盆倾斜。

防治机制：运用身体垂直弹性力，锻炼骶髂韧带，使劳损者恢复，维持力平衡。

体操方式：双手叉腰，单下肢直立，弹跳，左右下肢交替各 8×4 次。

注意事项：如患者有膝关节骨性关节炎或下肢伤疼者，改为单下肢站立。如在弹跳中下腰痛者，说明骶髂关节已有损伤，应找整脊师调治。

第十六式：过伸腰肢式

损伤病理：同十五式。

防治机制：调整竖脊肌、腰大肌、骶髂韧带前后的维系力。

体操方式：正立、双手向前着地爬下，双下肢伸直，但胸腹不着地，然后一下肢屈膝置小腿于另一腿上；方法有三：

1 式：作俯卧撑式——双上肢屈伸，使身体及一侧下肢伸直。两下肢交替屈膝置另一腿上，各俯撑 4 次（可视体力增加）；

2 式：仰卧、屈膝、双手抱胸，挺腹挺腰，反复 8 次；

3 式：俯卧、伸腰，双上肢后展，下肢后伸。

注意事项：按俯卧撑要求胸腹及膝不能触地。（按此式仿韦陀献十二式之一）

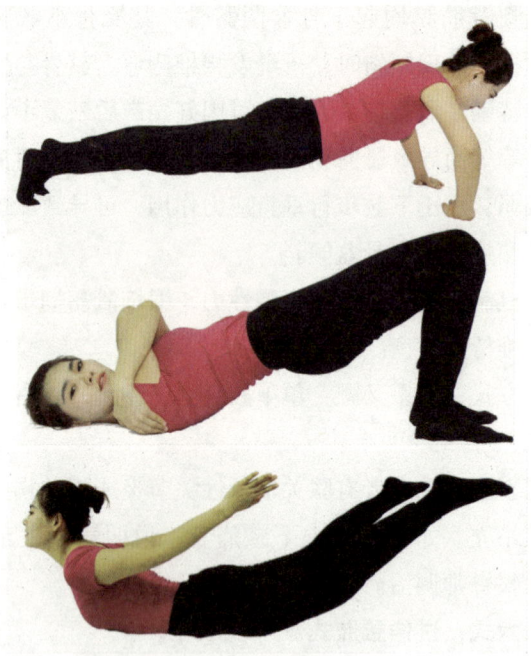

第十六式　过伸腰肢式

第十七式：床上起坐式

损伤病理：腰椎的稳定，后靠竖脊肌，前靠腹肌及腹内压。肥胖会使腹肌松弛，腹内压减低，腰椎椎曲增大而导致椎间盘退化、小关节退化、崩解、腰椎滑脱。

防治机制：锻炼腹肌及腹内压，和竖脊肌维持对腰椎力平衡。

体操运动：1式：仰卧、屈膝，双手抱膝，使全身屈曲，然后用力呈伸双下肢状（但手抱膝不松开），使上半身离床，力争能坐起（如开始不能坐起，让旁人扶持），然后再躺下，再坐起，反复10次。

2式：仰卧、屈膝、屈髋、上半身起立，伸手将双膝抱紧，稍加力势，使上半身坐起，并即躺下。反复10～30次。

注意事项：有髋、膝关节创伤疾病和腰椎曲度变直、反弓者，不宜此法。

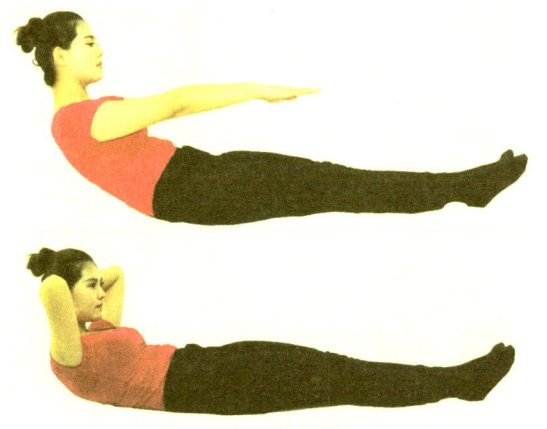

第十七式　床上坐起式

第十八式：拍墙松筋式

损伤病理：1式：胸背拍墙式，胸椎侧弯可导致胸廓左右不平衡，继发颈椎骨关节紊乱并引起胸痛及脊柱相关性胃肠病。

2式：屈髋双腿拍墙式，腰骶角变小，骶髂关节不平衡，腰曲加大，可导致腰椎椎弓退变，甚至腰椎滑脱，腰骶关节病。

防治机制：1式可调整胸椎侧弯；2式可调整腰骶角及腰曲。

体操运动：1式：直立两手抱肩(图)，背斜靠墙，立正将背往墙上拍打(图)，力度以自我感觉无痛苦，每次拍打50～100下。

2式：仰卧床上，屈髋伸腿往墙上，臀部抵墙呈90度角（图），然后收腿往腹（图），再将双腿往墙上拍打，每次50～100下，力度以无疼痛为宜。

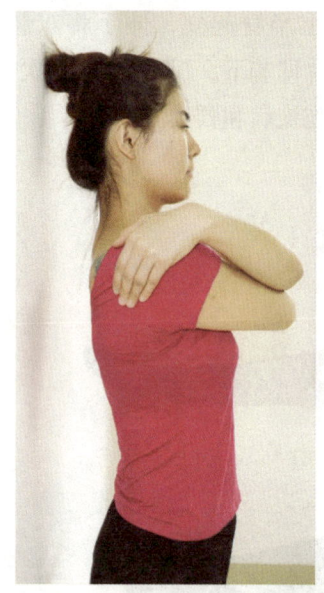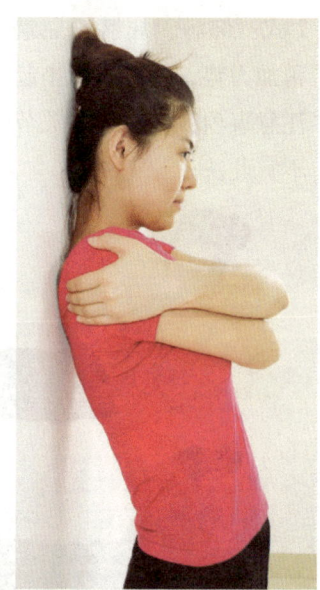

第十八式 1 式

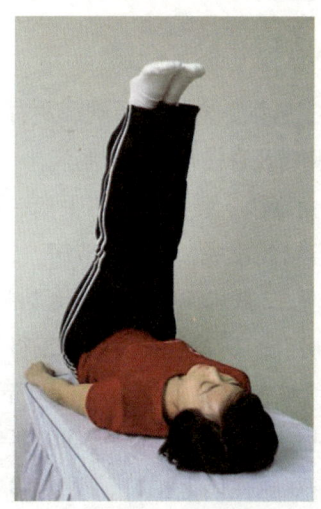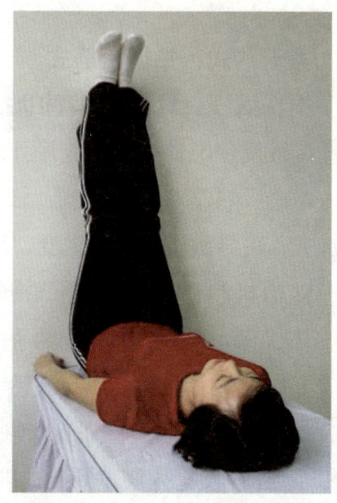

第十八式 2 式

注意事项：1式有冠心病和支气管哮喘者慎用，如心脏病做了支架手术者禁用；2式：腰椎生理曲度变小或消失者不宜。

参考文献

1. 韦以宗．现代中医骨科学［M］．北京：中国中医药出版社，2004
2. 韦以宗．中国整脊学［M］．北京：人民卫生出版社，2006
3. 韦贵康．中医筋伤学［M］．上海：上海科技出版社，1997
4. 龙层花．脊椎病因治疗学［M］．世界图书出版公司，2012
5. 刘严．实用伤科按摩学［M］．西安：陕西科学技术出版社，1993
6. 郭振芳．伤科按摩学［M］．北京：北京科学技术出版社，2004
7. 朱汉章．针刀临床诊断与治疗［M］．北京：人民卫生出版社，2009
8. 吴银根，方泓．中医膏方治疗学［M］．北京：人民军医出版社，2011
9. 唐农轩，范清宇．应用骨科解剖学［M］．世界图书出版公司，2004

10. 韦以宗总主编．整脊学系列［M］．北京：中国中医药出版社，2009

11. 王和鸣．中医骨伤科学［M］．上海：上海科技出版社，1996

12. 董福慧．脊柱相关疾病［M］．北京：人民卫生出版社，2006

13. 周秉文．颈肩痛［M］．北京：人民卫生出版社，1998

14. 刘柏龄等．刘柏龄治疗脊柱病经验撷要［M］．北京：北京科学技术出版社，2003

15. 韦以宗．中国骨科技术史［M］．北京：科学技术文献出版社，2009

16. 潘东华，陈文治，韦春德等，韦以宗整脊手法图谱［M］，北京：人民卫生出版社，2011

17. 潘之清．实用脊柱病学［M］．济南：山东科学技术出版社，1996

18. 黄晓琳，燕铁斌．康复医学［M］，北京：人民卫生出版社，2013

19. 翟羽东．骨伤特效疗法［M］．北京：中医古籍出版社，2009

20. 韦以宗．中国整脊学第二版［M］，北京：人民卫生出版社，2012

21. 韦以宗．少林寺武术伤科秘方集释［M］．上海：上海科学技术出版社，2008

22. 释永信．少林武功医宗秘笈［M］．北京：中华书局，1999

23. 周端. 中医膏方学［M］. 北京：中国中医药出版社，2019

24. 韦以宗总主编. 脊柱伤病1000个为什么？［M］. 北京：中国中医药出版社，2019

25. 中华中医药学会. 中医整脊常见病诊疗指南［M］. 北京：中国中医药出版社，2012

26. 韦春德等. 少林正骨－2版［M］. 北京：中国中医药出版社，2023

27. 林远方等. 韦以宗医案医话文集－2版［M］. 北京：中国中医药出版社，2022